Alimentação Coletiva

Técnica Dietética e Segurança Alimentar

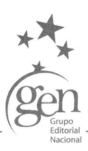

O GEN | Grupo Editorial Nacional – maior plataforma editorial brasileira no segmento científico, técnico e profissional – publica conteúdos nas áreas de ciências da saúde, exatas, humanas, jurídicas e sociais aplicadas, além de prover serviços direcionados à educação continuada e à preparação para concursos.

As editoras que integram o GEN, das mais respeitadas no mercado editorial, construíram catálogos inigualáveis, com obras decisivas para a formação acadêmica e o aperfeiçoamento de várias gerações de profissionais e estudantes, tendo se tornado sinônimo de qualidade e seriedade.

A missão do GEN e dos núcleos de conteúdo que o compõem é prover a melhor informação científica e distribuí-la de maneira flexível e conveniente, a preços justos, gerando benefícios e servindo a autores, docentes, livreiros, funcionários, colaboradores e acionistas.

Nosso comportamento ético incondicional e nossa responsabilidade social e ambiental são reforçados pela natureza educacional de nossa atividade e dão sustentabilidade ao crescimento contínuo e à rentabilidade do grupo.

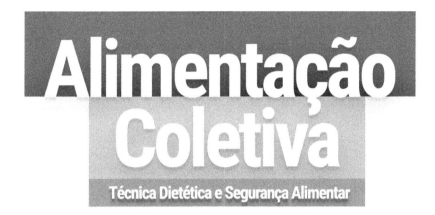

Alimentação Coletiva
Técnica Dietética e Segurança Alimentar

Cristiana Basso

Graduada em Nutrição pela Universidade Regional do Noroeste do Estado do Rio Grande do Sul (Unijuí). Especialista em Nutrição Clínica pela Unijuí. Mestre e Doutoranda em Ciência e Tecnologia dos Alimentos pela Universidade Federal de Santa Maria (UFSM). Professora Assistente, nas áreas de Gestão em Serviços de Alimentação, Planejamento Físico Funcional em Serviços de Alimentação, Técnica Dietética, Qualidade dos Alimentos e Sustentabilidade em Alimentação Coletiva, na Universidade Franciscana (UFN/Santa Maria-RS). Atuou em Saúde Coletiva nas áreas da Saúde, Educação e Vigilância Sanitária e no Serviço Hospitalar no município de Campo Novo-RS; foi Oficial Técnica Temporária no Exército Brasileiro, como Tenente Nutricionista no Hospital de Guarnição de Santa Maria-RS, com atividade nas áreas Clínica e de Alimentação Coletiva, além de ter atuado como Chefe do Aprovisionamento e integrar equipes de Qualidade Total e Organização de eventos militares; foi professora horista substituindo professor em licença no Centro Universitário Franciscano. Professora Assistente, nas áreas de Gestão em Serviços de Alimentação, Planejamento Físico Funcional em Serviços de Alimentação, Técnica Dietética, Qualidade dos Alimentos e Sustentabilidade em Alimentação Coletiva, na Universidade Franciscana (UFN/Santa Maria-RS)

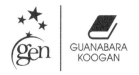

- A autora deste livro e a editora empenharam seus melhores esforços para assegurar que as informações e os procedimentos apresentados no texto estejam em acordo com os padrões aceitos à época da publicação, *e todos os dados foram atualizados pela autora até a data do fechamento do livro*. Entretanto, tendo em conta a evolução das ciências, as atualizações legislativas, as mudanças regulamentares governamentais e o constante fluxo de novas informações sobre os temas que constam do livro, recomendamos enfaticamente que os leitores consultem sempre outras fontes fidedignas, de modo a se certificarem de que as informações contidas no texto estão corretas e de que não houve alterações nas recomendações ou na legislação regulamentadora.
- Data do fechamento do livro: 30/06/2021
- A autora e a editora se empenharam para citar adequadamente e dar o devido crédito a todos os detentores de direitos autorais de qualquer material utilizado neste livro, dispondo-se a possíveis acertos posteriores caso, inadvertida e involuntariamente, a identificação de algum deles tenha sido omitida.
- **Atendimento ao cliente: (11) 5080-0751 | faleconosco@grupogen.com.br**
- Direitos exclusivos para a língua portuguesa
Copyright © 2021 by
EDITORA GUANABARA KOOGAN LTDA.
Uma editora integrante do GEN | Grupo Editorial Nacional
Travessa do Ouvidor, 11
Rio de Janeiro – RJ – CEP 20040-040
www.grupogen.com.br
- Reservados todos os direitos. É proibida a duplicação ou reprodução deste volume, no todo ou em parte, em quaisquer formas ou por quaisquer meios (eletrônico, mecânico, gravação, fotocópia, distribuição pela Internet ou outros), sem permissão, por escrito, da Editora Guanabara Koogan Ltda.
- Capa: Bruno Salles
- Imagens da capa: iStock (Lamberto Jesus, ID: 1269362771; Scharfsinn86, ID: 1278810336; YelenaYemchuk, ID: 1168357518; KarpenkovDenis, ID: 854077424)
- Editoração eletrônica: Diretriz
- Ficha catalográfica

CIP-BRASIL. CATALOGAÇÃO NA PUBLICAÇÃO
SINDICATO NACIONAL DOS EDITORES DE LIVROS, RJ

B323a

Basso, Cristiana
　　Alimentação coletiva : técnica dietética e segurança alimentar / Cristiana Basso ; [colaboração Ana Maria Gules, Caroline Zucchetto Freitas]. - 1. ed. - Rio de Janeiro : Guanabara Koogan, 2021.
　　　: il. ; 24 cm.

　　Inclui índice; lista de siglas
　　ISBN 978-85-277-3770-8

　　　1. Nutrição. 2. Hábitos alimentares. 3. Serviço de alimentação - Medidas de segurança. 4. Serviço de alimentação - Controle de qualidade. I. Gules, Ana Maria. II. Freitas, Caroline Zucchetto. III. Título.

21-71194　　　　　　　　　　　　　　　　　　　　　CDD: 613.2
　　　　　　　　　　　　　　　　　　　　　　　　　　CDU: 613.2

Leandra Felix da Cruz Candido – Bibliotecária – CRB-7/6135

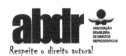

*Paciência, persistência e suor fazem uma
combinação imbatível no sucesso.*
Napoleon Hill

Colaboradoras

Ana Maria Gules
Graduada em Nutrição pela Universidade Franciscana (UFN). Pós-Graduada em Segurança Nutricional e dos Alimentos pela Universidade do Vale do Taquari (Univates).

Caroline Zucchetto Freitas
Formanda do curso de Nutrição pela Universidade Franciscana (UFN). Bolsista do projeto de pesquisa Probic/UFN, com linha de pesquisa em Avaliação Nutricional em Pacientes Hospitalizados, com interesse nas áreas de Alimentação Coletiva e Avaliação Nutricional Hospitalar.

Agradecimentos

Gratidão a Deus, sempre.

A meus pais, Maria Angelina e Anselmo, por me possibilitarem a melhor educação possível.

A meu esposo, Dagoberto, e a meu filho, Vinicius, pela paciência e compreensão em vários momentos de ausência.

Aos meus alunos, os motivadores para a realização desta obra.

Também agradeço a confiança da renomada Editora Guanabara Koogan e de sua editora de Saúde, Dirce Laplaca, ao oportunizarem a realização desta obra.

Cristiana Basso

Apresentação

Com muito prazer compartilho esta obra, resultante de anos de docência, em prol da elucidação de assuntos relacionados com uma alimentação balanceada, adequada, segura, acessível e sustentável, conforme prima nossa Constituição Federal de 1988, em relação ao direito de alimentação a todos os indivíduos; e, no contexto da segurança alimentar e nutricional, ao direito, a todos, de uma alimentação adequada quantitativa e qualitativamente.

No Capítulo 1, a ênfase é dada à técnica dietética enquanto ciência, inserida em seus objetivos nutricionais, sensoriais, digestivos, econômicos, higiênicos e operacionais; além da abordagem dos cuidados necessários para as práticas em laboratórios de técnica dietética; pesagem de alimentos; fichas técnicas e elaboração de cardápios com consistência normal ou modificada.

Em seguida, o percurso do alimento em toda a cadeia produtiva é explanado no Capítulo 2, que abrange desde o plantio e abate até o domicílio ou serviço de alimentação (SA), discorrendo, por fim, sobre o destino dado a sobras e restos de alimentos.

No Capítulo 3, o foco volta-se para os grupos de alimentos: leite, ovos, carnes, hortaliças, frutas, leguminosas, cereais, açúcares, gorduras e óleos, condimentos, infusões; referindo-se a composição, valor nutricional, classificação, aquisição, armazenamento e modificações durante aplicação de técnicas dietéticas e funcionalidade de cada grupo.

A elaboração e o cálculo do plano alimentar são detalhados no Capítulo 4, por meio das recomendações nutricionais e de dietética e do passo a passo para a confecção de plano alimentar e cardápio, considerando análise nutricional, custo, lista de compras e de substituição. Ao fim, são apresentados tópicos referentes a avaliação da qualidade nutricional do plano, como relação cálcio/fósforo, contribuição energética das proteínas totalmente utilizáveis da dieta e cálculo do ferro absorvível.

Em relação à gestão de qualidade e segurança de alimentos, o Capítulo 5 expõe as principais legislações norteadoras e as ferramentas de qualidade utilizadas nos serviços de alimentação e na indústria de alimentos, por exemplo, manual de boas práticas, procedimentos operacionais padronizados, análise de perigos e pontos críticos de controle, por meio de modelos fáceis e práticos para reprodução. Também foram abordados nesse capítulo os diferenciais entre consultoria, assessoria e auditoria prestadas na área de alimentação coletiva, com principais atribuições, abrangência, divulgação e proposta de trabalho.

Sob a perspectiva da segurança alimentar e sustentabilidade, o Capítulo 6 discorre sobre assuntos que instigam uma reflexão crítica perante as adversidades ambientais, bem como introduz tendências, como incentivo à agricultura familiar, produção orgânica de alimentos, agricultura regenerativa, integração lavoura-pecuária-floresta, aproveitamento integral de alimentos e reaproveitamento, alimentações vegetariana e vegana, cardápio sustentável, carne carbono neutro, movimento *Slow Food*, consumo consciente de água e energia elétrica, produção e destino de resíduos. Para aplicação prática, é, então, apresentado um modelo de lista de verificação relacionado com sustentabilidade, para ser aplicado em SA como meio de diagnóstico, com a intenção de se traçar um plano de ação corretivo e efetivo, com engajamento, conscientização e capacitação de todos os envolvidos.

Por fim, no Capítulo 7, com a colaboração de Ana Maria Gules e de Caroline Zucchetto Freitas, é apresentado um rico material para consulta referente a indicadores no preparo de alimentos, com medidas caseiras de alimentos, fator de correção, fator de cocção, fator de reidratação, com a intenção de suprir determinadas lacunas provindas de materiais incompletos, e, assim, facilitar de modo bem elucidativo o uso de todos esses conceitos, na elaboração de planos alimentares, fichas técnicas, previsão de compras, de tempo, de custo, de modo de preparo.

Espero, assim, que esta obra, com vários esquemas, quadros e modelos úteis de planilhas de controle, seja um recurso que facilite o trabalho em diversas áreas da alimentação coletiva e que contribua como fonte de pesquisa e referência para acadêmicos e profissionais na busca constante de aperfeiçoamento nesta área em expansão, que é a da alimentação coletiva.

Cristiana Basso

Prefácio

A grande diferença no aprendizado é percebida com entusiasmo e maior atenção quando relacionada às diversas áreas do conhecimento. São estas que enriquecem a formação do acadêmico e se tornam referência para profissionais de todas as áreas da nutrição – em especial os de alimentação coletiva, o tema principal deste livro!

Foi uma satisfação ler esta obra, que foi resultado de muita pesquisa e leituras, horas e horas em frente à tela, e muita consulta a livros clássicos e artigos voltados à técnica dietética. Aqui foram muito bem apresentadas as práticas diárias do preparo de refeições, sejam estas feitas em restaurantes, cozinhas de pequeno ou grande porte, ou ainda em casa, no dia a dia.

O caminho que o alimento segue até chegar à mesa do comensal é muitas vezes longo. E é essencial pensar os fatores e acontecimentos envolvidos nesse processo, para que se preserve uma alimentação segura e saudável em seus aspectos organolépticos, sanitários e ambientais. Nesta obra, todas as etapas do alimento são magistralmente abordadas e descritas por meio de uma construção precisa de temas relacionados, os quais dão o embasamento necessário para as práticas essenciais em técnica dietética.

Meus cumprimentos aos envolvidos neste trabalho essencial para a formação de competências profissionais voltadas a uma alimentação segura e saudável, em que a técnica dietética é a estrela maior. Em especial, à professora Cristiana Basso e às colaboradoras Ana Maria Gules e Caroline Zucchetto Freitas, pelo mérito técnico-científico alcançado na construção de uma obra de tal envergadura, que trará benefícios e servirá como fonte de consulta técnica, leitura e modelo na formação de todos os que necessitam de material de qualidade na ciência da nutrição.

Tereza Cristina Blasi
Graduada em Nutrição pela Universidade de Regional do Noroeste do Estado do Rio Grande do Sul (Unijuí). Especialização em Terapia Nutricional pela Universidade Federal de Santa Catarina (UFSC). Mestre em Ciência e Tecnologia de Alimentos pela Universidade Federal de Santa Maria (UFSM). Professora Assistente da Universidade Franciscana (UFN) dos cursos de Nutrição e Medicina. Coordenadora do grupo de Assistência Multidisciplinar Integrada aos Cuidadores de Pessoas com Alzheimer (Amica). Apresentadora do programa Coma Bem da UFN. Profissional com atividade em Nutrição Clínica desde 1998.

Siglas Usadas neste Livro

5S: cinco sensos

ABNT: Associação Brasileira de Normas Técnicas

Abrelpe: Associação Brasileira de Empresas de Limpeza Pública e Resíduos Especiais

AI: ingestão adequada (do inglês, *adequate intake*)

Anvisa: Agência Nacional de Vigilância Sanitária

APPCC: Análise de Perigo e Pontos Críticos de Controle (do inglês, *hazard analisys and critical control points*)

AQPC: avaliação qualitativa das preparações do cardápio

BPA: boas práticas agrícolas ou agropecuárias

BPAE: boas práticas na alimentação escolar

BPC: boas práticas de comercialização

BPD: boas práticas de distribuição

BPE: boas práticas de elaboração

BPF: boas práticas de fabricação

BPH: boas práticas de higiene

BPM: boas práticas de manipulação

BPP: boas práticas de produção

BPS: boas práticas de sustentabilidade

BPSA: boas práticas para serviços de alimentação

BPT: boas práticas no transporte

BPV: boas práticas veterinárias

CAF: Cadastro Nacional da Agricultura Familiar

CFN: Conselho Federal de Nutrição

CHO: carboidrato

CVS: Centro de Vigilância Sanitária

DAP: declaração de aptidão da agricultura familiar

DIPOA: Departamento de Inspeção de Produtos de Origem Animal

DRI: ingestão diária de referência (do inglês, *dietary reference intakes*)

DTA: doença transmitida por alimento

EAR: necessidade média estimada de energia (do inglês, *estimated average requirement*)

EPI: equipamento de proteção individual

FAO: Organização das Nações Unidas para a Alimentação e a Agricultura

FC: fator de correção

Fcc: fator de cocção

FLV: frutas, legumes e verduras

FNDE: Fundo Nacional de Desenvolvimento da Educação

FT: ficha técnica

G: grande

GET: gasto energético total

IBGE: Instituto Brasileiro de Geografia e Estatística

Ibope: Instituto Brasileiro de Opinião e Estatística

IC: índice de correção

Icc: índice de conversão ou cocção

IG: indicação geográfica

IN: Instrução Normativa

Inmetro: Instituto Nacional de Metrologia, Normalização e Qualidade Industrial

INPI: Instituto Nacional de Propriedade Industrial

IPC: indicador de parte comestível

IPEA: Instituto de Pesquisa Econômica Aplicada

IR: índice de reidratação; ver também RI: resto ingesta

ISO: Organização Internacional para Padronização (do inglês, International Organization for Standardization)

LIP: lipídio

M: média

MAPA: Ministério da Agricultura, Pecuária e Abastecimento

MBP: manual de boas práticas

MBPF: manual de boas práticas de fabricação

MC: medida caseira

MS: Ministério da Saúde

NA: não se aplica

NAF: nível de atividade física

NED: necessidade energética diária

NO: não foi possível observar

NDPcal%: contribuição energética das proteínas totalmente utilizáveis da dieta (do inglês, *net dietary protein percent*)

NED: necessidade energética diária

NPVO: nada por via oral

NPU: utilização da proteína líquida (do inglês, *net protein utilization*)

OCS: organização de controle social

ODM: objetivos de desenvolvimento do milênio

ODS: objetivos de desenvolvimento sustentável

OMS: Organização Mundial da Saúde

ONG: organização não governamental

ONU: Organização das Nações Unidas

P: pequena

PAA: Programa de Aquisição de Alimentos

PANC: produto alimentício não convencional

PB: peso bruto

Pc: *per capita*

PCC: ponto crítico de controle

PDCA: planejar, fazer, checar, agir (do inglês, *plan, do, check, act*)

PEPS: primeiro que entra, primeiro que sai

PH: potencial hidrogeniônico

PL: peso líquido

PNAE: Programa Nacional de Alimentação Escolar

PNCF: Programa Nacional de Crédito Fundiário

PNRA: Programa Nacional de Reforma Agrária

POP: procedimento operacional padronizado

PPHO: procedimento padrão de higiene operacional

PNCF: Programa Nacional de Crédito Fundiário

PRONAF: Programa Nacional de Fortalecimento da Agricultura Familiar

PSQ: procedimento do sistema de qualidade

PTN: proteína

PTS: proteína texturizada de soja

PTU: proteína totalmente utilizável

PVPS: primeiro que vence, primeiro que sai

RDA: ingestão dietética recomendada (do inglês, *recommended dietary allowance*)

RDC: Resolução de Diretoria Colegiada

RI: resto ingesta (ou **IR:** índice de resto)

RSS: resíduos de serviços de saúde

RSU: resíduos sólidos urbanos

RT: responsável técnico

SA: serviço de alimentação

SES: secretário de Estado da Saúde

SGA: sistema de gestão ambiental

SGSA: sistema de gestão de segurança de alimentos

SIF: Serviço de Inspeção Federal

SIM: Serviço de Inspeção Municipal

SIPA: Serviço de Inspeção de Produtos de Origem Animal

SISAN: Sistema Nacional de Segurança Alimentar e Nutricional

SVB: Sociedade Vegetariana do Brasil

TACCP: avaliação de ameaças e pontos críticos de controle (do inglês, *threat assessment and critical control point*)

TACO: Tabela Brasileira de Composição de Alimentos

TMB: taxa metabólica basal

TNE: terapia de nutrição enteral

UFPA: unidade familiar de produção agrária

UAN: unidade de alimentação e nutrição

UHT: ultrapasteurização (do inglês, *ultra high temperature*)

UL: limite máximo de ingestão tolerável (do inglês, *tolerable upper intake level*)

UPR: unidade produtora de refeição

VCT: valor calórico total

VET: valor energético total

Sumário

1 Técnica Dietética, *1*

Definição, *1*
Objetivos da técnica dietética, *1*
Laboratório de técnica dietética, *2*
Técnicas para pesagem de alimentos, *2*
Ficha técnica, *3*
Elaboração de cardápios, *3*
Prática de pesagens e medições de
alimentos, *8*

2 Trajetória do Alimento até o Consumidor, *13*

Etapas da produção, *13*
Prática de fator de correção, indicador de
parte comestível, índice de correção
e fator de cocção ou índice de
conversão/cocção, *25*

3 Grupos de Alimentos, *29*

Leite, *29*
Prática de preparo de leite, *32*
Ovos, *35*
Prática de preparo de ovos, *38*
Carnes, *41*
Prática de preparo de carnes, *48*
Hortaliças, *54*
Prática de preparo de hortaliças, *59*
Frutas, *63*
Prática de preparo de frutas, *69*
Leguminosas, *72*
Prática de preparo de leguminosas, *73*
Cereais, *77*
Prática de preparo de cereais, *80*
Açúcares, *85*
Prática de preparo com açúcares, *87*
Gorduras e óleos, *89*
Prática de preparo com gorduras
e óleos, *91*
Condimentos, *94*

Prática de preparo com condimentos, *97*
Prática de preparo de molhos, *99*
Infusões, *102*
Prática de preparo de infusões, *103*

4 Nutrição e Dietética: Elaboração de Plano Alimentar e Cardápio, *109*

Recomendações nutricionais, *109*
Cálculo do gasto energético total, *110*
Elaboração e cálculo de plano alimentar, *111*
Plano alimentar/dieta, *114*
Avaliação da qualidade nutricional do
plano alimentar, *133*
Prática de indicadores no preparo de
alimentos, *138*

5 Gestão de Qualidade e Segurança de Alimentos, *143*

Conceitos importantes, *143*
Legislações, *144*
Manual de boas práticas de fabricação
e de manipulação, *147*
Procedimento operacional
padronizado, *156*
Procedimento padrão de
higiene operacional (PPHO), *158*
Análise de perigos e pontos críticos de
controle, *160*
Outras ferramentas de qualidade, *162*
Consultoria, assessoria e auditoria, *165*

6 Segurança Alimentar e Sustentabilidade, *171*

Perspectiva da segurança alimentar e
sustentabilidade, *171*
Linha do tempo, *171*
Sustentabilidade em serviços
de alimentação, *177*
Água, *177*

Energia elétrica, *177*
Destino dos resíduos, *178*
Agricultura familiar, *182*
Produtos orgânicos, *183*
Cardápio sustentável, *186*
Vegetarianismo e veganismo, *187*
Aproveitamento integral de alimentos e reaproveitamento, *188*
Lista de verificação relacionada com sustentabilidade em serviços de alimentação, *207*

7 Indicadores no Preparo de Alimentos, *211*

Ana Maria Gules, Caroline Zucchetto Freitas e Cristiana Basso

Introdução, *211*
Metodologia, *212*
Resultados, *213*
Discussão, *247*
Considerações finais, *248*

Índice Alfabético, *249*

Técnica Dietética

CAPÍTULO 1

Definição

A técnica dietética pode ser considerada uma ciência aplicável a qualquer área de atuação do nutricionista, desde a produção de refeições para coletividades (Alimentação Coletiva), para indivíduos sadios ou enfermos (Nutrição Clínica e Dietoterápica); para grupos específicos, como atletas, idosos, gestantes e nutrizes (Alimentação Esportiva, Geriátrica e Materno-infantil); na elaboração de produtos (Indústria), além de atender a indivíduos e grupos populacionais com as mais diversas necessidades e níveis socioeconômicos (Saúde Coletiva).

A técnica dietética trata das operações e modificações sofridas pelos alimentos até serem ingeridos. Um alimento ou uma preparação culinária pode ser ingerida *in natura* ou ser minimamente processada, processada ou ultraprocessada. O nutricionista e demais profissionais que tratam do assunto devem orientar quanto às melhores escolhas alimentares, enquanto ao comensal cabe decidir o que mais lhe convém após obter as informações advindas dos profissionais da área, que podem ser complementadas por outras fontes seguras, como o *Guia Alimentar para a População Brasileira* (MS, 2014), uma ferramenta norteadora para uma alimentação adequada e saudável.

As operações a que os alimentos são submetidos ocorrem durante as fases de pré-preparo e preparo, com intuito de torná-lo digerível, palatável, higiênico, nutritivo e acessível a toda clientela, seja ela adulta, infantil, idosa, saudável ou não, em diferentes estágios e fases da vida. Essas transformações se referem aos objetivos da técnica dietética, ou seja, objetivos nutricionais, sensoriais, digestivos, econômicos, higiênicos e operacionais.

Objetivos da técnica dietética

Quando nos referimos à oferta de uma alimentação adequada e saudável, precisamos levar em consideração alguns itens básicos (como preservar o valor nutricional; ser agradável ao paladar; ser seguro sob o ponto de vista higiênico sanitário; ser digerível, independentemente da condição digestória; ser acessível economicamente ao comensal), porém precisamos ter em mente que a comensalidade vai além disso. O ato de comer remete a momentos festivos, de prazer, de angústias, de frustrações, de alegrias, de medos, de saudades, de melancolia, de inovação, de cultura, de história etc. Não podemos nem devemos, portanto, simplificar esse ato de sobrevivência, compartilhamento e prazer.

Objetivo nutricional. Utilização de métodos de pré-preparo e preparo que melhor preservem o valor nutricional das preparações, por meio de conhecimentos científicos de diversas áreas, desde o sistema de plantio até a mesa do consumidor.

Objetivo higiênico. Cuidado higiênico sanitário, que previne a contaminação física, química ou biológica em toda cadeia produtiva, até chegar à mesa do consumidor. As preparações devem servir de veículo de saúde, não de patologia, como as doenças transmitidas por alimento (DTA).

Objetivo sensorial. Oferta de uma preparação agradável sensorialmente, utilizando técnicas que possam preservar, ressaltar ou modificar características, com o objetivo de torná-la mais palatável e atrativa, despertando todos os órgãos dos sentidos por meio da aparência, odor, textura e sabor dos alimentos ou preparações.

Objetivo digestivo. Adequação das preparações às condições do sistema digestório dos comensais, que pode ser imaturo (lactente), lesado (com patologia) ou desgastado (idoso), por meio de técnicas de descascamento, abrandamento, fracionamento etc.

Objetivo econômico. Oferta de alimentos acessíveis aos comensais, com técnicas dietéticas considerando o custo-benefício e a sustentabilidade. É importante ressaltar que, por questão de segurança alimentar, todos têm direito a uma alimentação adequada tanto quantitativa como qualitativamente.

Objetivo operacional. O preparo de um cardápio necessita de um espaço físico adequado, com setores, dimensionamentos, fluxos, equipamentos e mão de obra satisfatórios.

Laboratório de técnica dietética

De acordo com todos os objetivos da técnica dietética expostos, o laboratório deve ser um local propício ao ensino, pesquisa e extensão, o qual utiliza a experiência artística e cultural da cozinha clássica, agregando as exigências tecnológicas e científicas da Nutrição.

É o local em que são realizados experimentos científicos relativos às transformações ocorridas com os alimentos durante as fases de pré-preparo e preparo, em módulos dotados de equipamentos e utensílios comuns no nível domiciliar, além de componentes, como balanças de precisão, termômetros de alimentos, vidrarias em geral, equipamentos industriais, fitas de pH, de saturação do óleo etc. Exige-se uma série de recomendações para adentrar nesse laboratório, para apenas assim iniciar o preparo de experimentos com máxima precisão e segurança (Quadro 1.1).

Técnicas para pesagem de alimentos

Para se fazer uma preparação ou receita, é indispensável que os ingredientes sejam medidos com precisão. Para isso, são necessários instrumentos, como: balança, proveta, béquer, litro ou recipiente graduado; ou ainda, medidas caseiras (MC) padronizadas como xícaras, colheres, copos; facilitando a medição dos ingredientes, favorecendo a reprodutividade da receita e o controle da quantidade e do custo.

Contudo, os valores para MC têm aplicação limitada, dada a grande variabilidade que se observa na capacidade volumétrica dos utensílios, decorrente dos detalhes de *design* dos objetos de cada fabricante. Por isso, é importante que cada serviço de alimentação (SA) proceda às suas próprias padronizações.

Quadro 1.1 Regras para o uso adequado do laboratório de técnica dietética.

Para o bom funcionamento do laboratório, é necessário o planejamento de todas as atividades inerentes: experimentos preestabelecidos, compras planejadas, rotinas com detalhes da sequência das tarefas, conhecimento do funcionamento dos equipamentos, além dos seguintes cuidados imprescindíveis em relação à segurança, higiene e sustentabilidade:

- Ser pontual
- Utilizar obrigatoriamente jaleco que cubra toda a roupa; proteção para os cabelos cobrindo completamente os fios; calças compridas; calçados fechados; unhas curtas e sem esmalte; sem uso de adornos
- Deixar no vestiário todos os objetos de uso pessoal
- Lavar adequadamente as mãos antes de iniciar as atividades e, sempre que necessário, em lavatórios próprios para esse fim
- Higienizar as bancadas com álcool em gel antes de iniciar os experimentos
- Ler com atenção todos os procedimentos do roteiro de aula antes de iniciar os experimentos
- Separar os utensílios com capacidade adequada e ingredientes necessários à execução do experimento, reunindo todos no módulo
- Medir ou pesar os ingredientes utilizando material adequado
- Não usar a balança para mensurar peso superior à sua capacidade
- Empregar com cuidado e de maneira adequada utensílios de corte, equipamentos elétricos e fogões, a fim de evitar acidentes
- Colaborar na organização e na distribuição das porções dos alimentos a serem degustados
- Não ingerir alimentos durante as aulas, a não ser no momento de avaliá-los sensorialmente
- Regular as chamas dos queimadores, para que cozinhem com a mesma intensidade
- Manter as panelas com tampa desde o início da cocção e baixar a chama do fogo logo que se inicie o ponto de ebulição
- Marcar o tempo de cocção a partir da ebulição até a retirada do alimento da chama
- Não abrir o forno durante a cocção para evitar a perda de calor
- Não utilizar ingredientes que não constem no roteiro de aula sem autorização do professor
- Anotar os resultados no manual de aula prática, para posterior discussão
- Ter ciência de que todos os alunos são responsáveis pela higienização de materiais, utensílios, equipamentos e limpeza do módulo
- Guardar cada utensílio em local próprio depois de desocupado e limpo
- Procurar manter bom relacionamento pessoal com colegas, monitores e professores
- Dispensar os resíduos em compartimentos próprios para cada tipo de lixo
- Lavar objetos de vidro primeiro. Em seguida, louças, talheres e panelas
- Observar as instruções dos aparelhos elétricos e, após seu uso, guardá-los devidamente
- Verificar se todos os registros de gás e torneiras foram fechados antes de sair do módulo.

Na prática

Recomendações para pesagem de alimentos sólidos:
- O alimento deve estar à temperatura ambiente
- O alimento deve ser peneirado (em pó)
- A quantidade suficiente para preencher o utensílio deve ser utilizada, tendo-se o cuidado de não apertar/socar o alimento nem deixar espaços vazios
- O alimento deve ser nivelado com uma espátula ou com o dorso regular de uma faca.

Recomendações para pesagem de alimentos líquidos:
- As regras básicas quanto à temperatura e ao nivelamento do alimento devem ser observadas, ainda que não haja, nesse caso, preocupação com a compactação natural do alimento
- Os alimentos líquidos devem ser colocados nos utensílios em que serão pesados e, em seguida, devem ser transferidos para pipetas ou provetas. A leitura do volume deve ser feita com os olhos no nível do menisco, e deve-se tomar a medida inferior.

Recomendações para pesagem de alimentos pastosos ou gordurosos:
- Os alimentos pastosos (p. ex., doce de leite, geleia) ou gordurosos (p. ex., manteiga, banha, margarina) devem ser pesados sempre à temperatura ambiente e colocados em utensílio padronizado, com auxílio de uma colher
- Os alimentos devem ser pressionados para ser acomodado e para evitar a formação de bolhas de ar; e a superfície, quando o recipiente estiver cheio, deve ser nivelada com uma espátula ou com uma faca, para se retirar o excesso
- Para a pesagem de óleos, devem ser realizados os mesmos procedimentos indicados para ingredientes líquidos.

Medidas para gêneros secos e sólidos:
- Nivelada, quando o ingrediente fica rente à borda e é nivelado com auxílio de uma faca (dorso) ou espátula
- Rasa, quando o ingrediente fica acima da borda do recipiente medidor
- Cheia, quando o ingrediente fica acima do limite da rasa.

Medidas para gêneros líquidos:
São fixados dois limites:
- Mínimo: corresponde à medida rasa, com aproximadamente 1 cm abaixo da borda
- Máximo: corresponde à medida cheia, até a borda do recipiente medidor.

Ficha técnica

A Resolução CFN N° 600/2018, que dispõe sobre a definição das áreas de atuação do nutricionista e suas atribuições, cita como uma atividade obrigatória do nutricionista que trabalha em Alimentação Coletiva, elaborar e implantar fichas técnicas (FT) das preparações, mantendo-as atualizadas; e conceitua-as como formulário de especificação das preparações, contendo receituário, padrão de apresentação, componentes, valor nutritivo, quantidade *per capita*, custo e outras informações, a critério do serviço ou da unidade de alimentação e nutrição (UAN).

A FT ou o receituário padrão especifica uma série de itens com objetivo principal de padronizar a preparação perfeita, ou seja, ela estará de acordo com o esperado após diversos testes. Faz-se, então, a FT para que qualquer colaborador seja capaz de reproduzi-la com o mesmo padrão. Além desse objetivo, a mesma também é útil para:

- Programar as compras
- Possibilitar menor estoque
- Otimizar espaço de armazenamento
- Facilitar cálculo de custo da refeição
- Capacitar funcionários
- Operacionalizar dimensionamento de colaboradores
- Evitar desperdício
- Facilitar combinações de preparações para compor cardápios
- Facilitar o ajuste dos cardápios em termos de porcentagem de macronutrientes, além de poder quantificar e ajustar sódio, açúcar e gordura saturada
- Priorizar preparações que levarão mais tempo para ficarem prontas
- Verificar antecipadamente se haverá matéria-prima, utensílios e equipamentos suficientes para elaboração das preparações
- Quantificar o rendimento total, além do número, a MC que será usada e o peso das porções
- Quantificar o valor calórico das preparações, facilitando o cálculo do valor calórico de uma refeição
- Informar dados nutricionais relevantes
- Facilitar o ajuste dos macronutrientes
- Padronizar temperatura de equipamentos, como fornos, e prever manutenções periódicas desses equipamentos.

Os itens que compõem a FT podem ser visualizados na Figura 1.1.

Elaboração de cardápios

O cardápio é definido como o conjunto de alimentos e preparações destinadas ao consumo humano, planejados em conformidade com as necessidades nutricionais e fisiológicas do indivíduo ou coletividade. É atribuição obrigatória do nutricionista que atua na área de Alimentação Coletiva elaborar os cardápios

4 ALIMENTAÇÃO COLETIVA: TÉCNICA DIETÉTICA E SEGURANÇA ALIMENTAR

(1) Nomenclatura da preparação; não existe FT de almoço, jantar. A FT é por preparação somente.

(2) Prato principal/complemento/ guarnição/sobremesa/bebida/ prato de entrada/salada.

(3) Facilita a organização das FT em uma pasta ou um arquivo.

(4) Forma como se compra, antes do pré-preparo. Peso usado para lista de compras e para custo.

(5) Peso após pré-preparo. Peso que será ingerido/usado para cálculo do valor calórico.

(6) Quando houver resíduo obrigatório se divide o PB pelo PL.

(7) Custo do PB de cada ingrediente da forma como se compra: kg, ℓ ou peso determinado no rótulo. Sempre converter unidade, maço ou pé em peso.

(8) Regra de três para determinar o custo exato da quantidade que foi utilizada na preparação: Gramagem da compra ____ R$ Gramagem utilizada (PB) ____ X.

(9) Após saber o número de porções que a preparação rendeu, será dividido o custo total da preparação pelo número de porções.

(10) Tempo decorrido entre o pré-preparo e a finalização da preparação.

(11) Peso determinado que será servido ao cliente.

(12) Medida usada para servir a porção (p. ex., 1 concha, 1 colher de servir rasa, 1 unidade pequena).

(13) Obtido o rendimento da preparação (peso final), divide-se este pelo peso da porção.

(14) Deteminação para saber se a preparação hidratou ou desidratou após ter passado por um processo de calor:
• Fcc de um alimento = peso cozido/peso cru
• Fcc de uma preparação = peso final (rendimento)/soma de todos os ingredientes crus.

(15) Determinação conforme tabelas ou rótulos.

(16) Determinação da quantidade de macronutrientes em cada ingrediente, utilizando-se tabelas como a TACO, do IBGE e programas específicos.

FICHA TÉCNICA

Nome da preparação: _____ (1) _____ Categoria: ____ (2) ____ Nº: (3) ____

Ingredientes	MC		PB	PL	FC	Custo (forma de compra)	Custo (quantidade utilizada)
Todos os ingredientes utilizados na preparação.	Medida exata que foi utilizada para cada ingrediente (em kg, concha ou colher). Não se permite pitada, à vontade, a gosto etc.		(4)	(5)	(6)	(7)	(8)

Equipamentos e utensílios utilizados: Útil para, antes de iniciar qualquer preparação, verificar a disponibilidade de equipamentos suficientes, como fornos, fritadeiras; e de utensílios, como formas, travessas etc.

Custo total: Custo de toda a preparação

Modo de preparo: Uma vez que a padronização é um dos principais objetivos da FT, neste campo se especifica detalhadamente a forma de preparo, o passo a passo.

Custo per capta: (9)

Tempo de preparo: (10)	Peso da porção: (11)
Rendimento: Peso final da preparação pronta.	MC: (12)
Número de porções: (13)	Fcc: (14)

Perfil nutricional

Ingredientes	Per capita (PL)	PTN	CHO	LIP	Sódio	Gordura saturada
Uma vez que a padronização é um dos principais objetivos da Ficha Técnica, neste campo se especifica detalhadamente a forma de preparo, o passo a passo.	O valor calórico a se considerar é o da porção ingerida. Assim, calcula-se o per capita de cada ingrediente (PL) dividindo-se cada um deles pelo número de porções.	(16)			(15)	
TOTAL (17)	(g)					
	(kcal)					
	(%)					
VCT: (18)						

(17) Totais:
• Em gramas (g): soma-se toda a gramagem (ou gramatura) de cada macronutriente
• Em kcal: após ter o total de cada macronutriente faz-se a conversão para kcal, ou seja, multiplica-se o total de gramas de PTN e CHO por 4 e o total de gramas de LIP por 9
• Percentual: mostra a proporcionalidade de cada macronutriente na referida preparação:
VCT _____ 100%
kcal de cada macronutriente _____ X
Se estiver correto, a soma dos % de macronutrientes resultará em 100%.

(18) Somando o total de kcal de cada macronutriente, chega-se ao VCT da porção per capita.

Figura 1.1 Ficha técnica comentada. FT: ficha técnica; MC: medida caseira; PB: peso bruto; PL: peso líquido; FC: fator de correção; Fcc: fator de cocção; PTN: proteína; CHO: carboidrato; LIP: lipídio; VTC: valor calórico total; TACO: Tabela Brasileira de Composição de Alimentos; IBGE: Instituto Brasileiro de Geografia e Estatística.

de acordo com as necessidades nutricionais, com base no diagnóstico de nutrição da clientela, respeitando os hábitos alimentares regionais, culturais e étnicos.

Pode-se ainda o definir como uma sequência de preparações de uma refeição, ou como o conjunto de refeições que serão servidas. Seu planejamento deve contemplar a preocupação em produzir refeições adequadas do ponto de vista nutricional, sanitário, sensorial, cultural, econômico e sustentável.

O cardápio é considerado uma ferramenta que dá início ao processo produtivo, essencial para o sucesso de qualquer unidade produtora de refeição (UPR), servindo como instrumento gerencial para administração de um restaurante, por exemplo.

Com base no planejamento do cardápio, dimensionam-se recursos humanos e materiais, controle de custos, planejamento de compras e armazenamento, padrão de receitas e análise das preferências alimentares dos clientes. O cardápio é visto ainda como um instrumento de venda, apresentado antes do consumo, cuja divulgação pode influenciar o cliente no momento de escolher um restaurante.

Alguns aspectos importantes devem ser levados em consideração na hora de elaborar o cardápio, como:

- Hábitos alimentares dos clientes, para facilitar a aceitação e adesão à proposta alimentar
- Situação geográfica, para respeitar e valorizar a cultura local
- Inclusão de alimentos conforme a sazonalidade
- Apresentação e diversidade de preparações
- Capacitação dos colaboradores
- Disponibilidade e capacidade das instalações.

A elaboração do cardápio depende ainda do tipo de atendimento e deve levar em conta a preocupação com a saúde e a qualidade de vida. Atualmente, a tendência é o autosserviço (*self-service*), em que há a apresentação de uma diversidade de preparações e o cliente faz suas escolhas com base na qualidade e quantidade a ser servida. Todavia, mesmo sendo a seleção feita pelo usuário, o cardápio deverá contemplar preparações ricas em fibras e com quantidade moderada de gorduras saturadas, sódio e açúcar.

Desse modo, o que se prioriza, tanto individual quanto coletivamente, são as leis da alimentação, ou seja, as propostas de Pedro Escudeiro apresentadas a seguir.

Lei da quantidade. Fornecer ao indivíduo a quantidade de alimentos necessária ao adequado funcionamento do organismo.

Lei da qualidade. Fornecer diariamente alimentos de qualidade que supram importantes necessidades nutricionais para o bom funcionamento do organismo.

Lei da harmonia. Proporcionar equilíbrio dos nutrientes, bem como harmonia de cores, sabores e texturas dos alimentos que compõem o cardápio.

Lei da adequação. Levar em consideração os fatores que interferem no cálculo da dieta, tais como peso, altura, idade, sexo, disponibilidade de alimentos, poder aquisitivo, gasto energético, estado fisiológico (se gestante, nutriz, atleta etc.) ou patológico.

Ao escolher as preparações e elaborar o cardápio, o profissional deve:

- Conhecer o perfil do usuário ou cliente para, além de conhecer seus hábitos e preferências, definir as recomendações de energia e nutrientes, recorrendo às ingestões diárias de referência, do inglês *dietary reference intakes* (DRI)
- Distribuir a recomendação de energia entre os macronutrientes
- Avaliar os recursos disponíveis e estudar o custo
- Acompanhar as tendências vigentes para elaboração de cardápios
- Ajustar as preparações a cada componente do cardápio (entrada, prato principal ou prato proteico, acompanhamento ou guarnição, bebida, sobremesa, café)
- Definir o tipo de serviço de distribuição.

Para a análise qualitativa, poderá ser usado o método de avaliação qualitativa das preparações do cardápio (AQPC), o qual avalia as preparações que são oferecidas, suas repetições, cores, como também a oferta de frutas, folhosos, doces, frituras, tipos de carnes e alimentos ricos em enxofre.

De posse de todas as informações já citadas, pode-se começar a elaborar o cardápio, de preferência em local apropriado e calmo, com todo o material de apoio e consulta disponível: computador e impressora; livros sobre culinária, tecnologia, higiene e manipulação de alimentos; revistas e publicações referentes ao assunto, tabelas de fator de correção, cocção, reidratação e quantidades *per capita*; receituário padronizado do estabelecimento; FT dos produtos; estatística dos cardápios (aceitação, época do ano, tipo de cliente, horário de maior consumo etc.); cartas de comidas (*menus*) e de bebidas; e lista de fornecedores.

Em relação ao custo com componentes do cardápio, apesar de variáveis, as quantidades gastas em porcentagem com matéria-prima são semelhantes nos SA (Quadro 1.2).

Rosa e Monteiro (2014) sugerem classificar o cardápio quanto a período e custo. Em relação a período, o local define se o planejamento do cardápio será por

6 ALIMENTAÇÃO COLETIVA: TÉCNICA DIETÉTICA E SEGURANÇA ALIMENTAR

Quadro 1.2 Custo variável de componentes de um cardápio.

Componente	Intervalo médio (%)
Salada	5 a 6
Prato proteico	39 a 58
Guarnição	6 a 11
Prato-base*	5 a 17
Complemento**	8 a 12
Sobremesa	8 a 12
Bebidas	5 a 7
Material descartável	2,5 a 4
Produtos de limpeza	2,5 a 4

*Arroz, feijão. **Pão, farinha de mandioca, vinagrete, molho de pimenta. Fonte: Abreu *et al.* (2013).

semana, por mês, por bimestre, trimestre ou semestre, podendo mudar caso não esteja sendo rigorosamente cumprido.

No que diz respeito a custo e estrutura, o cardápio pode ser:

- Simples, com preparações simples, poucas variedades e preço acessível
- Intermediário, com pratos mais elaborados e variados, e custo intermediário
- Superior ou de luxo, em que se utilizam preparações mais requintadas, com ingredientes nobres e de custo elevado.

O Quadro 1.3 apresenta exemplos de acordo com o tipo.

Elaboração de cardápios com preparações de consistência modificada

A Dietoterapia procura atender à necessidade particularizada do paciente por meio da exclusão, diminuição, substituição ou acréscimo de um ou mais nutrientes específicos; ou pela modificação na consistência do alimento ofertado.

A dieta hospitalar deve garantir o aporte de nutrientes ao paciente internado e preservar seu estado nutricional, contribuindo para manutenção e recuperação da saúde. Sua padronização deve ter como objetivo manter um atendimento nutricional seguro, eficiente e de qualidade para o paciente; variando as prescrições conforme o serviço de nutrição das diferentes instituições de saúde, diante de suas peculiaridades.

Assim, as dietas hospitalares podem ser padronizadas segundo as modificações qualitativas e quantitativas, bem como quanto à consistência. As modificações na consistência possibilitam melhor adaptação em períodos de dificuldade de aceitação alimentar ou de deglutição ou de mastigação; em períodos preparatórios para exames ou cirurgias; ou em fases de transição relativamente curtas. As dietas podem ser modificadas, a partir da dieta geral, segundo alguns critérios químicos, físicos e sensoriais.

Deve-se buscar, sempre que possível, manter a dieta oral, com o propósito de preservar a funcionalidade do trato digestório (mastigação, salivação e deglutição), além de promover satisfação ao indivíduo por meio da manutenção da percepção dos atributos sensoriais dos alimentos (Figura 1.2).

Dieta livre

A dieta livre, normal ou geral é caracterizada por consistência normal, temperatura fria ou quente e quantidade suficiente de energia e nutrientes. É indicada para indivíduos com plena capacidade para se alimentar, que apresentam funções de mastigação e gastrintestinais preservadas e que não estejam em risco nutricional.

Quadro 1.3 Exemplos de cardápio simples, intermediário ou superior.

Simples	Intermediário	Superior
Salada de alface e tomate	Salada de rúcula com manga e creme de leite	Salada de folhas com nozes, *cranberries* e mel
Bife acebolado	Salada caprese	Alface americana com palmito, tomate seco e *shitake*
Batata cozida	Bife ao molho madeira	Medalhão de filé ao molho de amêndoas e laranja
Arroz	Frango com amendoim	Salmão com alcaparras
Feijão	Purê de mandioquinha	Purê de abacate
Laranja ou suco de laranja	Legumes refogados	Rigatoni ao molho de mostarda e alecrim
	Arroz	Salada de camarão com legumes
	Feijão	Arroz-negro
	Mousse de maracujá	Risoto de parmesão
	Suco de acerola	Torta francesa de limão
		Banana flambada com sorvete de alfarroba
		Vinho

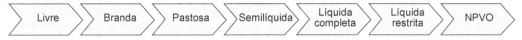

Figura 1.2 Progressivas hospitalares conforme consistência. NPVO: nada por via oral.

É um tipo de dieta elaborada com todos os alimentos normalmente acessíveis ao indivíduo e segundo sua preferência, ou seja, todos aqueles indicados em uma alimentação saudável, que não necessitam de modificações em termos de nutrientes, volume, temperatura nem de consistência, porém recomendando-se sempre respeito às leis referentes a quantidade, qualidade, harmonia e adequação.

Dieta branda

A dieta branda é semelhante à dieta geral em quantidade de energia e nutrientes, no entanto os alimentos são abrandados pela cocção ou ação mecânica, amaciando o tecido conjuntivo animal e as fibras vegetais. Usada normalmente em períodos de transição para uma dieta livre, sendo indicada para pacientes com dificuldade de mastigação ou deglutição, além de alguns pós-operatórios.
Alimentos recomendados. Caldo de feijão, legumes cozidos ou assados, frutas cozidas, sucos coados, leite e derivados, cereais cozidos, ovos, carnes magras cozidas ou assadas, demais alimentos macios e pobres em resíduos.
Alimentos que devem ser evitados. Grão de feijão, verduras, legumes crus, frutas cruas, cereais integrais, carnes gordas, frituras em geral, demais alimentos com consistência muito sólida e ricos em fibras.

Dieta pastosa

A dieta pastosa proporciona repouso digestório e fornece quantidades adequadas de nutrientes, semelhante à dieta branda, porém com consistência de papa. É indicada para indivíduos com dificuldade de mastigação e deglutição, pacientes em certos pós-operatórios e para alguns indivíduos com doença neurológica, pacientes idosos com ausência de próteses dentárias e pacientes em estado grave de doenças crônicas etc.
Consiste em alimentos abrandados por cocção e que possam ser transformados em purê, mingau e suflê, além de carnes moídas, trituradas ou desfiadas.
Alimentos recomendados. Pães macios; bolos simples; mingaus feitos com farinha refinada; legumes cozidos, em suflê e em purê; caldo de leguminosas; frutas cozidas, em purê e sucos; leite, iogurte e queijos cremosos; arroz empapado; carnes moídas ou desfiadas; ovos cozidos, mexidos e em omelete; sopas; óleos e gorduras sem excesso; sobremesas como pudim, manjar, cremes, doces em pasta, flã, gelatina, geleia, sorvete.
Alimentos que devem ser evitados. Pães, biscoitos e massas integrais; verduras, legumes e frutas cruas; frutas de polpa dura que impossibilitam o preparo de purês; sementes e frutas oleaginosas; iogurte com pedaços de frutas e queijos duros; carnes em pedaços grandes, empanadas duras ou crocantes; ovos fritos; frituras em geral.

Dieta semilíquida

Propicia repouso digestório por meio de alimentação semifluida e menos viscosa que a pastosa. Indicada para pacientes com dificuldade de mastigação, deglutição e/ou digestão ou para preparo de exames pré ou pós-operatórios.
Alimentos recomendados. Sopas cremosas liquidificadas; caldos engrossados; leite; sucos coados; chás.
Alimentos que devem ser evitados. Alimentos ou preparações de consistência sólida.

Dieta líquida completa

Consiste em alimentos em forma líquida ou que se liquefazem à temperatura ambiente (p. ex., gelatina).
É indicada por curto período para pacientes com limitada capacidade de mastigar e/ou deglutir, com afecções do sistema digestório, em preparo para determinados exames, bem como em alguns pré e pós-operatórios. Para pacientes com disfagia, recomenda-se usar espessante para evitar broncoaspiração (sob supervisão de fonoaudiólogo).
Alimentos recomendados. Leite; água; chá; caldo de carne, de cereais, de legumes, de leguminosas; suco de frutas coado; gelatina, sorvete de frutas cremoso ou picolé.
Alimentos que devem ser evitados. Alimentos ou preparações de consistência sólida.

Dieta líquida restrita

A dieta líquida restrita, também conhecida como cristalina ou de líquidos claros, caracteriza-se pela oferta de água e líquidos límpidos, com a finalidade de hidratação e a mínima formação de resíduos, proporcionando o máximo repouso do sistema digestório, devendo ser oferecida pelo menor tempo possível, em razão de seu baixo valor calórico.

8 ALIMENTAÇÃO COLETIVA: TÉCNICA DIETÉTICA E SEGURANÇA ALIMENTAR

Indicada para preparo de exames e pós-operatório de cirurgias do trato gastrintestinal ou transição de uma alimentação via enteral ou parenteral para via oral.

Alimentos recomendados. Água; chá; água de coco; suco de frutas coado; caldo de legumes coado, verduras ou carnes; gelatina; bebida isotônica; picolé à base de suco de frutas.

Alimentos que devem ser evitados. Qualquer alimento ou preparação de consistência sólida ou mais espessa.

Dieta nada por via oral

Emprega-se a dieta nada por via oral (NPVO) quando realmente não é possível suprir as necessidades calóricas do paciente por via oral, optando-se pela via enteral, e, na impossibilidade desta última, pela via parenteral.

▶ Prática de pesagens e medições de alimentos

▶ Experimento 1: pesagem e medição de ingredientes secos

A. Ingredientes e utensílios

Açúcar refinado	1 kg
Farinha de trigo	1 kg
Amido de milho	1 caixa
Leite em pó	1 lata
Sal	1 kg
Balança digital com precisão de 1 g	1 unidade
Bacia (média)	1 unidade
Colher de sopa	1 unidade
Espátula ou faca	1 unidade
Xícara de chá	1 unidade
Peneira funda (média)	1 unidade
Papel-alumínio	1 rolo

B. Procedimentos

1. Reúna todos os gêneros alimentícios e material necessário.
2. Peneire os gêneros que estão marcados com asterisco (*) no quadro a seguir.
3. Forre o prato da balança com papel-alumínio, para cada ingrediente; tare a balança.
4. Proceda às medições e pesagens, sem comprimir os ingredientes, conforme o quadro a seguir.

C. Quadro de avaliação

Gêneros	Xícara de chá cheia (g)	Xícara de chá rasa (g)	Xícara de chá nivelada (g)	Colher de sopa cheia (g)	Colher de sopa rasa (g)	Colher de sopa nivelada (g)
Açúcar refinado						
Farinha de trigo*						
Amido de milho*						
Leite em pó						
Sal						

D. Questão: Compare os resultados obtidos com dados existentes em tabelas de pesos e medidas de alimentos e faça uma análise crítica.

Capítulo 1 | Técnica Dietética **9**

▶ Experimento 2: medição de ingredientes líquidos

A. Ingredientes e utensílios

Copo americano	1 unidade
Xícara de chá	1 unidade
Proveta com capacidade de 5, 10, 50, 500 mℓ	1 unidade de cada uma
Funil pequeno	1 unidade
Colher de sopa, de sobremesa e de chá	1 unidade de cada uma
Concha pequena	1 unidade
Colher de servir	1 unidade
Pote de sobremesa (cremeira)	1 unidade

B. Procedimentos
1. Reúna todo o material necessário.
2. Proceda à medição dos líquidos, colocando-os nos utensílios em que serão pesados. Em seguida, transfira-os para medidores de vidro com graduação, para leitura do volume. O líquido deve ser colocado com auxílio de um funil até a quantidade esperada. Dentro do medidor, o líquido formará um menisco na superfície, devendo a leitura do volume ser feita em superfície plana, com os olhos no nível do menisco, verificando a medida de sua parte inferior.
3. Meça/pese três medidas individuais (por alunos diferentes) e anote o valor médio no quadro a seguir.

C. Quadro de avaliação

	Água até a borda (medida cheia)							
	mℓ				g			
Medição/pesagem	1ª medição	2ª medição	3ª medição	Medida média	1ª pesagem	2ª pesagem	3ª pesagem	Peso médio
Xícara de chá								
Copo americano								
Colher de café								
Colher de chá								
Colher de sopa								
Colher de sobremesa								
Concha pequena								
Colher de servir								
Pote de sobremesa (cremeira)								

D. Questão: Compare os resultados obtidos com dados existentes em tabelas de pesos e medidas de alimentos e faça uma análise crítica.

▶ Experimento 3: medição e pesagem de gêneros pastosos

A. Ingredientes e utensílios

Doce em pasta	1 pote
Manteiga	1 tablete
Balança digital com precisão de 1 g	1 unidade
Bandeja de inox	1 unidade
Copo descartável de 50 mℓ	18 unidades
Colher de sopa, sobremesa e chá	1 unidade de cada uma

10 ALIMENTAÇÃO COLETIVA: TÉCNICA DIETÉTICA E SEGURANÇA ALIMENTAR

B. Procedimentos

1. Reúna todo o material necessário, com ingredientes em temperatura ambiente.
2. Disponha os copos descartáveis em uma bandeja.
3. Mensure as quantidades de cada gênero, colocando-os no utensílio com auxílio de uma colher, acomodando-o para evitar a formação de espaços com ar, conforme as medidas solicitadas no quadro a seguir.

C. Quadro de avaliação

Gêneros	Colher de sopa			Colher de sobremesa			Colher de chá		
	Cheia (g)	Rasa (g)	Nivelada (g)	Cheia (g)	Rasa (g)	Nivelada (g)	Cheia (g)	Rasa (g)	Nivelada (g)
Doce em pasta									
Manteiga									

D. Questão: Compare os resultados obtidos com dados existentes em tabelas de pesos e medidas de alimentos e faça uma análise crítica.

▶ Experimento 4: determinação do peso médio de gêneros diversos

A. Ingredientes e utensílios

Biscoito *cream-cracker*	1 pacote pequeno
Ovos	3 unidades
Presunto	3 fatias
Queijo	3 fatias
Pão de sanduíche	1 pacote
Balança digital com precisão de 1 g	1 unidade
Papel-alumínio	1 rolo
Prato de sobremesa	6 unidades

B. Procedimentos

1. Reúna todo o material necessário.
2. Forre o prato da balança com papel-alumínio para pesar separadamente o queijo e o presunto; tare a balança.
3. Pese três unidades diferentes de cada gênero separadamente e anote o peso nas colunas correspondentes (1ª, 2ª, 3ª).
4. Calcule a média aritmética dos gêneros e registre o resultado na coluna do peso médio.

Observação: inicie a pesagem pelo biscoito e pão, logo após encaminhe estes gêneros ao grupo específico (experimento 5).

C. Quadro de avaliação

Gêneros	Unidade/fatia	1ª pesagem (g)	2ª pesagem (g)	3ª pesagem (g)	Peso médio (g)
Biscoito *cream-cracker*	Unidade				
Ovo	Unidade				
Pão francês	Unidade				
Presunto	Fatia				
Queijo	Fatia				
Pão de sanduíche	Fatia				

D. Questão: Compare os resultados obtidos com dados existentes em tabelas de pesos e medidas de alimentos e faça uma análise crítica.

Capítulo 1 | Técnica Dietética **11**

▶ Experimento 5: determinação da quantidade de gêneros pastosos para uso em pães e biscoitos

A. Ingredientes e utensílios

Pão francês	5 unidades
Biscoito *cream-cracker*	1 pacote pequeno
Balança digital com precisão de 1 g	1 unidade
Prato de sobremesa	8 unidades

B. Procedimentos

1. Reúna todo o material necessário.
2. Pese o gênero sólido e anote o resultado (1º peso).
3. Passe o gênero pastoso (quantidade que o grupo julgar adequada) sobre o pão e sobre o biscoito, pese e anote o resultado (2º peso).
4. Subtraia o 2º peso do 1º e anote no espaço para o gênero pastoso no quadro.

C. Quadro de avaliação

Gêneros sólidos (g)	Peso	Gêneros pastosos (g)						
		Com doce em pasta	Com mel	Com manteiga	Com queijo cremoso	Somente doce em pasta	Somente mel	Somente queijo cremoso
Pão francês								
Biscoito *cream-cracker*								

D. Questão: Identifique a MC por meio de dados existentes em tabelas de pesos e medidas de alimentos.

Bibliografia

Abreu ES, Zanardi AMP, Spinelli MGN. Gestão de unidades de alimentação e nutrição: um modo de fazer. 5. ed. São Paulo: Metha; 2013.

Benetti GB, Branco LM, Comenale N, Atayde SR, Zollar V. Manual de técnicas dietéticas. São Paulo: Yendis; 2013.

Bezerra VM. Técnica dietética em preparações especiais: teoria e prática de laboratório. Rio de Janeiro: Rubio; 2019.

Brasil. Conselho Federal de Nutricionistas. Resolução CFN nº 600, de 25 de fevereiro de 2018. Dispõe sobre a definição das áreas de atuação do nutricionista e suas atribuições, indica parâmetros numéricos mínimos de referência, por área de atuação, para a efetividade dos serviços prestados à sociedade e dá outras providências. Diário Oficial da União 20 abr 2018; Seção 1 [acesso em 27 abr 2021]. Disponível em: <https://www.cfn.org.br/wp-content/uploads/resolucoes/Res_600_2018.htm>.

Brasil. Ministério da Saúde (MS). Guia Alimentar para a População Brasileira. 2. ed. Brasília: Ministério da Saúde; 2014 [acesso em 27 abr 2021]. Disponível em: <https://bvsms.saude.gov.br/bvs/publicacoes/guia_alimentar_populacao_brasileira_2ed.pdf>.

Domene SMA. Técnica dietética: teoria e aplicações. Rio de Janeiro: Guanabara Koogan; 2011.

Isosaki M, Cardoso E, Oliveira A. Manual de dietoterapia e avaliação nutricional do serviço de nutrição e dietética do Instituto do Coração (HCFMUSP). 2. ed. São Paulo: Atheneu; 2009.

Mussoi TD. Nutrição: Curso Prático. Rio de Janeiro: Guanabara Koogan; 2017.

Philippi ST. Nutrição e Técnica Dietética. 3. ed. São Paulo: Manole; 2014.

Proença RPC, Souza AA, Veiros MB, Hering B. Qualidade nutricional e sensorial na produção de refeições. Florianópolis: Editora da UFSC; 2005.

Rosa COB, Monteiro MRP. Unidades produtoras de refeições: uma visão prática. Rio de Janeiro: Rubio; 2014.

Teichmann IM. Cardápios: técnicas e criatividade. 7. ed. Caxias do Sul: Editora Educs; 2009.

Waitzberg DL. Nutrição oral, enteral e parenteral na prática clínica. 4. ed. São Paulo: Atheneu; 2009.

CAPÍTULO 2

Trajetória do Alimento até o Consumidor

A cadeia produtiva passa por um longo percurso até chegar à etapa capaz de se tornar uma refeição de qualidade. A Figura 2.1 apresenta resumidamente a trajetória dos alimentos.

Etapas da produção

A preparação do cardápio começa com a aquisição de produtos de boa qualidade. É de extrema importância conhecer a procedência de cada ingrediente que fará parte do cardápio, ou seja, o sistema de plantio e de abate, as inspeções realizadas e as visitas técnicas feitas aos fornecedores, bem como a forma de transporte, de armazenamento e de distribuição até chegar ao domicílio ou ao serviço de alimentação (SA) em que será preparado.

Seleção de fornecedores

A empresa deverá levar em consideração e priorizar locais que tenham alvará de funcionamento e de saúde, compra de alimentos da agricultura familiar, idoneidade do fornecedor, custo-benefício e qualidade da matéria-prima, condições de pagamento, capacidade de fornecimento, distância percorrida até a entrega, comprometimento quanto a prazo e horário de entrega, facilidade de troca de gênero (se necessária), condições do veículo de transporte, assim como da uniformização e higiene do entregador, e, ainda, se há a possibilidade de realizar uma visita técnica para comprovação da adesão às boas práticas.

Recomenda-se que todo SA tenha uma ficha cadastral com endereço, e-mail e telefone de todos os seus fornecedores e que, para cada produto, mais de um fornecedor, para que seja acionado rapidamente em caso de algum imprevisto. Também é importante ter indicadores de qualidade para cada fornecedor, utilizando planilhas formuladas com o propósito de mensurar a eficiência de cada um deles (Quadro 2.1).

Política de compras

O sistema de compras influencia diretamente no preço dos gêneros alimentícios e demais itens necessários à elaboração das refeições, podendo ser por licitação ou compra direta:

Licitação. Realizada por meio de pregões onde ganha o fornecedor que oferecer o menor lance. Nesse caso, deve-se observar a forma como os gêneros estão detalhadamente descritos para que o produto entregue seja exatamente o que foi solicitado.

Compra direta. Realizada diretamente dos fornecedores, podendo-se negociar preço, quantidade, forma de pagamento, prazos de entrega etc. O pagamento à vista e a compra em maiores quantidades geralmente barateiam o produto. No caso de frutas e hortaliças, os preços também tendem a ser menores quando a compra é feita diretamente com o produtor.

A previsão de compras de cada gênero dependerá do cardápio, do *per capita* bruto, do número estimado de refeições, dos produtos em estoque, do tamanho das áreas destinadas ao armazenamento e da negociação quanto ao custo/quantidade, além do reconhecimento da necessidade mínima de produtos em estoque para suprir qualquer demanda inesperada (sempre contando com margem de segurança).

Recebimento e inspeção de insumos

Toda empresa deve contar em seu quadro funcional com colaboradores capacitados para recebimento, inspeção e armazenamento adequado de matérias-primas, embalagens e demais insumos. Ao receber os insumos, o funcionário deverá inspecionar quantitativa e qualitativamente todos os gêneros, necessitando saber com exatidão quais itens são básicos para serem observados em qualquer tipo de insumo, bem como as especificidades que alguns alimentos apresentam.

De forma geral, o funcionário responsável tem a obrigação de:

- Verificar nota fiscal e comparar com o pedido
- Conferir a quantidade (o peso indicado na nota e o peso recebido)
- Observar se a embalagem está íntegra e com rotulagem completa

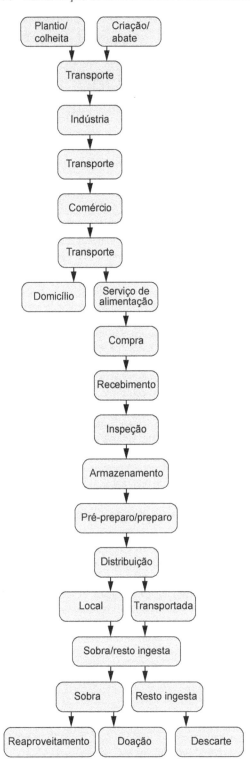

Figura 2.1 Trajetória dos alimentos.

- Averiguar a qualidade das mercadorias (temperatura de alimentos refrigerados e congelados, aspecto geral, prazo de validade, carimbo de inspeção, quando necessário etc.)
- Devolver produtos com embalagens violadas e/ou amassadas, vazamentos ou prazo de validade vencido. Na impossibilidade de devolução, armazená-lo separadamente até o destino final
- Trocar a caixa do fornecedor para uma caixa limpa do SA, verificando produtos na parte inferior da embalagem e evitando entrada de material indesejado ou sujo
- Desprezar embalagens secundárias (caixas, fardos etc.).

É fundamental que o funcionário atente para especificações de grupos alimentares, como ovos, leite e derivados, cereais e leguminosas, hortaliças (Quadro 2.2), frutas (Quadro 2.3) e carnes (Quadro 2.4); além da verificação da temperatura de alimentos refrigerados e congelados no momento do recebimento (Quadro 2.5):

- Ovos: a casca deve estar limpa, áspera e opaca, sem rachaduras ou outras deformações, e a câmara de ar, fixa e com volume reduzido, além de estar dentro do prazo de validade
- Leite e derivados: as embalagens devem estar limpas, íntegras e sem vazamentos
- Cereais e leguminosas: não devem apresentar sinais de infestação por insetos, tal como furos na embalagem
- Hortaliças e frutas: devem ser frescas e sem defeitos; com tamanho, aroma e cor própria da espécie e variedade; livres de enfermidades, insetos ou larvas; intactas (sem danos mecânicos) e limpas; sem odor pútrido ou fermentado; e livres de bolores ou mucosidade.

O Quadro 2.6 apresenta um modelo de planilha para melhor registro e controle de temperaturas no recebimento de produtos refrigerados ou congelados, registrado pelo funcionário capacitado e verificado e rubricado pelo **responsável técnico (RT)**.

Armazenamento de matéria-prima e insumos

Após recebimento e inspeção, as matérias-primas, as embalagens e os insumos deverão ser direcionados ao estoque. A matéria-prima de uso imediato deverá ser encaminhada ao pré-preparo.

É muito importante que não ocorra armazenamento impróprio; para isso, devem existir áreas específicas sob temperatura controlada (refrigerados

Capítulo 2 | Trajetória do Alimento até o Consumidor   **15**

Quadro 2.1 Modelo de planilha para contato e controle da eficiência de fornecedores.

Empresa	Produto	Nome do contato	Telefone do contato	E-mail do contato	Intercorrência

Quadro 2.2 Características de qualidade para aquisição de hortaliças.

Hortaliças	Características
Raízes e tubérculos	Íntegros, sem manchas ou brotos
Bulbos	Firmes, com casca de colorido uniforme e sem sinais de brotos Folhas verdes e raízes com aparência fresca Dentes firmes
Frutos	Firmes, íntegros, de cor viva e brilhante
Flores	Compactas Flores externas frescas Talo firme, úmido e quebradiço
Folhosos	Verdes Folhas úmidas
Talos e brotos	Bem fechados Folhas firmes e sem manchas

Fonte: Araújo *et al.*, 2013.

Quadro 2.3 Características de qualidade para aquisição de algumas frutas.

Frutas	Características
Abacate	Cor verde brilhante indica produto não amadurecido, enquanto casca opaca significa fruto amadurecendo
Abacaxi	Cor uniforme e alaranjada; não excessivamente maduro, folhas arredondadas e cheias, ausência de manchas e de danos mecânicos
Banana	Cascas uniformes e limpas, frutos firmes e cheios, sem danos físicos nem mecânicos, maior diâmetro; para uso imediato, as de cor amarela (24 a 48 h)
Carambola	Cor amarelada e brilhante, sem danos físicos nem mecânicos
Goiaba	Consistência firme; cor amarelada, para consumo imediato; produto em fase de maturação apresenta cor verde-mate-amarelo; sem danos físicos nem mecânicos.
Laranja	Cor alaranjada ou verde, dependendo da variedade; sem danos físicos nem mecânicos, sem manchas
Maçã	Cor depende da espécie; bem formada, casca brilhante, sem manchas ou pontos escuros, firme, polpa macia
Mamão	Para uso imediato, cor amarelada; para uso posterior, cor entre verde-escura e verde-clara (com uma ou duas estrias levemente amareladas); firme, sem sinais de danos físicos nem mecânicos, polpa macia
Melão	Firme, cor amarelada e uniforme, sem danos ou manchas; produto verde apresenta som oco; ao se apertar as extremidades com os dedos, estas não devem afundar
Maracujá	Cor amarela ou avermelhada e brilhante, tamanho apropriado, firme

Fonte: Araújo *et al.*, 2013.

ou congelados), sob temperatura ambiente (não perecíveis), assim como locais para estoque de produtos de limpeza. Se for o caso, pode haver estoque para embalagens descartáveis, vasilhames, materiais de eventos, materiais de reserva, depósito diário etc., dependendo do tipo, objetivo e porte do SA.

Para o estoque sob temperatura ambiente, estas são algumas das recomendações que devem ser seguidas:

- Higienizar e armazenar em condições favoráveis à conservação, de acordo com as recomendações para cada tipo de alimento

16 ALIMENTAÇÃO COLETIVA: TÉCNICA DIETÉTICA E SEGURANÇA ALIMENTAR

Quadro 2.4 Características para o recebimento de diferentes tipos de carnes.

Carne	Características
Bovina	Coloração vermelha e uniforme, umidade superficial, gordura macia de cor creme, consistência não pegajosa e lisa (no caso de carnes congeladas, é difícil observar essas características)
Aves	Devem ser cheias e bem formadas, de cor homogênea e consistência elástica, sua pele deve ser úmida sem ser molhada, de coloração clara, entre amarela e branca, e sem manchas escuras
Suína	Deve apresentar cor rosada a avermelhada, sem manchas e com uma camada de gordura branca e consistente; cortes com cisticercos devem ser descartados
Peixes	Olhos inteiros, ocupando todo o espaço da órbita, úmidos, brilhantes e salientes Guelras limpas, vermelhas e brilhantes, sem qualquer traço cinza ou de limo Corpo firme, liso e rígido Pele brilhante e úmida Carne branca, rosada com reflexos madrepérola e firmemente presa à espinha Odor não pode ser desagradável ou enjoativo Escamas brilhantes e firmemente presas à pele. Cauda firme na direção do corpo Ventre não estar abaulado
Frutos do mar	Lagostas e caranguejos: se vivos, devem estar bem ativos e pesados; se abatidos, a casca deve estar inteira e as garras, intactas, com cheiro de fresco, sem ser forte Mexilhões e mariscos: não devem apresentar lodo ou crostas, nem devem estar rachados ou danificados Ostras: cascas perfeitas e totalmente fechadas Camarões: se cozidos devem ser firmes e ter cor rosada brilhante; se crus, devem ser firmes com casca acinzentada e brilhante

Fonte: Araújo *et al.*, 2013; Ornelas, 2007.

Quadro 2.5 Temperaturas recomendadas para o recebimento de gêneros alimentícios.

Gênero alimentício	Portaria nº 78/2009	Portaria CVS nº 5/2013
Congelados	≤ −12°C inferior ou conforme rotulagem	≤ −12°C ou conforme recomendação do fabricante
Refrigerados	≤ 7°C ou conforme rotulagem	Pescados: 2 a 3°C ou conforme recomendação do estabelecimento produtor Carnes: 4 a 7°C ou conforme recomendação do frigorífico produtor Demais produtos: 4 a 10°C ou conforme recomendação do fabricante

Quadro 2.6 Modelo de planilha de controle de recebimento de produtos refrigerados e congelados.

Data	Produto	Refrigerado/congelado	Temperatura (°C)	Medida corretiva quando necessário	Responsável pelo recebimento	RT

RT: responsável técnico.

- Proteger o local de armazenamento contra roedores e insetos
- Evitar a incidência de raios solares
- Manter temperatura não superior a 26°C
- Evitar equipamentos que possam alterar as condições térmicas ambientais ou a umidade, como refrigeradores e *freezers*
- Organizar os alimentos de acordo com o tipo e a data de validade, seguindo o sistema PEPS (primeiro que entra, primeiro que sai) ou PVPS (primeiro que vence, primeiro que sai)

- Manter os produtos sobre paletes, estrados ou prateleiras, respeitando o espaçamento mínimo para garantir ventilação, limpeza e desinfecção adequadas
- Identificar produtos que serão devolvidos e separá-los dos demais
- Transcrever o rótulo em caso de transferência de produto da embalagem original para outra
- Registrar a entrada e saída de todos os gêneros e insumos, para melhor controle de estoque, utilizando fichas de estoque ou programas de computador.

Quanto ao estoque sob temperatura controlada, dependerá principalmente do porte do SA, para se priorizar refrigeradores, *freezers* ou câmaras frias.

As câmaras podem ser de alvenaria ou modulares, devendo-se respeitar as necessidades de temperatura para cada grupo de alimentos refrigerados ou congelados (Quadro 2.7), sendo o ideal:

- Antecâmara
- Câmara para carnes resfriadas, descongelamento de carnes e carnes pré-preparadas
- Câmara para hortaliças e frutas
- Câmara para laticínios e ovos

- Câmara para alimentos preparados e pré-preparados
- Câmara para congelados.

Se for necessário armazenar diferentes gêneros alimentícios em um mesmo equipamento (Figura 2.2), recomenda-se seguir as diretrizes da Portaria nº 78/2009, a saber:

- Alimentos prontos nas prateleiras superiores
- Alimentos semiprontos e/ou pré-preparados nas prateleiras centrais
- Produtos crus nas prateleiras inferiores, separados entre si e dos demais produtos
- Equipamento regulado para o alimento que necessita temperatura mais baixa.

Quadro 2.7 Temperaturas recomendadas para o armazenamento de gêneros alimentícios.

Gênero alimentício	Portaria nº 78/2009	Produto	Portaria CVS nº 5/2013	
			Temperatura (ºC)	Prazo de validade (dias)
Congelados	≤ −18ºC	Qualquer produto	0 a −5	10
			−6 a −10	20
			−11 a −18	30
			< −18	90
Refrigerados	< 5ºC	Pescados e seus produtos manipulados crus	≤ 2	3
		Pescados pós-cocção	≤ 2	1
		Alimentos pós-cocção, exceto pescados	≤ 4	3
		Carne bovina, suína, aves, entre outras, e seus produtos manipulados crus	≤ 4	3
		Espetos mistos, bife rolê, carnes empanadas cruas e preparações com carne moída	≤ 4	2
		Frios e embutidos, fatiados, picados ou moídos	≤ 4	3
		Maionese e misturas de maionese com outros alimentos	≤ 4	2
		Sobremesas e outras preparações com laticínios	≤ 4	3
		Demais alimentos preparados	≤ 4	3
		Produtos de panificação e confeitaria com cobertura e recheios, produtos para o consumo	≤ 5	5
		Frutas, verduras e legumes higienizados, fracionados ou descascados, sucos e polpas de furtas	≤ 5	3
		Leite e derivados	≤ 7	5
		Ovos	≤ 10	7

Observação: deve-se seguir a recomendação indicada no rótulo dos produtos. Somente na ausência dessas informações e para alimentos preparados no estabelecimento, seguir as recomendações indicadas no quadro.

18 ALIMENTAÇÃO COLETIVA: TÉCNICA DIETÉTICA E SEGURANÇA ALIMENTAR

Na prática

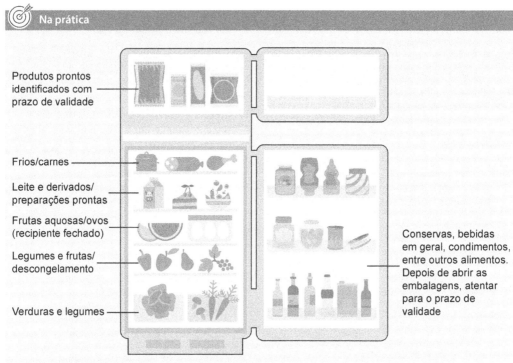

Figura 2.2 Demonstração de separação de vários alimentos em um mesmo equipamento.

Algumas frutas, legumes e hortaliças devem ficar armazenados na parte inferior do refrigerador, como observado na Figura 2.2, porém, nem sempre o armazenamento desses alimentos necessita de refrigeração, como se pode ver em alguns exemplos listados no Quadro 2.8.

Pré-preparo e preparo de alimentos

O preparo de alimentos resulta de uma sequência de atividades que permite o aproveitamento daqueles que não poderiam ser consumidos em estado natural. Tem a finalidade de melhorar a digestibilidade, o aspecto e a aceitação de alguns alimentos. As etapas de produção dos alimentos são divididas em atividades de pré-preparo e preparo.

Pré-preparo: operações preliminares

As operações preliminares consistem em operações de limpeza, divisão ou mistura para o consumo de alimentos crus ou submetidos a cocção (Quadro 2.9). Podem ser utilizados métodos secos, como escolher arroz ou feijão, ou úmidos, como lavar frutas, legumes e verduras.

Quadro 2.8 Local de armazenamento de frutas e hortaliças.

Local de armazenamento	Frutas	Hortaliças
Refrigerador	Amora preta, cereja, damasco, figo, framboesa, frutas cortadas, maçã, morango, uva	Aipo, alcachofra, alface, alho-poró, aspargo, beterraba, brócolis, brotos, cebolinha verde, couve-de-bruxelas, endívia belga, ervas, ervilha, espinafre, milho verde, rabanete, repolho, vagem, vegetais cortados, vegetais folhosos
Refrigerador (só após o amadurecimento)	Abacate, ameixa, kiwi, nectarina, pera, pêssego	–
Em temperatura ambiente	Banana, mamão, manga, melão-cantalupo, laranja, lima, limão, maçã (menos de 7 dias), pomelo	Abóbora, alho, batata, batata-doce, berinjela, cebola, gengibre, manjericão, pepino, pimenta

Fonte: Oetterer et al., 2010.

Quadro 2.9 Operações de pré-preparo de alimentos.

Limpeza	Carnes	Retirar pele e tecido conjuntivo
	Vegetais	Lavar
Subdivisão simples	Sólidos	Cortar ou picar
		Moer
		Triturar
Subdivisão com separação de partes	Líquidos	Decantar
		Centrifugar
	Sólidos	Pelar ou descascar
		Tamisar ou peneirar
		Moer
	Sólidos e líquidos	Espremer
		Filtrar ou coar
		Sedimentar
		Centrifugar
União do alimento	Sólidos e líquidos	Misturar
		Bater
		Amassar ou sovar

Fonte: Ornellas, 2007; Araújo *et al.*, 2013; Philippi, 2014.

Preparo: operações definitivas

Após as operações preliminares, os alimentos poderão ser submetidos a diferentes processos, que compreendem as operações de preparo e que vão conferir novas características de sabor, odor, cor e composição química aos alimentos. Essas operações ocorrem por meio de energia mecânica (divisão ou união), energia térmica (calor ou frio) ou pela associação de ambas.

Durante o preparo, frequentemente se utiliza a cocção para possibilitar o consumo dos alimentos, cujos objetivos são manter ou melhorar o valor nutricional, aumentar a digestibilidade e a palatabilidade, e inibir o crescimento de microrganismos patogênicos. A cocção consiste em aplicar calor, que emana de alguma fonte por diferentes modos e meios (água, ar, óleo).

Métodos de cocção

O resultado do aquecimento para preparar os alimentos depende do tempo, da temperatura, da fonte e do modo de transferência de calor e do tipo de utensílio empregado. Os métodos de cocção podem ser classificados quanto ao modo de transferência

Na prática

O Quadro 2.10 apresenta os cortes de alimentos mais usados.

Quadro 2.10 Alguns tipos de cortes de alimentos.

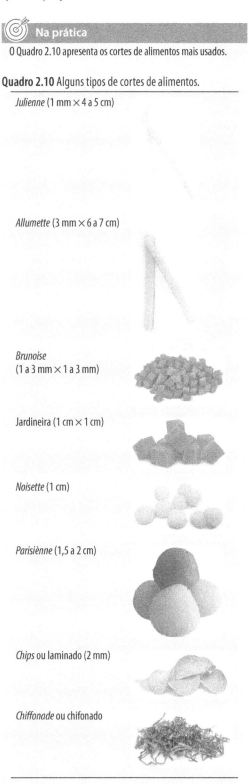

Julienne (1 mm × 4 a 5 cm)

Allumette (3 mm × 6 a 7 cm)

Brunoise (1 a 3 mm × 1 a 3 mm)

Jardineira (1 cm × 1 cm)

Noisette (1 cm)

Parisiènne (1,5 a 2 cm)

Chips ou laminado (2 mm)

Chiffonade ou chifonado

de calor e às condições de umidade do meio (Quadro 2.11).

Calor úmido. O método de cocção por calor úmido ocorre sempre que há o emprego de água. O calor úmido hidrata o alimento e dissolve as substâncias químicas responsáveis pelos parâmetros sensoriais, pela concentração de nutrientes e por outros elementos hidrossolúveis.

Em todos os métodos que utilizam calor úmido, a troca de energia se dá por condução (da fonte de calor para o utensílio e do utensílio para a água), por convecção (por meio de correntes de calor na água) e novamente por condução (no interior do alimento).

Calor seco. O método de cocção por calor seco ocorre na ausência de água ao concentrar no interior do alimento os nutrientes e os elementos solúveis, intensificando suas características (sabor, consistência e textura) e desidratando o alimento.

O calor seco atua direta ou indiretamente no alimento, e sua transmissão é feita por condução (utensílio → alimento → interior do alimento) ou por convecção (forno).

Calor misto. Consiste em adotar os dois métodos anteriores, buscando-se concentrar os compostos sensoriais e nutritivos no interior do alimento e dissolver, por adição de líquidos, substâncias do alimento conforme o resultado desejado, formando-se molhos.

O calor é transmitido ao alimento por condução (do utensílio para o alimento e no interior do alimento) e por convecção (líquidos adicionados).

Cocção no forno de micro-ondas. O forno de micro-ondas é utilizado para preparar, aquecer ou descongelar alimentos rapidamente, e algumas preparações devem ser adaptadas ao equipamento, em razão das características dos ingredientes. É importante não utilizar recipientes metalizados. A cocção nesse tipo de forno tem a vantagem de preservar melhor o valor nutricional dos alimentos, principalmente sem a presença de água. Trata-se de um meio para aquecimento rápido de preparações já prontas, ou para descongelamento, muito utilizado no ambiente doméstico e pouco em SA devido a sua pequena capacidade.

Cuidados durante o pré-preparo e preparo de alimentos

Estes são alguns cuidados que devem ser adotados durante o pré-preparo e o preparo de alimentos:

- A lavagem e a antissepsia das mãos é mandatória para os funcionários que manipulam alimentos sempre que eles:
  - Chegarem ao trabalho
  - Utilizarem sanitários
  - Tossirem, espirrarem ou assoarem o nariz
  - Usarem esfregões, panos ou materiais de limpeza
  - Fumarem
  - Recolherem lixo ou outros resíduos
  - Tocarem sacarias, caixas e garrafas
  - Tocarem alimentos não higienizados ou crus
  - Mudarem de atividade
  - Pegarem em dinheiro
- Não permitir contato entre alimentos crus, semipreparados e prontos para o consumo
- Usar adequadamente as placas de corte de polietileno, de acordo com suas respectivas cores:
  - Branca: laticínios
  - Amarela: aves
  - Bege: assados/embutidos
  - Azul: peixes/frutos do mar
  - Verde: frutas, verduras e legumes
  - Vermelha: carnes vermelhas
- Nos cuidados com as matérias-primas:
  - As matérias-primas e os ingredientes perecíveis devem ficar expostos à temperatura ambiente somente pelo tempo mínimo necessário para o preparo
  - As matérias-primas e os ingredientes não utilizados na totalidade devem ser acondicionados e etiquetados com informações básicas (Figura 2.3), após a abertura ou retirada da embalagem original
  - Quando necessário, limpar adequadamente as embalagens primárias das matérias-primas e dos ingredientes
- Nos cuidados com o descongelamento:
  - Devem ser seguidas as recomendações do fabricante, sendo proibido descongelar em temperatura ambiente (a menos que por curto período e

Quadro 2.11 Procedimentos utilizados para cocção de alimentos.

Calor úmido	Cocção em líquido (água)	Com ebulição
		Em fogo lento
		Em banho-maria
	Cocção a vapor	Sem pressão
		Com pressão
Calor seco	Com ar	Assar no forno
		Assar no espeto
		Grelhar
	Com gordura	Saltear
		Frigir
		Fritar
Calor misto	Água	Ensopar
	Vapor	Refogar
	Ar	Brasear
	Gordura	

Fonte: Philippi, 2014.

sob constante controle de temperatura, ou seja, assim que alcançar 5°C, deve voltar imediatamente para refrigeração)

- O descongelamento rápido pode ser feito em forno de micro-ondas
- O descongelamento lento deve ser efetuado sob refrigeração (< 5°C)
- Após descongelado, o produto não deve ser recongelado

• Nos cuidados com as frituras:

- Os óleos e as gorduras utilizados para frituras devem ser aquecidos a temperaturas não superiores a 180°C, sendo substituídos conforme o monitoramento da fita de saturação. Em caso de inexistência da fita, o monitoramento deve ser sensorial, trocando o óleo ou a gordura imediatamente sempre que houver alteração de cor, aroma, sabor e formação intensa de espuma e fumaça
- Os óleos a serem reutilizados devem ser filtrados em filtro próprio
- Os óleos não podem ser descartados na rede de esgoto nem em águas pluviais, mas, sim, entregues a empresas especializadas em reciclá-los de modo adequado, como na fabricação de sabões, tintas, solventes etc.

• Nos cuidados com o tratamento térmico:

- Deve-se garantir que todas as partes dos alimentos alcancem, no mínimo, 70°C (Quadro 2.12)

- Os alimentos coccionados devem ser mantidos em temperatura superior a 60°C por, no máximo, 6 horas
- Os alimentos cozidos, que serão ofertados frios ou congelados posteriormente, deverão ser resfriados de 60°C para 10°C em até 2 horas e posteriormente ser conservados sob refrigeração a temperatura inferior a 5°C ou congelados a temperatura igual ou inferior a −12°C
- Os alimentos preparados devem:
  - Se conservados sob refrigeração à temperatura de 4°C ou inferior, ser consumidos no máximo em 5 dias
  - Se submetidos à refrigeração ou ao congelamento, apresentar algumas informações pertinentes na embalagem

• Nos cuidados com o consumo e higienização das hortaliças e frutas:

- Se consumidas crus e com casca, devem ser submetidas à desinfecção. Os produtos utilizados na higienização devem estar regularizados e liberados por órgão competente do Ministério da Saúde (MS)
- Em seguida, enxaguar com água potável
- As partes deterioradas e sem condições adequadas devem ser selecionadas e retiradas
- Devem ser lavadas criteriosamente uma a uma, com água potável
- Para, em seguida, passarem por desinfecção: imersão em solução clorada com 100 a 250 ppm

Quadro 2.12 Modelo de planilha de controle de cocção de preparações.

Data	Preparação	Temperatura do alimento no centro geométrico, assim que considerado pronto	Ação corretiva em caso de inadequação	Assinatura funcionário responsável	Assinatura do RT

RT: responsável técnico.

Produto:

Data de fabricação:

Prazo de validade:

Responsável pela informação:

Figura 2.3 Modelo de etiqueta.

22 ALIMENTAÇÃO COLETIVA: TÉCNICA DIETÉTICA E SEGURANÇA ALIMENTAR

de cloro livre, por 15 minutos, ou demais produtos adequados, de acordo com indicações do fabricante
- Durante o procedimento para uso de ovos:
  - Utilizar ovos limpos, íntegros, com registro no órgão competente e dentro do prazo de validade, com conservação e armazenamento que não propicie contaminação cruzada e seguindo as indicações da rotulagem
  - Lavar com água potável corrente, imediatamente antes do uso, quando apresentarem sujidades visíveis
  - Não preparar, nem expor ao consumo, alimentos com ovos crus
  - Preparar alimentos somente com ovos pasteurizados, desidratados ou tratados termicamente
  - Apresentar a gema toda dura quando submetidos a cocção ou fritura
  - Não reutilizar embalagens dos ovos para outros fins
- Guarda de amostras (obrigatório em cozinhas industriais, hotéis, escolas, instituições de longa permanência para idosos e estabelecimentos de educação infantil e demais estabelecimentos a critério da autoridade sanitária): acondicionar 100 g ou 100 mℓ de todos os alimentos e bebidas preparados em embalagens apropriadas, de primeiro uso, identificadas com a denominação e data de preparo, armazenando por 72 horas sob refrigeração em temperatura inferior a 5°C.

Distribuição ou exposição ao consumo

Alguns cuidados são imprescindíveis durante a distribuição de alimentos:

- As áreas de exposição ou refeitório devem ser mantidas organizadas e em adequadas condições higiênico-sanitárias
- Os manipuladores devem minimizar riscos de contaminação por meio da antissepsia das mãos e pelo uso de utensílios ou luvas descartáveis
- Os equipamentos necessários para exposição ou distribuição de alimentos preparados sob temperaturas controladas devem ser devidamente dimensionados e apresentar adequado estado de higiene, conservação e funcionamento
- O equipamento de exposição do alimento preparado no refeitório deve dispor de barreira de proteção
- A água do balcão térmico deve ser trocada diariamente e mantida a temperatura de 80 a 90°C
- Os utensílios utilizados (pratos, copos, talheres), se não forem descartáveis, devem ser devidamente higienizados e armazenados em local protegido

- As plantas e os ornamentos localizados no refeitório não devem constituir fonte de contaminação para os alimentos preparados, estar entre o fluxo de ar e os alimentos, nem sobre os balcões de distribuição. Ventiladores e ar-condicionado são permitidos, desde que o fluxo de ar não incida diretamente sobre os ornamentos e os alimentos
- O recebimento de dinheiro, cartões e outras formas de pagamento deve ocorrer em área específica, e os funcionários responsáveis por essa atividade não devem manipular alimentos
- Os alimentos expostos para o consumo imediato devem obedecer aos critérios de tempo *versus* temperatura (Quadro 2.13), sendo desprezados os que não atenderem. Durante todo o período de espera na distribuição, o alimento independentemente de preparação quente ou fria, precisa estar em temperatura adequada. Para facilitar esse registro e verificação, pode ser considerado o modelo de planilha do Quadro 2.14, lembrando que essa verificação deverá ocorrer em mais de um momento.

Transporte de alimentos

De acordo com a RDC n° 216/2004, os alimentos preparados que aguardam transporte devem estar identificados com a designação do produto, data de preparo e prazo de validade, além de protegidos contra contaminantes. Já o armazenamento e o transporte do alimento preparado, da distribuição até a entrega para consumo, devem ocorrer em tempo e temperatura que não comprometam sua qualidade higiênico-sanitária. Por fim, os meios de transporte devem ser higienizados, garantindo ausência de vetores e pragas urbanas, e ter cobertura para proteção da carga (Quadro 2.15).

A CVS n° 5/2013, por sua vez, recomenda que, para o transporte de alimentos em São Paulo:

- Os SA devem apresentar relação de cada veículo transportador com suas características técnicas ao órgão competente de vigilância sanitária, referente a:

Quadro 2.13 Critérios de tempo *versus* temperatura para alimentos expostos ao consumo, de acordo com a Portaria CVS n° 5/2013.

	Temperatura (no centro geométrico), em °C	Tempo máximo de exposição, em horas
Alimentos quentes	Mínima de 60	6
	Abaixo de 60	1
Alimentos frios	Até 10	4
	Entre 10 e 21	2

Capítulo 2 | Trajetória do Alimento até o Consumidor **23**

Quadro 2.14 Modelo de planilha para conservação de alimentos quentes e frios durante período de distribuição.

Data	Preparação	Horário	Temperatura durante espera (ºC)	Ação corretiva em caso de inadequação	Assinatura do funcionário responsável	Assinatura do RT

RT: responsável técnico.

- Tipo de compartimento de carga, cujo revestimento interno deve ser liso, impermeável, atóxico e resistente a higienização, para transportar alimentos prontos ou não para o consumo
- Tipo de controle térmico no compartimento de carga, conforme produto transportado
- Ter cabine do condutor isolada, estar em bom estado de conservação, livre de produtos, substâncias, animais, pessoas e objetos estranhos à atividade de transporte de alimentos, higienizada e com temperatura em conformidade com a carga transportada

- Os SA que transportam alimentos devem adotar **procedimentos operacionais padronizados (POP)**, que descrevam método de higienização dos veículos e frequência
- Produtos não devem ser transportados em contato direto com o piso, estando protegidos sobre prateleiras, estrados ou paletes
- Não seja permitido transporte concomitante, no mesmo compartimento, de alimentos preparados ou industrializados crus, semiprocessados ou prontos para o consumo com ingredientes, matérias-primas e embalagens alimentícias, se representarem risco de contaminação cruzada.

Quadro 2.15 Modelo de planilha para lista de avaliação do veículo de transporte de insumos.

Lista de avaliação do veículo de transporte e do entregador de insumos

Nome do fornecedor: _____

Data: ____/____/_____

Tipo de insumo: ( ) alimentos ( ) embalagens ( ) material de limpeza ( ) outros:

Itens	Adequado	Inadequado	NA	Inadequação	Ação corretiva
O veículo se apresenta em condições de higiene					
O veículo apresenta revestimento interno liso, impermeável, atóxico e resistente aos procedimentos de higienização					
O veículo apresenta bom estado de conservação					
O veículo é livre de produtos, substâncias, animais, pessoas e objetos estranhos à atividade de transporte de insumos					
A cabine do condutor é isolada do compartimento de carga					
O compartimento de carga é fechado ou coberto					
A temperatura do compartimento de carga está em conformidade com a carga transportada:					
• Alimentos congelados: ≤ −12ºC ou conforme rotulagem					
• Alimentos refrigerados: ≤ 7ºC ou conforme rotulagem					
O veículo apresenta alvará sanitário emitido por autoridade competente					
O entregador está com uniforme limpo e em bom estado de conservação.					

Responsável pelo recebimento: _____ **RT:**_____

NA: não se aplica. RT: responsável técnico.

Atenção!

Alguns cuidados especiais são sugeridos quanto ao *delivery* de refeições, especialmente a partir de 2020, em razão de seu crescimento exponencial durante o cenário pandêmico da COVID-19:

- Escolha de cardápio que suporte bem o tempo de transporte
- Embalagem apropriada para assegurar a temperatura do alimento, sendo quente, frio ou congelado
- Embalagem que preserve a qualidade e a aparência do alimento até a recepção pelo cliente
- Rotulagem informando sobre consumo imediato ou com orientação quanto ao reaquecimento correto
- Para preparações congeladas, rotulagem com nome do produto, prazo de validade, temperatura de congelamento e maneira adequada de descongelar
- Instruções ao entregador quanto a cuidados de higiene pessoal e do meio de transporte.

Sobra e resto ingesta

É muito importante trabalhar com cardápios preestabelecidos, considerando o *per capita* a ser preparado e dividido em porções conforme a necessidade da clientela, o tamanho dos utensílios, os hábitos e as preferências alimentares, a forma de preparo, a temperatura da refeição servida, a aparência, o sabor e a padronização das preparações; tudo isso com a intenção de evitar ao máximo sobras e restos alimentares.

Um indicador recomendado para evitar o desperdício é a satisfação da clientela, que pode ser global ou por atributos, como aparência, temperatura, odor, diversidade, sabor etc., ou ainda com análise sensorial através de escala hedônica.

A CVS nº 5/2013 permite a reutilização de alimentos para fins de doação, incluindo-se as sobras, em quaisquer das etapas da produção, desde que tenham sido elaborados com observância das boas práticas.

A Lei nº 14.016/2020 dispõe sobre o combate ao desperdício e a doação de excedentes de alimentos para o consumo humano, permitindo que o SA doe seu excedente, desde que dentro da validade e com suas propriedades nutricionais e sanitárias mantidas, para famílias ou grupos em situação de vulnerabilidade ou de risco alimentar ou nutricional. A responsabilidade do doador ou de seu intermediário, se for o caso (poder público, banco de alimento, entidades beneficentes ou religiosas), cessa no momento da entrega.

Essa lei divide a opinião de nutricionistas. Por um lado, reconhecem que a doação está mais fácil com a diminuição da burocracia e a ausência de responsabilidade do doador; mas, por outro, consideram preocupante a questão da segurança desse alimento, enfatizando-se a necessidade de maior regulamentação.

No que se refere a sobras e restos de alimentos, Abreu *et al.* (2013) definem da seguinte forma:

- Sobras (limpo): alimentos produzidos e não distribuídos
- Restos (sujo): alimentos distribuídos e não consumidos pelo cliente

Resultando na equação:

$$\% \text{ Sobras} = \frac{\text{Total produzido} - \text{total distribuído}}{\text{Total produzido}} \times 100$$

$$\% \text{ Resto ingesta} = \frac{\text{Peso da refeição rejeitada}}{\text{Peso da refeição distribuída}} \times 100$$

Avaliação de sobras. Serve para verificar a eficiência do planejamento e da produção de alimentos, se há problemas em relação à estimativa do número de refeições servidas, se o cálculo *per capita* está superestimado, se as preparações não estão satisfazendo aos hábitos da clientela ou se estão mal preparadas e se a aparência ou apresentação está insatisfatória. Por não haver uma porcentagem padrão de sobras, o próprio serviço deverá medi-las ao longo do tempo e estabelecer um parâmetro.

Avaliação de restos. Serve para verificar se há integração com a clientela. Quanto maior o valor desse índice, menor a satisfação do cliente. Alguns fatores podem contribuir para o resto: planejamento inadequado de refeições, preferências alimentares, treinamento dos funcionários para produção, a proporção dos alimentos, bem como a quantidade e o tamanho dos utensílios utilizados podem induzir os clientes a se servirem de uma quantidade maior que a possibilidade de consumo.

O Quadro 2.16 reúne as recomendações de resto ingesta (RI) ou índice de resto (IR), de acordo com diferentes autores.

Quadro 2.16 Limite de resto ingesta recomendado por diferentes autores.

Autores	Porcentagem (%) de RI
Castro e Queiroz (1998)	0 a 5% = ótimo 5 a 10% = bom 10 a 5% = regular > 15% = péssimo
Mezomo (2002)	Até 10% para coletividade sadia Até 20% para coletividade enferma
Vaz (2006)	2 a 5%
Rosa e Monteiro (2014)	0 a 3% = ótimo 3,1 a 7,5% = bom 7,6 a 10% = ruim > 10% = inaceitável

RI: resto ingesta.

Atualmente a maioria dos autores sugere, porém, que o estabelecimento tenha seu próprio controle de sobras e restos e estipule suas metas.

É importante destacar que as sobras podem, desde que armazenadas em utensílios adequados e mantidas em temperatura correta, ser reaproveitadas posteriormente e, caso sejam quentes, terão de alcançar novamente os 70°C no interior do alimento, não bastando um aquecimento superficial.

Também é importante lembrar que *sobra* se refere ao que sobrou nas panelas ou nos caldeirões e não foram para a distribuição. O que ficou na linha de servir se refere a *resto* e terá que, obrigatoriamente, assim como o resto ingesta (resto dos pratos), ser devidamente descartado, de preferência sendo encaminhado para compostagem.

▶ Prática de fator de correção, indicador de parte comestível, índice de correção e fator de cocção ou índice de conversão/cocção

▶ Experimento 1: cálculo do fator de correção e do de cocção

A. Ingredientes e utensílios

Batata-inglesa	1 unidade
Carne bovina	1 bife
Feijão-preto	2 xícaras
Balança digital com precisão de 1 g	1 unidade
Papel-alumínio	1 rolo
Faca	2 unidades
Prato de sobremesa	2 unidades
Frigideira pequena	1 unidade
Panela de pressão	1 unidade
Panela pequena	1 unidade

B. Procedimentos
1. Reúna todo o material necessário.
2. Forre o prato da balança com papel-alumínio para pesar a carne e tarar a balança.
3. Pese a batata-inglesa com casca, a carne crua com gordura e ossos (se houver), e o feijão; anote os resultados de **peso bruto (PB)** (1º peso).
4. Descasque a batata-inglesa, retire a gordura e ossos da carne e escolha o feijão; pese e anote os resultados de **peso líquido (PL)** (2º peso).
5. Calcule o **fator de correção (FC)**.
6. Cozinhe a batata-inglesa, grelhe a carne (ao ponto) em uma frigideira, cozinhe o feijão na panela de pressão, com o triplo de água; pese e anote os resultados (3º peso).
7. Após o feijão cozido, separe o grão do caldo e, no cálculo do **fator de cocção (Fcc)**, some o caldo aos ingredientes crus.
8. Calcule o Fcc.

C. Quadro de avaliação

Alimentos	PB cru	PL cru	FC	Alimento pronto – cozido	Fcc
Batata-inglesa					
Carne bovina					
Feijão-preto				Feijão com caldo = Grão = Caldo =	

PB: peso bruto; PL: peso líquido; FC: fator de correção; Fcc: fator de cocção.

D. Questão: Compare os resultados obtidos com dados existentes em tabelas de FC e Fcc.

26 ALIMENTAÇÃO COLETIVA: TÉCNICA DIETÉTICA E SEGURANÇA ALIMENTAR

▶ Experimento 2: cálculo do fator de correção e do de cocção

A. Ingredientes e utensílios

Massas espaguete, parafuso e *penne*	1/4 pacote para cada tipo
Ovos	2 unidades
Balança digital com precisão de 1 g	1 unidade
Prato de sobremesa	5 unidades
Panela pequena	5 unidades

B. Procedimentos

1. Reúna todo o material necessário.
2. Pese os diferentes tipos de massas e anote os resultados.
3. Cozinhe as massas, pese e anote os resultados.
4. Pese um ovo cru com casca (PB cru) e anote o resultado; depois separe a casca e pese novamente (PL cru), para encontrar o FC.
5. Pese outro ovo, cru com casca (PB cru) e anote o resultado; depois, cozinhe o ovo e pese-o novamente, com casca (PB cozido).
6. Calcule o FC.
7. Calcule o Fcc.

C. Quadro de avaliação

Alimentos	PB cru	PB cozido	PL cru	PL cozido	FC	Fcc
Massa espaguete	–					
Massa parafuso	–					
Massa *penne*						
Ovo (FC)	–		–		–	
Ovo (Fcc)		–		–		

PB: peso bruto; PL: peso líquido; FC: fator de correção; Fcc: fator de cocção.

D. Questão: Compare os resultados com os encontrados na literatura e justifique.

▶ Experimento 3: cálculo do fator de correção e do de cocção

A. Ingredientes e utensílios

Cenoura	1 unidade
Sobrecoxa de frango	1 unidade
Filé de frango	1 unidade
Balança digital com precisão de 1 g	1 unidade
Prato de sobremesa	3 unidades
Forma pequena	1 unidade
Panela pequena	1 unidade
Frigideira pequena	1 unidade

B. Procedimentos

1. Reúna todo o material necessário.
2. Pese a cenoura com casca e anote o resultado; pese a sobrecoxa com pele e ossos e anote o resultado; pese o bife de peito de frango e anote o resultado.
3. Descasque a cenoura, pese e anote o resultado; retire a pele e os ossos da sobrecoxa, pese e anote o resultado;
4. Calcule o FC.

Capítulo 2 | Trajetória do Alimento até o Consumidor 27

5. Cozinhe a cenoura na panela pequena, pese e anote o resultado; asse a sobrecoxa em forno médio, pese e anote o resultado; grelhe o filé em uma frigideira, pese e anote o resultado.
6. Calcule o Fcc.

C. Quadro de avaliação

Alimentos	PB	PL	FC	Peso do alimento pronto	Fcc
Cenoura					
Sobrecoxa de frango					
Filé de frango					

PB: peso bruto; PL: peso líquido; FC: fator de correção; Fcc: fator de cocção.

D. Questão: Compare os resultados com os encontrados na literatura e justifique.

▶ Experimento 4: cálculo do fator de correção e do de cocção

A. Ingredientes e utensílios

Arroz branco	1 xícara
Arroz integral	1 xícara
Filé de peixe	1 unidade
Balança digital com precisão de 1 g	1 unidade
Prato de sobremesa	2 unidades
Panela pequena	1 unidade
Frigideira	1 unidade

B. Procedimentos
1. Reúna todo o material necessário.
2. Pese o arroz branco cru e anote o resultado; pese o arroz integral cru e anote o resultado; pese o filé de peixe cru e anote o resultado.
3. Calcule o FC.
4. Cozinhe o arroz branco e o integral na panela pequena, anote a quantidade de água usada para ambos e de óleo utilizado para o arroz branco; grelhe o filé de peixe em uma frigideira, pese e anote o resultado.
5. Calcule o Fcc.

C. Quadro de avaliação

Alimentos	Quantidade de água	PB	PL	FC	Peso do alimento pronto	Fcc
Arroz branco						
Arroz integral						
Filé de peixe	–					

PB: peso bruto; PL: peso líquido; FC: fator de correção; Fcc: fator de cocção.

D. Questão: Compare os resultados com os encontrados na literatura e justifique.

Bibliografia

Abreu ES, Zanardi AMP, Spinelli MGN. Gestão de unidades de alimentação e nutrição: um modo de fazer. 5. ed. São Paulo: Metha; 2013.

Agência Nacional de Vigilância Sanitária (Brasil). RDC nº 216, de 15 de setembro de 2004. Dispõe sobre o regulamento técnico de boas práticas para serviços de alimentação. Diário Oficial da União 16 set 2004; Seção 1.

Araújo WMC, Montebello NP, Botelho RBA, Borgo LA. Alquimia dos alimentos. 2. ed. Brasília: Senac; 2013.

Associação Brasileira de Empresas de Refeições Coletivas (Aberc). Manual ABERC de práticas de elaboração e serviço de refeições para coletividades. 8. ed. São Paulo: Aberc; 2003.

Brasil. Lei nº 14.016, de 23 de junho de 2020. Dispõe sobre o combate ao desperdício de alimentos e a doação de excedentes de alimentos para o consumo humano. Diário Oficial da União 23 jun 2020; 119:1.

Castro FAF, Queiroz VMV. Cardápios: planejamento, elaboração e etiqueta. Viçosa: Universidade Federal de Viçosa; 1998.

Domene SMA. Técnica dietética: teoria e aplicações. Rio de Janeiro: Guanabara Koogan; 2011.

Luna NMM. Técnica dietética, pesos e medidas em alimentos. Cuiabá: Universidade Federal de Mato Grosso; 1995.

Mezomo FBI. Os serviços de alimentação: planejamento e administração. 6. ed. São Paulo: Manole; 2015.

Mezomo FBI. Os serviços de alimentação: planejamento e administração. 5. ed. São Paulo: Manole; 2002.

Oetterer M, Reginato-D'Arce MAB, Spoto MHF. Fundamentos de ciência e tecnologia de alimentos. 1. ed. Barueri: Manole; 2010.

Ornellas LH. Técnica dietética: seleção e preparo de alimentos. 8. ed. rev. e ampl. São Paulo: Atheneu; 2007.

Philippi ST. Nutrição e técnica dietética. 3. ed. Rio de Janeiro: Manole; 2014.

Rio Grande do Sul, Secretaria da Saúde. Portaria nº 78, de 30 de janeiro de 2009. Aprova a lista de verificação em boas práticas para serviços de alimentação, aprova normas para cursos de capacitação em boas práticas para serviços de alimentação. Diário Oficial do Estado 30 jan 2009.

Rosa COB, Monteiro MRP. Unidades produtoras de refeições: uma visão prática. Rio de Janeiro: Rubio; 2014.

São Paulo. Secretaria de Estado da Saúde. Centro de Vigilância Sanitária. Portaria CVS nº 5, de 9 de abril de 2013. Aprova regulamento técnico sobre boas práticas para estabelecimentos comerciais de alimentos e para serviços de alimentação e roteiro de inspeção. Diário Oficial do Estado 19 abr 2013; Seção 1.

Vaz CS. Restaurantes: controlando custos e aumentando lucros. Brasília: LGE; 2006.

CAPÍTULO

3

Grupos de Alimentos

Leite

Do ponto de vista biológico, o leite é definido como o produto originário da secreção das glândulas mamárias dos mamíferos, como o leite da mulher, da vaca, da cabra, da ovelha, da foca, da coelha, da canguru-fêmea etc., sendo essa uma espécie dependente, ou seja, que deve alimentar a sua cria. O leite da mulher alimenta seu bebê, assim como o leite da vaca alimenta seu bezerro, cada uma suprindo a necessidade específica de seu filhote, com quantidade adequada de nutrientes. Já a soja, o arroz e o coco servem de matéria-prima para elaboração de extratos, e não leite, como erroneamente se divulga e oferta.

De acordo com a legislação brasileira (Instrução Normativa nº 62/2011), "entende-se por leite, sem outra especificação, o produto oriundo da ordenha completa, ininterrupta, em condições de higiene, de vacas sadias, bem alimentadas e descansadas. O leite de outros animais deve denominar-se segundo a espécie de que proceda".

O leite consiste em uma mistura de várias substâncias: vitaminas, minerais, açúcares, ácidos, anticorpos e gases em solução; proteínas em forma coloidal (estando a caseína dispersa, e a albumina e globulina em solução); gorduras em forma de emulsão, também dispersas no líquido.

As características sensoriais do leite são importantes para se definir sua qualidade. Em geral, apresenta cor branco-opaca, levemente amarelada (variável conforme quantidade de carotenoides) ou levemente esverdeada (dependente da concentração de riboflavina). Quando integral, tem sabor agradável e levemente adocicado, odor suave e característico.

O sabor pode, porém, ser alterado em razão de estado de saúde do animal, alimentação, ação bacteriana, mudanças por reações químicas ou, ainda, absorção de sabores estranhos. O sabor amargo, por exemplo, pode ser decorrente da alimentação do animal, do leite de retenção (últimas semanas antes do próximo parto), ou ainda da refrigeração por vários dias.

O sabor ácido, por sua vez, resulta normalmente do desenvolvimento de bactérias produtoras de ácidos, bem como o sabor salgado se deve ao leite de animais que estão em fim de lactação ou são portadores de mastite. Também a alimentação do animal próximo à ordenha com alimentos fortes, como capim verde, silagem e feno de alfafa, pode alterar o gosto do leite.

Definições e recomendações segundo a legislação

A Instrução Normativa nº 76/2018, do **Ministério da Agricultura, Pecuária e Abastecimento (MAPA)** fixa a identidade e as características de qualidade que devem apresentar o leite cru refrigerado, o leite pasteurizado e o leite pasteurizado tipo A, e define como leite cru refrigerado aquele produzido em propriedades rurais, refrigerado e destinado aos estabelecimentos de leite e derivados sob serviço de inspeção oficial.

Na refrigeração do leite e em seu transporte até o estabelecimento, devem ser observados os seguintes limites máximos de temperatura (Instrução Normativa nº 55/2020):

I. Recebimento do leite no estabelecimento: 7,0°C, admitindo-se, excepcionalmente, o recebimento até 9,0°C.
II. Conservação e expedição do leite no posto de refrigeração: 5,0°C.
III. Conservação do leite na usina de beneficiamento ou fábrica de laticínios antes da pasteurização: 5,0°C.

O leite pasteurizado é o leite fluido submetido a um dos processos de pasteurização previstos na legislação vigente, envasado automaticamente em circuito fechado e destinado ao consumo humano direto. De acordo com o conteúdo da matéria gorda, é classificado e denominado como:
I. Leite pasteurizado integral (teor de gordura mínimo de 3,0 g/100 g).
II. Leite pasteurizado semidesnatado (teor de gordura de 0,6 a 2,9 g/100 g).
III. Leite pasteurizado desnatado (teor de gordura máximo de 0,5 g/100 g).
Na conservação do leite pasteurizado devem ser atendidos os seguintes limites máximos de temperatura:

I. Refrigeração após a pasteurização: 4,0°C.
II. Estocagem em câmara frigorífica e expedição: 5,0°C.
III. Entrega ao consumo: 7,0°C.

O leite pasteurizado deve ser transportado em veículo isotérmico com unidade frigorífica operante.

O leite pasteurizado tipo A é fluido, produzido, beneficiado e envasado exclusivamente na granja leiteira, submetido a um dos processos de pasteurização previstos na legislação vigente e destinado ao consumo humano direto. O leite pasteurizado tipo A, de acordo com o conteúdo da matéria gorda, é classificado como:
I. Integral.
II. Semidesnatado.
III. Desnatado.

Na conservação do leite pasteurizado tipo A devem ser atendidos os seguintes limites máximos de temperatura (IN nº 55/2020):
I. Conservação do leite cru na granja leiteira: 5,0°C.
II. Estocagem do leite pasteurizado tipo A em câmara frigorífica e expedição: 5,0°C.
III. Entrega ao consumo do leite pasteurizado tipo A: 7,0°C.

A Instrução Normativa MAPA nº 77/2018 estabelece os critérios e procedimentos para produção, acondicionamento, conservação, transporte, seleção e recepção do leite cru em estabelecimentos registrados no serviço de inspeção oficial. É enfatizado que a sanidade do rebanho precisa ser atestada por médico veterinário, o qual fará o controle sistemático de parasitoses, mastites e brucelose.

É proibido também o envio à indústria do leite de fêmeas que não estejam sãs e em bom estado nutricional, que estejam no último mês de gestação ou em período colostral, que indiquem doença infectocontagiosa, a qual possa ser transmitida ao ser humano, que estejam recebendo tratamento com uso de produtos veterinários durante período de carência recomendado pelo fabricante, ou ainda que recebam alimentos ou produtos de uso veterinário que possam prejudicar a qualidade do leite.

Composição e valor nutricional

A composição centesimal do leite varia, dependendo da alimentação, da raça, da idade do animal, da estação do ano e do período de lactação. De modo geral, é composto por, aproximadamente, 86 a 87% de água, e o restante pode variar entre 3 e 4 g de PTN/100 mℓ; 3 a 6 g de LIP; 4,6 a 5 g de CHO; além de quantidades variáveis de minerais e vitaminas.

As proteínas do leite têm alto valor biológico e elevada digestibilidade, sendo as mais importantes a caseína (em torno de 80% das proteínas) e as proteínas do soro (globulinas e albuminas, representando aproximadamente 20%). A caseína é a proteína que sofre a ação do coalho usado na fabricação do queijo, sendo essa a mais presente. As proteínas do soro não sofrem ação do coalho, porém são coaguladas pelo calor e por ácidos.

O leite apresenta lipídios em emulsão e suspensão, sendo esse nutriente o mais variável, formado por triacilgliceróis com ácidos graxos saturados e insaturados, fosfolipídios (lecitina) e esteróis (colesterol). A gordura do leite contribui para o valor energético e para fabricação de creme de leite e manteiga.

A lactose é o principal carboidrato e a principal fonte de energia dos microrganismos que acabam produzindo ácido láctico, o qual baixa o pH e coagula a caseína. A lactose, por ser menos solúvel que a sacarose, pode cristalizar quando submetida ao aquecimento. Muitas pessoas apresentam intolerância à lactose (contida no leite e em seus derivados) em decorrência da deficiência de lactase (enzima que hidrolisa a lactose); no entanto alguns derivados apresentam redução da lactose, como queijos maturados, iogurte, podendo ser mais bem tolerados.

O leite também é uma importante fonte de minerais e vitaminas. Os minerais encontrados no leite são o cálcio, além do sódio, magnésio e potássio. Estão presentes todas as vitaminas lipossolúveis, em especial a vitamina A; que se perde, porém, no leite desnatado. Entre as hidrossolúveis, a riboflavina se destaca. O leite contém, ainda, enzimas, algumas úteis em testes de controle de qualidade para avaliar a eficiência da pasteurização, como indicador de sanidade. No entanto, outras enzimas, se o leite for mal acondicionado, podem deixar o sabor rançoso.

Tipos de leite

O leite cru não pode ser comercializado, pelo risco de infecções por patógenos, como *Salmonella* e *Campylobacter,* precisando ser encaminhado das granjas leiteiras aos estabelecimentos submetidos ao serviço de inspeção oficial, nos quais passará por um dos processos de pasteurização, para somente, então, ser destinado ao consumo humano (Quadro 3.1).

Aquisição e armazenamento

O leite tem características que favorecem a sua deterioração, como o teor de nutrientes e a elevada atividade de água, bem como a possibilidade de contaminação

Quadro 3.1 Tipos de leite que podem ser comercializados.

Tipos de leite	Definição	Classificação	Apresentação	Durabilidade aproximada (ver rótulo, varia conforme marca)
Leite pasteurizado	Tratado por pasteurização para destruir bactérias patogênicas	Integral Desnatado Semidesnatado	Saco	Fechado: 3 a 5 dias sob refrigeração Aberto: 2 a 3 dias sob refrigeração
Leite pasteurizado tipo A	Pasteurizado e já envasado na granja leiteira, elevando a qualidade microbiológica	Integral Desnatado Semidesnatado	Saco	Fechado: 4 a 5 dias sob refrigeração Aberto: 2 dias sob refrigeração
Leite ultrapasteurizado (UHT)	Pasteurizado em temperaturas mais extremas	Integral Desnatado Semidesnatado	Caixa	Fechado: 3 a 6 meses em temperatura ambiente Aberto: 3 dias sob refrigeração
Leite em pó	Retirada total da água	Integral Desnatado Semidesnatado	Lata	Fechado: integral em torno de 6 meses a 1 ano; desnatado até 3 anos Aberto: 1 mês
Leite fermentado	Fermentada a lactose por lactobacilos, com grande parte chegando viva ao intestino	Parcialmente desnatado Desnatado	Potinho plástico	Fechado: 30 a 40 dias
Leite condensado	Retirada parcial de água e adição de açúcar	Integral Desnatado Semidesnatado	Lata ou caixa	Fechado: de 6 a 8 meses Aberto: 7 dias sob refrigeração
Leite modificado	Com adição ou redução de algum nutriente	Integral Desnatado Semidesnatado	Lata ou caixa	Igual ao leite em pó ou UHT, dependendo da embalagem

UHT: ultrapasteurização (do inglês, *ultra high temperature*).

durante a ordenha. Por isso, a legislação brasileira impede a comercialização de leite cru. Alguns cuidados são necessários para a aquisição de leite, tais como verificar a integridade da embalagem e o rótulo, com atenção à data de fabricação e validade.

O armazenamento depende do produto:

- Se leite em pó, armazena-se sob temperatura ambiente
- Se líquido pasteurizado, somente sob refrigeração
- Se líquido esterilizado:
  - Antes de aberto, fica em temperatura ambiente
  - Após aberto, sob refrigeração.

Processamento do leite

Como já referido, o leite não pode ser comercializado cru, passando, então, por pasteurização ou esterilização (Quadro 3.2). Em ambos os processos, o leite sofre choque térmico e, logo após o aquecimento, é resfriado. A pasteurização tem por finalidade inativar enzimas e destruir termicamente a microbiota patogênica com o objetivo de aumentar a vida útil sob refrigeração (comercializado em sacos plásticos ou garrafas). Já a esterilização tem por finalidade destruir microrganismos termorresistentes, esporulados ou não, incapacitando-os de reprodução, eliminando a microbiota patogênica e a deteriorante, podendo conservar o leite em temperatura ambiente por meses (comercializado em caixas).

Modificações durante o processamento

Como ocorre em qualquer tratamento térmico, o teor de nutrientes é alterado, em especial o de vitaminas

Quadro 3.2 Técnicas para processamento do leite.

Pasteurização lenta: pouco usada Temperatura entre 62 e 65°C por 30 min	Esterilização lenta: pouco usada por tornar o produto escuro, em decorrência da caramelização Aquecimento na embalagem, entre 115 e 120°C por 15 a 20 min
Pasteurização rápida: temperatura em torno de 72°C por 15 a 20 s	Esterilização rápida (UHT): aquecimento em torno de 140°C por 2 a 4 s

Nota: a literatura diverge um pouco em relação a temperatura e tempo de aquecimento nos quatro procedimentos, por isso no quadro são colocados dados aproximados. UHT: ultrapasteurização (do inglês, *ultra high temperature*).

32 ALIMENTAÇÃO COLETIVA: TÉCNICA DIETÉTICA E SEGURANÇA ALIMENTAR

hidrossolúveis, assim, a pasteurização reduz em torno de 12% a concentração de vitaminas.

Ação do calor sobre o leite. Quando o leite é aquecido, forma-se em sua superfície uma película composta de proteínas coaguladas (albumina e globulina; já a caseína é muito resistente ao calor) que englobam sais de cálcio e gorduras. Também se forma uma espuma causada pela dilatação dos gases dissolvidos no leite, cuja pressão tem o potencial de levantar a película superficial. Para evitar que o leite transborde, podem-se untar as bordas do recipiente com manteiga ou bater o leite com garfo ou batedor apropriado.

O sabor do leite fervido é diferente do leite cru provavelmente em razão de fatores, como:

- Componentes de enxofre que são produzidos durante desnaturação da globulina
- Coagulação da albumina e globulina que aderem ao recipiente
- Perda de gases durante a fervura
- Evaporação da água, com concentração dos componentes do leite
- Sabor mais adocicado e leve diferença na coloração decorrentes da reação de Maillard e caramelização.

Além dessas diferenças no sabor, também existe a questão de que a desnaturação das proteínas (que não afetam seu valor biológico nem sua digestibilidade) libera o grupo sulfidrila aumentando a resistência do leite à oxidação (as proteínas do soro), e a desnaturação da caseína tende a reduzir o potencial alergênico do leite.

Ação dos ácidos sobre o leite. A proteína caseína se coagula imediatamente ao se modificar o pH para < 4,8. Quando um destes ingredientes: frutas ácidas, vinagre ou renina (enzima do rúmen do bezerro) é adicionado ao leite, há formação de coágulos, desejável para fabricação de queijos, iogurtes e produtos fermentados.

Importante observar o momento de acrescentar cada ingrediente à receita e a quantidade de ácido para formar grumos menores ou maiores conforme a intenção. Por exemplo, grumos menores na preparação de estrogonofe, em que há mistura do tomate ácido com o creme de leite, e grumos maiores na preparação da sobremesa ambrosia, em que se adiciona limão ao leite.

Funcionalidade

O leite é extensamente usado, incluído em diferentes preparações, conferindo cor e sabor especial, além de aumentar o valor nutricional de preparações. Pode ser consumido de maneira direta, associado ou não a outros alimentos, por exemplo, com café, achocolatado, chá ou frutas, podendo ainda ser usado associado em mingau, creme, pão, bolo, molho branco, purê, cremes e diversas outras preparações doces ou salgadas.

Além de enriquecer nutricionalmente as preparações, na panificação auxilia na formação do glúten, também favorece a cor de muitas preparações expostas a fontes de calor, devido à lactose e reação de Maillard; sendo útil também na textura e sabor.

Derivados do leite

Creme de leite. A gordura é separada do leite (nata) por algum processo doméstico ou industrial (evaporação, centrifugação).

Doce de leite. Cozinha-se o leite com quantidade considerável de sacarose, dependendo da textura que se deseja.

Iogurte. Fermentação do leite, tornando a proteína mais digerível, reduzido teor de lactose e propriedade probiótica.

Manteiga. Bate-se o creme de leite, separando o líquido (leitelho) até obter a manteiga.

Proteína do soro e caseína em pó. Concentração de proteína do soro ou de caseína.

Queijo. Fresco ou maturado; obtido pela coagulação, corte da coalhada, colocação da massa em forma, salga e embalagem, tais como queijo de minas, coalho, prato, muçarela, provolone, parmesão, *brie, camembert, cheddar, cottage,* gorgonzola, requeijão, ricota, *roquefort, emmental, catupiry* (requeijão cremoso) etc.

▶ ## Prática de preparo de leite

▶ Experimento 1: avaliação das características organolépticas de vários tipos de leite

A. Ingredientes e utensílios

Leite UHT	1 caixinha
Leite de cabra	1 caixinha
Leite desidratado desnatado	15%
Leite desidratado integral	10 e 15%
Limão	1/2 unidade

Capítulo 3 | Grupos de Alimentos **33**

Água filtrada natural	900 mℓ
Leiteira	1 unidade
Balança digital com precisão de 1 g	1 unidade
Béquer com capacidade de 500 mℓ	5 unidades
Colher de sobremesa e sopa	3 unidades
Cálice com capacidade de 100 mℓ	3 unidades
Copo descartável com capacidade de 50 mℓ	De acordo com a quantidade de alunos
Papel-alumínio	1 rolo

B. Procedimentos

1. Rotule cálices e béqueres com os diferentes tipos de leite a serem avaliados, conforme o quadro seguinte.
2. Pese as quantidades de pó de cada leite, determine a **medida caseira (MC)** correspondente em colheres de sopa.
3. Reconstitua 300 mℓ dos leites desidratados na concentração definida no quadro de avaliação.
4. Coloque o pó no béquer e adicione 100 mℓ de água filtrada, misture com uma colher e acrescente o restante de água até completar 300 mℓ.
5. Coloque os 300 mℓ do leite pasteurizado e do leite de cabra em seus respectivos béqueres.
6. Separe uma amostra de 150 mℓ do leite ultrapasteurizado ou UHT (**ultrapasteurização; do inglês,** *ultra high temperature*) e o restante ponha em uma leiteira pequena e aqueça em chama moderada (80°C), acrescente uma colher de sopa de limão e deixe ferver por 3 minutos.
7. Avalie as características organolépticas dos leites conforme o quadro e observe a modificação que ocorreu no leite UHT acrescido de limão.

C. Quadro de avaliação das características de cor e sabor dos leites

Tipos de leite	Quantidade pó (g)	Quantidade de água ou leite pasteurizado (mℓ)	MC	Leite	
				Cor	Sabor
Leite UHT	–				
Leite de cabra	–				
Desidratado desnatado 15%					
Desidratado integral 10%					
Desidratado integral 15%					

Escala de pontos:
- Por cor: 3 = muito intensa; 2 = intensa; 1 = pouco intensa
- Por sabor: 5 = muito saboroso; 4 = saboroso; 3 = razoavelmente saboroso; 2 = pouco saboroso; 1 = sem sabor.

MC: medida caseira.

D. Questão: Estabeleça diferenças de cor e sabor entre os leites e anote a alteração ocorrida com o leite acrescido de limão.

▶ Experimento 2: leite enriquecido com clara (leite albuminoso)

A. Ingredientes e utensílios

Leite UHT	300 mℓ
Ovo	2 unidades (apenas a clara)
Açúcar refinado	2 colheres de sopa rasa (40 g)
Essência de abacaxi ou baunilha	1 colher de café ou 20 gotas
Tigela pequena	1 unidade
Batedeira elétrica	1 unidade
Béquer com capacidade de 1.000 mℓ	1 unidade
Panela com capacidade de 4ℓ	1 (para banho-maria)
Pires pequeno	1 unidade

34   ALIMENTAÇÃO COLETIVA: TÉCNICA DIETÉTICA E SEGURANÇA ALIMENTAR

B. Procedimentos
1. Meça 300 mℓ de leite e aqueça a 80°C.
2. Quebre 2 ovos e separe a clara da gema. Reserve a gema para o experimento 3 a seguir.
3. Coloque a clara em uma tigela, bata até o ponto de neve úmida e adicione 2 colheres de sopa rasas de açúcar e bata.
4. Acrescente o leite quente, aromatize com a essência de abacaxi ou baunilha.
5. Transfira para o béquer e deixe em banho-maria até o momento de avaliar.
6. Avalie conforme o quadro de avaliação.

C. Quadro de avaliação

Preparação	Volume (mℓ)	Consistência	Cor	Odor	Sabor
Leite albuminoso					

Escala de pontos:
- Por consistência: 4 = pastosa; 3 = pouco pastosa; 2 = semilíquida; 1 = líquida
- Por cor: 3 = muito intensa; 2 = intensa; 1 = pouco intensa
- Por odor: 3 = muito intenso; 2 = intenso; 1 = pouco intenso
- Por sabor: 4 = muito saboroso; 3 = saboroso; 2 = razoavelmente saboroso; 1 = pouco saboroso.

D. Questões:
a) Estime o valor nutritivo do leite enriquecido.
b) Calcule em que concentração o açúcar foi utilizado.

▶ Experimento 3: leite enriquecido com gema (gemada)

A. Ingredientes e utensílios

Leite UHT	300 mℓ
Ovo	2 unidades (apenas a gema)
Açúcar refinado	2 colheres de sopa rasa (40 g)
Canela em pó	1 colher de chá rasa
Tigela pequena	1 unidade
Béquer com capacidade de 1.000 mℓ	1 unidade
Panela com capacidade de 1 ℓ	1 unidade
Colher de sopa	1 unidade

B. Procedimentos
1. Aqueça 300 mℓ de leite a 80°C.
2. Coloque a gema na tigela, adicione o açúcar e bata com a batedeira até obter um creme.
3. Coloque a canela ou café e bata, acrescente o leite quente e bata para homogeneizar.
4. Transfira para o béquer e coloque em banho-maria até o momento de avaliar.
5. Avalie conforme o quadro de avaliação.

C. Quadro de avaliação

Preparação	Volume (mℓ)	Consistência	Cor	Odor	Sabor
Gemada					

Escala de pontos:
- Por consistência: 4 = pastosa; 3 = pouco pastosa; 2 = semilíquida; 1 = líquida
- Por cor: 3 = muito intensa; 2 = intensa; 1 = pouco intensa
- Por odor: 3 = muito intenso; 2 = intenso; 1 = pouco intenso
- Por sabor: 5 = muito saboroso; 4 = saboroso; 3 = razoavelmente saboroso; 2 = pouco saboroso; 1 = sabor inaceitável.

D. Questões:
a) Estime o valor nutritivo do leite enriquecido.
b) Calcule em que concentração o açúcar foi utilizado.

Capítulo 3 | Grupos de Alimentos **35**

▶ Experimento 4: avaliação de leites associados a frutas, farinha de cereais

A. Ingredientes e utensílios

Leite UHT	1.200 mℓ
Açúcar cristal	5 g para cada
Banana, maçã, mamão e morango	60 g de cada
Sustagen®	30 g
Cálice com capacidade de 250 mℓ	5 unidades
Colher de sopa	5 unidades
Faca	3 unidades
Balança digital com precisão de 1 g	1 unidade
Liquidificador	1 unidade
Copo descartável com capacidade de 50 mℓ	De acordo com a quantidade de alunos

B. Procedimentos

1. Descasque as frutas e pese as quantidades solicitadas.
2. Coloque no liquidificador uma amostra por vez conforme o quadro de avaliação: 200 mℓ de leite, o açúcar se julgar necessário e a porção de uma fruta ou Sustagen®.
3. Na amostra com Sustagen® não coloque açúcar.
4. Bata e transfira para o cálice rotulado. Coloque no refrigerador.
5. Lave o copo do liquidificador e bata a próxima amostra.

C. Quadro de avaliação dos leites associados

Preparações	Quantidade de leite (mℓ)	Quantidade de açúcar (g)	Quantidade de fruta/farinha (g)	Volume total obtido (mℓ)	Consistência	Aceitabilidade
Vitamina de banana						
Vitamina de maçã						
Vitamina de morango						
Vitamina de mamão						
Leite com Sustagen®						

Escala de pontos:
- Por consistência: 4 = pastosa; 3 = pouco pastosa; 2 = semilíquida; 1 = líquida
- Por aceitabilidade: 3 = muito aceitável; 2 = moderadamente aceitável; 1 = pouco aceitável.

D. Questões:

a) Estime o valor nutritivo dos leites associados.
b) Calcule em que concentração o açúcar foi utilizado (caso tenham preferido acrescentar).

Ovos

O ovo é um corpo unicelular, formado no ovário dos animais, composto por protoplasma, vesículas germinativas e envoltórios. Os ovos mais consumidos no Brasil são os de galinha, contudo, de acordo com a região, também são comercializados ovos de pata, de codorna, de avestruz, de gansa e de peixe. No entanto, de acordo com a legislação, para a designação "ovo" entende-se ovo de galinha, sendo os demais acompanhados da indicação da espécie de que procedem.

A cor da casca varia do branco ao marrom, de acordo com a raça e a linhagem da ave, o que tem pouca relação com o valor nutricional. A cor da gema é influenciada pelo tipo de ovo e pela raça, tipo de criação e alimentação da ave e varia do amarelo-pálido ao vermelho-brilhante, conforme o teor de carotenoides e xantofila. A coloração amarelada ou esverdeada da clara pode indicar maiores quantidades de riboflavina.

Composição e valor nutricional

A casca representa cerca de 11% do peso total do ovo, composta de grande quantidade de carbonato de cálcio, e a combinação deste mineral com sais de magnésio e proteína forma uma estrutura porosa, que possibilita a troca do ar interno com o ar externo, revestida externamente por uma cutícula proteica que obstrui em parte os poros da casca, impedindo que microrganismos penetrem, no entanto mantendo-se permeável aos gases, motivo pelo qual o ovo só deve ser lavado imediatamente antes do uso. Abaixo da casca, na face interna, existem duas membranas semipermeáveis intimamente unidas, que na extremidade mais larga formam a câmara de ar, maior quanto mais velho for o ovo.

A gema compreende cerca de 32% do peso total do ovo, com forma esférica e envolvida pela membrana vitelina, a qual permite a passagem da umidade da clara para a gema, tornando-a maior. Contém cerca de 34% de lipídio (LIP), 16% de proteína (PTN) e 50% de água.

A clara corresponde a 57% do peso total do ovo, e é composta basicamente por proteínas (10%) e água (90%). Situa-se ao redor da gema e tem por finalidade mantê-la centralizada e protegê-la contra impactos.

O ovo é composto por cerca de 76% de água, 13% de PTN, 10% de LIP, 1% de sais e pequena quantidade de carboidrato (CHO). Além destes nutrientes, também apresenta vitaminas A, D e do complexo B, cálcio, ferro, enxofre e lecitina.

Aquisição e armazenamento

Ao selecionar ovos, deve-se priorizar aqueles que apresentem a casca sem manchas e resistente, com peso regular. Devem ser adquiridos ovos limpos, íntegros e com registro no órgão competente – Serviço de Inspeção Federal (SIF) –, que garante que o alimento foi devidamente inspecionado, que estejam no prazo de validade, com conservação e armazenamento que não propiciem contaminação cruzada e seguindo as indicações do rótulo (Quadro 3.3).

Ovos da categoria A vão direto para o comércio e os ovos da categoria B vão para a industrialização.

O tamanho do ovo é determinado pela raça e pela idade da galinha. As aves novas põem ovos menores. De acordo com o peso, os ovos são classificados em quatro tipos (1, 2, 3 e 4):

*   Tipo 1 (extra): 60 g/unidade ou 720 g/dúzia
*   Tipo 2 (grande): 55 g/unidade ou 660 g/dúzia
*   Tipo 3 (médio): 50 g/unidade ou 600 g/dúzia
*   Tipo 4 (pequeno): 45 g/unidade ou 540 g/dúzia.

À medida que o ovo envelhece, há uma redução de seu peso, em razão da perda de umidade e gases pela casca porosa, bem como aumento da câmara de ar. Nesse processo, a clara se torna mais liquefeita, o que promove deslocamento da gema e, quando muito velho, há o rompimento da membrana vitelina, causando a mistura dessas estruturas.

Os ovos também podem ser classificados conforme a forma de produção, ou seja, em ovos de granja, caipira ou orgânicos. Ovos de granja são aqueles em que as galinhas ficam confinadas em gaiolas, em ambiente com iluminação controlada, a ponta do bico é cortada para não se machucarem, recebendo ração balanceada para produção em grande escala. Ovos caipiras provêm de galinhas que ficam em cercados, porém com acesso ao meio externo, em espaço com pasto e alimentação totalmente vegetal, podendo receber antibiótico prescrito por veterinário se necessário. Os ovos orgânicos são de galinhas criadas da mesma forma que as caipiras, porém recebem alimentação sem nenhum tipo de fertilizante e transgênico, e só poderão usar medicação que esteja na lista de substâncias autorizadas pela legislação de orgânicos, se muito necessário.

Quadro 3.3 Classificação dos ovos de acordo com a qualidade.

Classe A	Classe B
I. Casca e cutícula de forma normal, lisas, limpas, intactas	I. Serem considerados inócuos, sem que se enquadrem na categoria "A"
II. Câmara de ar com altura não superior a 6 mm (seis milímetros) e imóvel	II. Apresentarem manchas sanguíneas pequenas e pouco numerosas na clara e na gema
III. Gema visível à ovoscopia, somente sob a forma de sombra, com contorno aparente, movendo-se ligeiramente em caso de rotação do ovo, mas regressando à posição central	III. Serem provenientes de estabelecimentos avícolas de reprodução que não foram submetidos ao processo de incubação
IV. Clara límpida e translúcida, consistente, sem manchas ou turvação e com as calazas intactas	
V. Cicatrícula com desenvolvimento imperceptível	

Na prática

Para melhor conservação dos ovos:
Recomenda-se mantê-los sob refrigeração, protegidos de odores fortes, secos e em recipiente limpo. No refrigerador doméstico devem estar posicionados em prateleira interna, já que a porta não oferece a melhor temperatura para armazenamento. Não se deve reutilizar a embalagem dos ovos para outros fins.

O método de congelamento é aplicado para conservação de ovos inteiros (sem casca) ou clara e gemas separadamente. Os ovos devem ser usados logo após o descongelamento e não devem voltar para o congelador. Para minimizar os efeitos do congelamento sobre a funcionalidade da gema, é necessário romper a membrana e acrescentar sal ou açúcar na proporção de 10%.

Testes para avaliação da qualidade

Para se avaliar se o ovo está fresco/novo, recomenda-se quebrá-lo sobre um prato e observar se a clara está espessa e a gema alta, redonda e centralizada. Também se pode testar mergulhando o ovo inteiro com casca em recipiente fundo com água. Se fresco, ficará no fundo, se for velho, flutuará em razão de a câmara de ar estar aumentada. O ovo fresco, ao ser colocado contra a luz, parece denso e escuro por igual; se houver uma parte oca, o ovo está envelhecido ou até estragado (Quadro 3.4).

Modificações durante o processamento

Os ovos podem ser consumidos de maneira isolada ou como acompanhamento de preparações doces ou salgadas, ou ainda como ingrediente de preparações. No entanto, sempre bem cozidos.

Pré-preparo

Deve-se evitar adquirir ovos com sujidades, já que essas podem atravessar os poros da casca e contribuir para alterar a qualidade. No entanto, o ovo lavado fica mais exposto a contaminação, pois a cutícula é removida, o que pode ocasionar perda de água e entrada de microrganismos, assim, a recomendação é de que os ovos sejam lavados com água potável corrente imediatamente antes do uso; lembrando que a própria indústria é responsável pela higienização, através de lavagem especial e secagem.

É importante abrir cada unidade em recipiente isolado, para que se possa testar qualidade do ovo, ausência de sinais de hemorragia ou outro defeito, bem como para verificar o frescor, sem causar prejuízo a toda preparação.

Preparo

Ovos malcozidos ou crus podem levar a uma infecção por salmonela, já que esse microrganismo infecta o ovário da galinha e, a partir daí, tem acesso à gema do ovo. Somente a clara tem mecanismos de defesa contra *Salmonella*. Por conseguinte, para a preparação de alimentos, devem ser usados apenas ovos pasteurizados, desidratados ou tratados termicamente, assegurando sua inocuidade. Alimentos feitos com ovos crus (p. ex., maionese caseira, *mousse*, merengue, entre outros) não devem ser preparados e expostos ao consumo, podendo usar ovos líquidos pasteurizados ou ovos em pó para essas preparações.

A garantia da inocuidade do ovo se dá pela aplicação de calor. O tratamento térmico deve garantir que todas as partes do alimento cheguem à temperatura mínima de 70°C. A eficácia do tratamento térmico deve ser avaliada pela verificação da temperatura e do tempo utilizados, e, quando aplicável, pelas mudanças na textura e na coloração na parte central do alimento.

Para se obter um ovo cozido firme, são necessários de 8 a 10 minutos de cocção sob fogo brando, ou, quando for empregada água fervente, deve-se considerar 4 minutos contados a partir do momento em que a fervura é reiniciada após a colocação do ovo.

Coagulação

Em solução salina, a clara inicia a coagulação a 60°C e a gema a 65°C. Quando os ovos são cozidos na casca, o calor provoca uma reação em que o enxofre se libera da albumina em forma de gás hidrogênio sulfurado e reage com o ferro contido na gema, produzindo o cheiro característico de ovo cozido e a coloração esverdeada em volta da gema, conhecida como halo esverdeado. No entanto, pode-se controlar a temperatura de cozimento e esfriar rapidamente os ovos cozidos em água fria para se evitar isso.

A propriedade de coagular dá formato e confere endurecimento às preparações, em razão do elevado conteúdo de proteína, conferindo resistência a sobremesas e cremes, mas podendo tornar bolos e massas excessivamente firmes (principalmente se for usada a

Quadro 3.4 Características do ovo novo.

Casca	Áspera e opaca (devido à cutícula) Câmara de ar muito pequena Membranas aderidas à casca
Clara	Firme, com dois contornos visíveis Espessa
Gema	Centralizada, destacada e redonda

Fonte: Philippi, 2014; Ornellas, 2007; Araújo *et al.*, 2013.

clara). Ovos usados em preparações com leite e farinha também servem como elemento de união.

Ácidos (p. ex., limão ou vinagre) reduzem a temperatura de coagulação e produzem coágulo mais espesso, mas o aquecimento dessa mistura provoca liquefação da preparação por hidrólise das proteínas. O açúcar aumenta a temperatura de coagulação em relação direta com a quantidade adicionada.

Espuma

Confere leveza e melhora a textura de preparações. A clara batida consiste em bolhas de ar cercadas por proteína albumina desnaturada. Ao batermos claras em neve, ocorre redução do tamanho das bolhas de ar e aumento do seu número, por maior incorporação de ar, podendo chegar a três vezes o volume inicial. Quando aquecida, constitui importante agente de crescimento para produtos de confeitaria.

As claras batidas também incorporam água e a estabilidade da espuma é avaliada pela quantidade de liberação de líquido após o batimento. Ovos frescos e em temperatura ambiente produzem maior volume de espuma do que ovos velhos.

O açúcar, adicionado após a formação da espuma, aumenta a estabilidade e a elasticidade da neve, mas diminui o seu volume e torna necessário maior tempo e mais energia para batê-la. O acréscimo de sal pode aumentar a formação da espuma, mas diminui sua estabilidade. Adicionando-se vinagre ou limão às claras batidas, a neve fica mais estável, embora retarde a formação de espuma. A presença de partículas de gema na clara retarda a formação de espuma, por causa da gordura nelas contida.

Ao adicionar clara batida a uma preparação, deve-se misturar ao final, sem bater ou mexer em demasia, apenas agregando bem a espuma aos demais ingredientes. Ao serem aquecidas, as misturas que levam clara em neve aumentam de volume, em decorrência da expansão do ar retido. A película de proteína que envolve a bolha coagula e pode facilmente se romper, deixando escapar o ar.

Emulsificação

A lecitina contida na gema é um agente emulsificante e tem a propriedade de incorporar gordura em forma de emulsão. A técnica de preparo manual de maionese é lenta e requer que se acrescente o óleo gota a gota. Se for utilizado o liquidificador, pode-se acrescentar o óleo às colheradas e, dada a rapidez dos movimentos, a emulsão fica pronta rapidamente. Os ácidos, como limão ou vinagre, favorecem a incorporação de óleo, pois aumentam o poder hidrófilo das proteínas.

A incorporação de lecitina de soja ou outro emulsificante pode ser um recurso para se recuperar a estabilidade da emulsão. São também agentes de emulsão: gelatina, batata-inglesa cozida ou amido gelatinizado.

Funcionalidade dos ovos

Podem ser adquiridos como ovo *in natura*, ovo líquido ou em pó, gema líquida ou em pó, clara líquida ou em pó, ovos modificados (menos colesterol, enriquecidos com ômega 3, vitamina E).

Para consumo, pode ser cozido, frito, mexido, pochê, ou em diversas preparações doces ou salgadas, como gemada, omelete, bolo, massa, pão, sobremesas etc.

Tem como funções dietéticas espessar cremes, mingaus; aerar suflês, pão de ló; envolver preparações fritas; cobrir carnes à milanesa; unir ingredientes na elaboração de pães, bolos; conferir cor e brilho em preparações assadas, como pães e pastéis; emulsificar maionese e molhos; vedar pastéis; e decorar e/ou finalizar preparações com ovos picados ou fios de ovos.

 Atenção!

Ovos de peixes são em geral chamados de ovas. O caviar provém de ovas de esturjão não fertilizadas, acrescidas de sal. O esturjão encontra-se na Europa e Ásia, mais especificamente em águas doces de rios e lagos da Rússia, e as ovas são recolhidas do peixe ainda vivo – por isso seu valor bastante elevado –, sendo considerada uma iguaria de luxo.

▶ Prática de preparo de ovos

▶ Experimento 1: variações da consistência de ovos cozidos por calor úmido com casca

A. Ingredientes e utensílios

Ovo	6 unidades
Sal	Quantidade mínima
Panela pequena	5 unidades
Prato de sobremesa	6 unidades
Faca	6 unidades

Capítulo 3 | Grupos de Alimentos **39**

B. Procedimentos
1. Rotule todos os pratos com os respectivos tempos de cocção, conforme o quadro de avaliação.
2. Coloque água em duas panelas e, quando estiver em ebulição, coloque um ovo em uma panela e deixe cozinhar por 7 minutos; em outra panela coloque dois ovos e deixe cozinhar por 10 minutos. Marque o tempo somente após iniciar a ebulição da água.
3. Coloque água fria em três panelas e imediatamente um ovo em cada, deixe um por 7 minutos, outro por 10 minutos, e outro por 20 minutos.
4. Para um dos ovos que ficou por 10 minutos cozinhando em água já em ebulição, após o tempo, retire-o e imediatamente, coloque-o em água fria, descasque-o, corte-o ao meio e adicione o mínimo possível de sal.
5. Para os demais ovos, passado o tempo indicado para cada um, retire-o, descasque-o, corte-o ao meio e coloque um em cada prato, adicionando o mínimo possível de sal.
6. Avalie-os imediatamente após a retirada da água.

C. Quadro de avaliação

Processos		Consistência		Sabor	Aceitação	Observações
		Clara	Gema			
A partir de água em ebulição	7 min					
	10 min					
A partir de água fria	7 min					
	10 min					
	20 min					

Escala de pontos:
- Por aceitabilidade: 4 = muito aceitável; 3 = aceitável; 2 = pouco aceitável; 1 = inaceitável
- Por consistência: 5 = sólida; 4 = pastosa; 3 = semipastosa; 2 = semilíquida, 1 = líquida
- Por sabor: 5 = muito saboroso; 4 = saboroso; 3 = razoavelmente saboroso; 2 = pouco saboroso; 1 = sabor indesejável.

D. Questões:
a) Observe em quais ovos ocorreu a formação do anel esverdeado em torno da gema e explique por que isso aconteceu.
b) Indique o método mais adequado para ovos cozidos na casca.

▶ **Experimento 2: avaliação da consistência e sabor de ovos cozidos por calor úmido sem casca (pochê ou escaldados)**

A. Ingredientes e utensílios

Ovo	3 unidades
Sal	1 colher de sobremesa rasa
Vinagre ou suco de limão	1 colher de sobremesa rasa
Panela pequena	3 unidades
Xícara de chá	3 unidades
Escumadeira	3 unidades
Prato de sobremesa	3 unidades
Colher de sobremesa	3 unidades

B. Procedimentos
1. Rotule os pratos e as panelas com o nome de cada preparação: padrão, com ácido e com sal.
2. Coloque água até 1/3 de cada panela e aqueça. Mantenha em semiebulição (chama baixa de 80°C).

40 ALIMENTAÇÃO COLETIVA: TÉCNICA DIETÉTICA E SEGURANÇA ALIMENTAR

3. Coloque 1 colher de sobremesa rasa de sal em uma panela; 1 colher de sobremesa rasa de suco de limão ou vinagre em outra; deixando a última somente com água (padrão).
4. Quebre um ovo em cada xícara e derrame-os levemente sobre a água fervente de cada panela. Marque o tempo.
5. Quando a água tornar a ebulir, desligue. Tampe as panelas e deixe de 6 a 8 minutos.
6. Retire-os da água com o auxílio de uma escumadeira, coloque-os nos pratos previamente identificados.
7. Avalie a consistência e o sabor enquanto estiverem quentes.

C. Quadro de avaliação

Processos	Tempo (min)	Consistência		Sabor
		Clara	Gema	
Padrão				
Com sal				
Com ácido (limão/vinagre)				

Escala de pontos:
- Por consistência: 5 = sólida; 4 = pastosa; 3 = semipastosa; 2 = semilíquida; 1 = líquida
- Por sabor: 5 = muito saboroso; 4 = saboroso; 3 = razoavelmente saboroso; 2 = pouco saboroso; 1 = sabor indesejável.

D. Questão: Relacione o resultado do experimento com a ação do ácido e do sal sobre a coagulação dos ovos.

▶ Experimento 3: formação de espuma e retenção de ar

A. Ingredientes e utensílios

Ovo (clara)	5 unidades
Açúcar	1/2 colher de sopa
Limão	1/2 unidade
Óleo	1/2 colher de sopa
Béquer	5 unidades
Batedeira	1 unidade
Colher de sopa	3 unidades

B. Procedimentos
1. Bata 5 claras separadamente, até o estágio de espuma dura.
2. Bata a primeira clara com 1/2 colher de sopa de açúcar; a segunda, com gotas de limão; a terceira, com 1/2 colher de sopa de óleo; bata a quarta com 1 colher de sopa de água e a quinta clara sem adicionar nada.
3. Coloque cada clara em um béquer, previamente identificado, e observe o que se pede no quadro de avaliação.

C. Quadro de avaliação

Processos para obtenção de espuma	Tempo para formar espuma	Volume da espuma (mℓ)
Clara com açúcar		
Clara com limão		
Clara com óleo		
Clara com água		
Somente clara		

D. Questão: Justifique os resultados do experimento em relação ao volume, tempo para formar espuma e estabilidade da espuma obtida.

Capítulo 3 | Grupos de Alimentos **41**

▶ Experimento 4: pesagem dos ovos (casca, gema e clara)

A. Ingredientes e utensílios

Ovo inteiro	3 unidades
Prato de sobremesa	3 unidades
Balança digital com precisão de 1 g	1 unidade

B. Procedimentos
1. Pese os ovos individualmente.
2. Abra os ovos e separe as claras das gemas.
3. Pese as claras e as cascas separadamente.
4. Junte as gemas com as claras, bata manualmente e pese.
5. Calcule a média.
6. Calcule o **fator de correção (FC)**.

C. Quadro de avaliação

Ingredientes	Peso do ovo inteiro	Peso da casca	Peso da clara	Peso da gema	Peso do ovo batido	FC
Ovo 1						
Ovo 2						
Ovo 3						
Média						

FC: fator de correção.

D. Questões:
a) Calcule o percentual dos pesos da casca, gema e clara em relação ao ovo inteiro e compare com as referências.
b) Compare o FC encontrado no quadro de avaliação.
c) Houve alguma diferença no peso da gema com a clara em relação ao peso do ovo batido? Por quê?

Carnes

Define-se como carne toda parte de animal que sirva de alimento ao homem, dentre os quais estão incluídos ovinos, bovinos, suínos (carne vermelha); frango, codorna, pato, peru, ganso, avestruz (aves), peixe e frutos do mar (pescados) e não domesticados (caças). A carne consiste principalmente em tecido muscular, tecido conjuntivo e tecido adiposo, além de vísceras dos diferentes animais.

O tecido muscular é composto por feixes de fibras microscópicas, de forma tubular, que se afinam nas extremidades. O tamanho dos feixes musculares e a quantidade de tecido conjuntivo, que os mantém ligados, determinam a textura da carne. Carnes com fibras de pequeno diâmetro, de animais mais novos e de fêmeas são mais macias.

O tecido conjuntivo envolve o músculo, podendo ser branco, composto principalmente por colágeno, ou amarelo, composto por elastina. O colágeno é abrandado pelo calor úmido, transformando-se em gelatina, amaciando assim a carne, enquanto a elastina não é amaciada pela cocção. Quando ocorre a castração do animal, a quantidade de tecido conjuntivo no macho e na fêmea se equivalem. A carne suína tem menos tecido conjuntivo que a carne bovina.

O tecido adiposo fica localizado entre as células do tecido conjuntivo, com depósitos ao redor dos órgãos internos, entre os músculos e diretamente sob a pele. É constituído principalmente por gordura (75 a 90%), e a gordura intrafascicular (marmoreio) é a que se distribui pelas fibras musculares da carne, tornando-a mais macia por impedir que o tecido muscular resseque com a cocção. A gordura melhora o sabor, a suculência e a maciez da carne cozida, reduz o tempo de cocção e a perda de sucos por evaporação, mas aumenta o valor calórico da carne.

Composição e valor nutricional

A carne apresenta boa fonte de proteínas e lipídios, responsáveis pela estrutura, textura e maciez dos cortes, além de ser fonte de vitaminas do complexo B, teor considerável de vitamina A no músculo e minerais como cálcio, fósforo, zinco, magnésio, sódio, potássio e ferro (ferro heme, mais bem absorvido).

Proteínas. As proteínas da carne têm grande importância nutricional devido à quantidade e qualidade dos aminoácidos, proteínas de alto valor biológico.

Gorduras. A composição de ácidos graxos varia de acordo com o animal e com sua localização em tecido subcutâneo ou acolchoando as vísceras. As aves apresentam mais gordura insaturada que os suínos e esses mais insaturada que bovinos e ovinos.

Carboidratos. O tecido muscular do animal vivo contém glicogênio (reserva de energia). Logo após o abate, o glicogênio se transforma em ácido láctico na carne. A carne não tem quantidade relevante de carboidrato e contém aproximadamente 0,8 a 1% de glicogênio.

Aquisição e armazenamento

Antes de adquirir algum alimento é muito importante conhecer sua procedência, sua forma de produção. No caso da carne, muito tem sido estudado em termos de sustentabilidade para diminuir a pegada de carbono e a pegada hídrica principalmente. Desse modo, entidades engajadas na melhora da qualidade da carne com mínimo de impacto ambiental incentivam ações como o Pacto Sinal Verde, o Programa de Novilho Precoce e o selo Carne Carbono Neutro.

Quanto aos aspectos de qualidade da carne, é importante observar, antes da aquisição, as condições sanitárias e higiênicas, e o método de conservação empregado no armazenamento.

Ao selecionar o produto para compra, deve-se verificar se os fornecedores têm registro no órgão competente, uma maneira de garantir a sanidade dos animais abatidos, impedindo a comercialização de animais que possam transmitir doenças como febre aftosa, tuberculose, brucelose, *Taenia saginata*. Se a carne tiver passado por fiscalização do SIF poderá ser comercializada em todo território nacional e ser exportada. Se for inspecionada pelas secretarias de estado da agricultura, só poderá ser comercializada dentro do estado. E se for pelo **Serviço de Inspeção Municipal (SIM)** só poderá ser comercializada dentro do município.

A temperatura de armazenamento dos produtos deve atender as indicações do fabricante ou estar em conformidade com os seguintes critérios: alimentos congelados: –18°C ou inferior; alimentos refrigerados: inferior a 5°C. De acordo com a Portaria CVS nº 5/2013, os produtos armazenados a –18°C têm validade de 90 dias; para produtos resfriados, os critérios são os seguintes: pescados, até no máximo 2°C; carnes bovina, suína e de aves, máximo de 4°C, por 3 dias (São Paulo, 2013).

Carne bovina

A cor normal da carne bovina é o vermelho-vivo, e o odor próprio. O pigmento mioglobina, que é similar à hemoglobina, o pigmento do sangue, combina-se com o oxigênio no músculo e produz a oximioglobina, de cor vermelho-brilhante; porém carne bovina embalada apresenta uma cor mais escura, mais marrom que vermelha, devido à falta de oxigênio, não sendo problema; no entanto, a ação de microrganismos também deixa a carne com essa coloração, indicando nesse caso sinal de deterioração.

Outras características que tornam a carne apta para aquisição são: umidade superficial, gordura de cor clara, carne não pegajosa e lisa. Carnes de coloração arroxeada, acinzentada ou esverdeada, com odor forte e desagradável, não devem ser preparadas.

 Atenção!

Textura da carne: vários fatores levam a maior maciez da carne, entre eles:
- Fibras musculares de pequeno diâmetro
- Animais novos
- Fêmeas ou machos castrados
- Animais não estressados no momento do abate produzem carne mais macia
- Amaciamento do colágeno com cocção lenta, em temperatura não muito elevada, porém o suficiente para garantir a segurança sanitária do produto
- Adição de baixa concentração de sal (± 0,5 a 0,8% do PL da porção, promove amaciamento; excesso desidrata, prejudicando a textura)
- A gordura da carne a torna mais macia
- O quarto traseiro do animal é menos exercitado, assim mais macio
- Animais confinados são mais macios
- Após um tempo do rigor mortis/rigidez cadavérica (maturação), o músculo se torna capaz de reter água, tornando-se macio novamente.

Maturação

Mesmo após o abate, o glicogênio continua se degradando em glicose e ácido láctico, levando ao enrijecimento do músculo (interação das proteínas actina e miosina também enrijecem o músculo), porém, após algum tempo, o ácido láctico, enzimas (catepsinas) e pH baixo hidrolisam as proteínas. Desse modo, o músculo recupera parte da capacidade de retenção de água e a carne volta a se tornar macia.

Essa maturação da carne leva em torno de 24 a 48 horas sob refrigeração, variando conforme condições de pré-abate, dependente do estresse do animal causado por questões ambientais como temperatura, luz, ruído, manejo, nutrição etc.

A maturação também pode ser feita embalando a carne a vácuo, deixando-a em câmara frigorífica a baixa temperatura, assim estará protegida de microrganismos e variações de umidade, conservando sua coloração vermelho vivo sem alterar sabor e valor nutricional.

No entanto, a técnica dietética adequada aplicada a cada tipo de carne e a cada corte favorecerá a preparação, assim como métodos específicos de amaciamento podem ser empregados (Quadro 3.5).

O Quadro 3.6. apresenta os cortes de carne bovina (Figura 3.1), suas características e formas de preparo indicadas.

Modificações durante o processamento de carnes

Pré-preparo

A carne bovina não deve ser lavada antes de seu preparo, por não ter nenhuma proteção que impeça a perda de extratos, ao contrário do frango com pele e do peixe com escamas (desde que se tenha muito cuidado para não contaminar cubas e bancadas próximas). Nesse momento de pré-preparo deve-se fazer o corte em porções previamente calculadas, retirando de preferência o excesso de gordura aparente (fonte de gordura saturada e colesterol). Em seguida, aplica-se um ou mais processos para amaciar a carne.

Preparo

Os objetivos da cocção da carne são destruir germes patogênicos, coagular as proteínas, abrandar o tecido e desenvolver um sabor apreciável. A cocção por calor seco causa rápida evaporação dos sumos da superfície da carne, as fibras se contraem e podem se tornar duras. No método de cocção por calor úmido, perde-se uma parte das proteínas, sais minerais e vitaminas solúveis para o meio de cocção.

Portanto, recomenda-se utilizar o calor seco, controlando o tempo e a temperatura, em preparações

com carnes mais macias (alcatra, lagarto, peito de frango e peixes), e para cortes de carne mais rijos (paleta, acém, fraldinha, peito e capa de filé) deve-se utilizar calor úmido, com aproveitamento do seu caldo rico em nutrientes. De forma geral, para o quarto dianteiro do boi e músculo traseiro utiliza-se calor úmido, enquanto utiliza-se calor seco para o quarto traseiro.

O tempo de cocção depende do método empregado, da temperatura de cocção, do tamanho e forma do corte, da composição da carne e do grau de cocção desejado, podendo variar a temperatura de cocção entre ao ponto (60 a 70°C), bem passada (70 a 80°C) e muito bem passada (80 a 90°C), lembrando que a segurança higiênico-sanitária é alcançada quando o alimento chega a 70°C no centro geométrico. Outra alteração após ser aplicada uma fonte de calor é a diminuição do peso da carne, variando conforme a forma e tempo de preparo.

Com a cocção, a cor da carne se modifica, formando o pigmento metamioglobina, que dá coloração marrom. A formação da coloração marrom também é favorecida por baixa concentração de oxigênio e por adição de sal.

A gordura melhora o sabor, a suculência e a maciez da carne cozida e reduz o tempo de cocção, diminuindo as perdas dos sucos por evaporação, porém aumenta a ingesta de gordura saturada e colesterol. A cocção não confere maciez ao tecido conjuntivo amarelo, todavia, após a cocção prolongada sob calor úmido, o tecido conjuntivo branco se torna transparente e com aspecto de gelatina.

O calor moderado aumenta a digestibilidade, enquanto o calor excessivo e prolongado a reduz. Com a cocção, algumas vitaminas (tiamina, ácido fólico, piridoxina e ácido pantotênico) são destruídas. Em assados sob temperaturas mais baixas, há uma retenção considerável de vitaminas do complexo B.

Quanto ao congelamento das carnes, a validade depende do teor de lipídios. Os ácidos graxos insaturados

Quadro 3.5 Métodos empregados para amaciamento da carne.

Mecânicos	Cortar no sentido contrário às fibras; bater com batedor de metal ou PVC, ou uso de máquina própria (equipamento elétrico com várias lâminas) para amaciar a carne; moer
Enzimáticos	Colocar parte ou suco de frutas como mamão (papaína), figo (ficina), abacaxi (bromelina) ou ainda enzimas industrializadas em contato com a carne. Como o contato é superficial, convém fazer pequenas fissuras na carne para a enzima penetrar melhor, porém precisa controlar tempo de contato para a carne não adquirir textura friável (semelhante a fígado), além de adquirir odor e sabor indesejável
Químicos	Ácidos orgânicos, como vinagre, limão, laranja, favorecem o rompimento das fibras superficiais e desnaturação das proteínas. O sal ou soluções salinas pode favorecer o amaciamento se for colocado próximo ao momento de cocção, assim a água permanecerá no interior das células; porém se for colocado sal puro com antecedência poderá enrijecer as fibras musculares; sal grosso para o churrasco retira menor quantidade de água da carne. Também se utiliza para amaciar e favorecer o sabor, molhos condimentados, marinadas, vinho, cerveja, mostarda

Quadro 3.6 Características e formas de preparo dos cortes de carne bovina.

Corte	Características	Técnicas de preparo
1. Peito	Quarto dianteiro do boi, corte duro pelo elevado conteúdo de tecido conjuntivo	Calor úmido, tempo prolongado, moído, cozido
2. Pescoço	Dianteira do boi, com bastante tecido conjuntivo e gordura	Calor úmido, tempo prolongado, cozido
3. Cupim	Dianteira do boi, com bastante gordura	Longo tempo de cocção, pode ser usado para churrasco, assado
4. Acém	Dianteiro do boi, duro, com pouca gordura	Calor úmido, refogado, ensopado, cozido, moído
5. Paleta	Dianteiro do boi, com músculos, nervos e gordura	Calor úmido, ensopado, cozido, moído
6. Músculo	Dianteiro e traseiro do boi, saboroso e cortado com osso chama-se ossobuco	Calor úmido, sopa, caldos, cozido
7. Capa de filé	Traseiro do boi, muitos nervos	Calor úmido, cozimento lento, ensopado, picadinho
8. Aba de filé	Traseiro do boi, menos macio que o filé-mignon	Calor seco, bife, grelhado
9. Ponta de agulha	Traseiro do boi, músculo duro e com bastante fibras	Calor úmido, caldos, ensopados, refogados
10. Costela	Traseiro do boi, cercada de osso e gordura	Calor úmido ou seco, cozido lento, assado/churrasco lento
11. Contrafilé	Traseiro do boi, corte redondo com gordura, macio e saboroso	Calor seco, bife, grelhado, frito
12. Filé-mignon	Traseiro do boi, corte macio	Calor úmido ou seco, bife, medalhão, escalope, estrogonofe
13. Picanha	Traseiro do boi, com camada de gordura, dando sabor, maciez e suculência	Calor seco, churrasco, assada ou grelhada
14. Alcatra	Traseiro do boi, macia	Calor seco ou úmido, churrasco, bife, refogado, ensopado
15. Maminha	Traseiro do boi, macia e suculenta	Calor seco ou úmido, churrasco, assada, carne de panela
16. Fraldinha	Traseiro do boi, macia e suculenta	Calor seco ou úmido, churrasco, assada, estrogonofe
17. Patinho	Traseiro do boi, menos macia que a alcatra	Calor úmido, picadinho, cozido, moído
18. Coxão duro	Traseiro do boi, com tecido conjuntivo mais exercitado que o coxão mole, por isso mais duro	Calor úmido, cozimento lento, ensopado
19. Coxão mole	Traseiro do boi, macia	Calor seco, bife, à milanesa, assado
20. Lagarto	Traseiro do boi, corte duro, arredondado	Calor úmido ou seco, sob pressão, carne de panela, assado e recheado, cru em fatias finas como *carpaccio*
21. Rabo	Quarto traseiro do boi, diversos ossos recobertos com carne gordurosa, saboroso	Calor úmido, ensopado, rabada

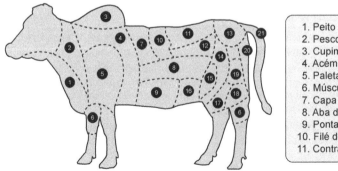

Figura 3.1 Cortes de carne bovina.

se oxidam dando sabor de ranço ao produto sob congelamento prolongado. O descongelamento da carne merece atenção da mesma maneira, necessitando ser lento, em temperatura de refrigeração, não passando de 5°C.

Outro modo de preparo e que aumenta a validade da carne é por meio da secagem, reduzindo a atividade de água e inibindo o crescimento microbiano e atividade enzimática. A secagem pode ser por meio natural, expondo a carne ao sol, porém também à poeira e insetos. Já a secagem artificial, por meio de calor produzido artificialmente, sob condições controladas de temperatura, umidade e condições higiênico-sanitárias, é mais dispendiosa.

A secagem altera a estrutura, o aroma e a composição da carne, deixando-a mais dura, com diminuição na capacidade de reter água, do valor biológico e da digestibilidade da proteína, além de diminuir quantidade de tiamina e de vitamina C, sensíveis ao calor.

Também a cura da carne é um método antigo de conservação, com acréscimo de sal, açúcar, nitratos e nitritos. A defumação consiste na aplicação de fumaça agregando sabor e aroma característicos. O processo completo de defumação consiste em secagem, aplicação de fumaça e cozimento ou não da carne, comuns no preparo de presunto, *bacon*, salmão, salsicha etc. A defumação pode ser quente ou fria, bem como com fumaça líquida ou em pó, favorecendo a padronização do produto.

Carne de aves

A carne de aves (frango, peru, pato, marreco, ganso, galinha d'angola, codorna, perdiz, pombo, chester) tem sabor suave e versatilidade quanto aos tipos de condimentos e modos de preparo, sendo o frango a ave mais comum e mais consumida.

As características de qualidade e que indicam o frescor da carne de aves são pele clara (coloração entre o amarelo e o branco), cor homogênea (sem manchas escuras), consistência elástica e úmida. A qualidade da carne de aves tem relação direta com a alimentação e o manejo das aves, com a procedência, cuidados sanitários, características da raça e condições de transporte.

A maciez e a suculência da carne de aves estão relacionadas com o nível de exercício do animal. A carne de aves criadas em granjas tem maior maciez quando comparada à carne de aves criadas soltas. Quando a ave é mais nova, a carne apresenta melhor digestibilidade. O peito é pouco exercitado, o que torna a carne mais macia, mas com menor suculência devido ao baixo teor de gordura. Permite o preparo como filé, iscas, carne moída ou carne desfiada.

As coxas e sobrecoxas são mais exercitadas, por isso a carne tende a ser mais rígida, porém suculenta e macia por causa da maior concentração de gordura. Coxas e sobrecoxas têm bom percentual de fração aproveitável, apesar de fornecerem segmentos menores de carne, o que reduz as possibilidades de preparações, diferentemente do peito. No entanto, podem ser preparadas assadas, fritas ou cozidas ao molho. A Figura 3.2 mostra os cortes de frango.

Carne suína

A carne suína é fonte de vitamina A e tiamina, além de cálcio, ferro e fósforo. Carne bastante apreciada, devendo ser adquirida rosada, firme, com gordura branca e consistente. Para o preparo, precisa ser muito bem cozida, em sua totalidade, porque apresenta risco de transmitir parasitoses, como teníases.

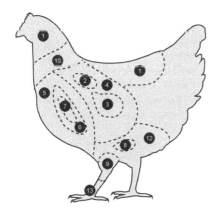

Figura 3.2 Cortes de carne de aves.

O Quadro 3.7 apresenta os cortes de carne suína (Figura 3.3) e formas de preparo indicadas.

Uma preparação brasileira muito apreciada é a feijoada e essa leva o acréscimo de várias partes suínas, como: pés, orelhas, rabo, pele, *bacon*, costela, lombo, linguiça calabresa e paio.

Quadro 3.7 Cortes de carne suína e formas de preparo.

1. Acém	Assado, cozido na panela de pressão ou panela comum por bastante tempo, moído
2. Paleta	Assada, cozida na panela de pressão
3. Joelho	Defumado, em sopas, caldos, feijoadas
4. Pé	Defumado, em feijoadas
5. Lombo	Assado, recheado, grelhado, moído
6. Costela	Assada, cozida na panela de pressão, frita
7. Barriga/*pancetta*	Frita, assada, toucinho, torresmo, *bacon*
8. Pernil	Assado, presunto

Atenção!

A RDC nº 459 de 21 de dezembro de 2020 estabeleceu as instruções de preparo, uso e conservação obrigatórias na rotulagem de produtos de carne crua suína e de aves, aplicável aos seguintes alimentos prontos para oferta ao consumidor: carnes suínas cruas, miúdos, toucinho e pele; carne suína moída e produtos cárneos de suínos crus moldados; embutidos crus de carnes suínas; carnes de aves cruas ou miúdos crus; e produtos cárneos crus à base de carne moída ou picada de aves. Incluindo também aqueles temperados, maturados, refrigerados, congelados ou embalados a vácuo.

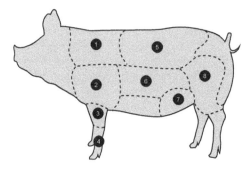

Figura 3.3 Cortes de carne suína.

Instruções na rotulagem de preparo, uso e conservação de produtos de carne crua suína e de aves.

Condições de conservação	Dizeres obrigatórios na rotulagem
Produtos refrigerados	Este alimento, se manuseado incorretamente ou consumido cru, pode causar danos à saúde. Para sua segurança, siga estas instruções: • Mantenha refrigerado até o momento do preparo • Mantenha o produto cru separado dos outros alimentos • Não lave o produto cru antes do manuseio • Lave com água e sabão as superfícies de trabalho (incluindo as placas de corte de polietileno), utensílios e mãos depois de manusear o produto cru • Consuma somente após cozido, frito ou assado completamente
Produtos congelados	Este alimento, se manuseado incorretamente ou consumido cru, pode causar danos à saúde. Para sua segurança, siga estas instruções: • Mantenha congelado. Descongele somente no refrigerador ou no micro-ondas • Mantenha o produto cru separado dos outros alimentos • Não lave o produto cru antes do manuseio • Lave com água e sabão as superfícies de trabalho (incluindo as placas de corte de polietileno), utensílios e mãos depois de manusear o produto cru • Consuma somente após cozido, frito ou assado completamente

Carne ovina

A carne ovina se divide em cordeiro de leite (até 3 meses), cordeiro (entre 4 meses e 1 ano), carneiro (animal adulto castrado) e a ovelha. O cordeiro é o mais consumido, apresentando textura lisa, macia, coloração rosa-avermelhada, consistência firme e com pouca gordura, diferente dos animais mais velhos que apresentam mais gordura. Os ovinos apresentam boas fontes de vitamina B12, niacina, selênio, zinco e ferro, além de conter menos ácidos graxos que a carne bovina.

O Quadro 3.8 apresenta os cortes carne ovina (Figura 3.4) e as formas de preparo indicadas.

Carne de pescado

A carne de pescado deve apresentar consistência firme, não amolecida nem pegajosa, bem como coloração branca ou levemente rosada, dependendo do animal; o odor deve ser característico. Os peixes selecionados para aquisição devem apresentar também coloração brilhante, carne úmida, firme, elástica e lisa, olhos inteiros, úmidos, brilhantes e salientes, guelras limpas, vermelhas e brilhantes. A carne embalada não deve apresentar cristais de gelo na superfície, água na embalagem, nem sinal de recongelamento.

Por apresentarem baixa concentração de tecido conjuntivo e textura macia, a cocção normalmente é rápida. Em relação aos macronutrientes o lipídio é o mais variável dependendo do sexo, da espécie, época do ano, dieta, temperatura da água, salinidade e porção analisada (Quadro 3.9).

Vísceras

De modo geral, as vísceras são nutritivas, versáteis e de baixo custo. As mais consumidas são o fígado de frango e bovino (rico em ferro), o coração bovino e de frango, moelas de frango, rins bovino e suíno, pulmão, estômago (dobradinha), língua e cérebro bovino.

Quadro 3.9 Formas de preparo indicadas para carne de pescado.

Variedade	Técnica empregada
Crustáceos, como camarão, lagosta, siri, lagostim, caranguejo	Remoção do exoesqueleto opcional para preparo de camarões e lagostas Lagosta assada, cozida, frita Camarão à milanesa, ao molho, frito, vapor, ao leite de coco Siri cozido, casquinha Caranguejo cozido, casquinha Cocção rápida, menos de 10 min Podem ser salteados
Moluscos como lulas, polvos, caramujos, ostras, mariscos	Deve-se remover a pele de lulas e polvos Lula cozida, na *paella*, à milanesa, recheada Polvo frito, refogado, ao molho, ensopado, *sashimi* Ostra crua na concha com limão, assada, cozida, gratinada Cocção rápida, menos de 10 min Podem ser salteados
Peixes grandes e com elevado teor de gordura	Calor seco – assado
Peixes pequenos, como sardinha ou manjuba; camarões	Calor seco – fritura (desprezar o óleo utilizado devido aos ácidos graxos e voláteis liberados)
Diversos pescados	Ensopados

Quadro 3.8 Cortes de carne ovina e formas de preparo.

1. Peito e pescoço	Assado, ensopado
2. Paleta	Assada, cozida por bastante tempo ou na panela de pressão
3. Carré	Assado, frito, grelhado
4. Costela	Assada, frita, grelhada
5. Pernil	Assado, frito, grelhado
6. *Stinco*	Preparado inteiro assado com osso ou na panela de pressão

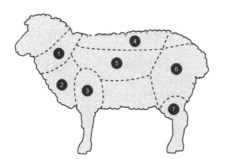

Figura 3.4 Cortes de carne ovina.

48 ALIMENTAÇÃO COLETIVA: TÉCNICA DIETÉTICA E SEGURANÇA ALIMENTAR

Podem ser preparados assados, fritos, à milanesa, ensopados, cozidos, ao molho, grelhados, espetinhos, moídos para croquetes, almôndegas, patês etc.

Embutidos

São produtos derivados de carnes ou outras partes de bovinos, suínos, ovinos, de aves, isolados ou em conjunto, acrescidos de especiarias e processos que podem variar entre secagem, defumação, cozimento, aumentando a validade do produto. Muito apreciados

e consumidos, merecem bastante atenção na sua produção, conservação e distribuição, merecendo legislação específica, como a Lei nº 13.680/2018, que trata do processo de fiscalização de produtos alimentícios de origem animal fabricados de forma artesanal.

Alguns exemplos de embutidos: linguiça, salame, presunto, fiambre, apresuntado, mortadela, peito de peru, *blanquet* de peru, salsicha, salsichão, copa, tênder, lombo, morcela, paio, *pastrami*.

▶ Prática de preparo de carnes

▶ Experimento 1: avaliação de cortes pouco macios coccionados por calor úmido (sob pressão), calor seco e calor misto

A. Ingredientes e utensílios

Músculo ou lagarto	1,5 kg
Prato refratário	2 unidades
Óleo	150 mℓ (50 mℓ para cada tipo)
Sal	± 1 colher de sopa rasa
Pimenta-do-reino	± 2 colheres de café rasa
Vinagre	± 2 colheres de sopa rasa
Balança digital com precisão de 1 g	1 unidade
Panela de pressão com capacidade de 2,5 ℓ	2 unidades
Placa de corte de polietileno vermelha	3 unidades
Garfo dentado	3 unidades
Pratos rasos	3 unidades
Chaleira	2 unidades
Faca para carne	3 unidades
Papel-alumínio	1 rolo
Forno	1 unidade

B. Procedimentos para todas as amostras

1. Separe e rotule todo o material conforme o quadro de avaliação.
2. Aqueça água na chaleira e reserve.
3. Pese 3 amostras de tamanhos aproximados e numere de 1 a 3.
4. Misture o sal, a pimenta e o vinagre em um refratário e tempere as amostras igualmente.
5. Meça 50 mℓ de óleo e coloque em cada panela e aqueça (para as amostras 1 e 3). Para a amostra 2, coloque o óleo no refratário

Procedimento 1 (cocção por calor úmido):

1. Coloque a amostra 1 na panela, com o auxílio de um garfo dentado, e deixe fritar de 5 a 10 minutos até corar uniformemente.
2. Adicione água fervente até cobrir a amostra. Anote o tempo quando iniciar a saída de vapor.
3. Coccione por 15 minutos em chama baixa sob pressão.
4. Retire o vapor colocando água fria sobre a tampa, suspenda a válvula até a saída total da pressão.
5. Abra a panela, verifique a maciez, vire e, se necessário, adicione mais água para terminar a cocção da amostra.

Procedimento 2 (cocção por calor seco):

1. Coloque a amostra 2 no refratário e leve ao forno elétrico aquecido entre 170 e 190°C por 15 minutos.
2. Durante a cocção, regue com o óleo do refratário.
3. Retire do forno e vire para corar do outro lado por mais 15 minutos.

Capítulo 3 | Grupos de Alimentos   49

Procedimento 3 (cocção por calor misto):

1. Coloque a amostra 3 na panela, com o auxílio de um garfo dentado, e deixe fritar de 5 a 10 minutos até corar uniformemente.
2. Adicione água fervente até cobrir a amostra. Anote o tempo quando iniciar a saída de vapor.
3. Coccione por 15 minutos em chama baixa e sob pressão.
4. Retire o vapor colocando água fria sobre a tampa, suspenda a válvula até a saída total da pressão.
5. Abra a panela, verifique a maciez, vire e, se necessário, adicione mais água para terminar a cocção.
6. Anote a quantidade de água utilizada.
7. Coloque a carne em um refratário e termine a cocção no forno a 170°C, regando com líquido (vinha d'alhos ou água) para corar, por 25 minutos.
8. Marque o tempo de cocção de todas as amostras.
9. Retire, pese, calcule as perdas por cocção (%), anote os resultados das três amostras no quadro de avaliação.
10. Subdivida em fatias finas e avalie as características organolépticas conforme a escala de pontos.

C. Quadro de avaliação

Métodos	Peso inicial (g)	Tempo de cocção (min)	Peso final (g)	Perdas (%)	Fcc	Maciez	Sabor
Calor úmido							
Calor seco							
Calor misto							

Escala de pontos:
- Por maciez: 4 = muito macio; 3 = macio; 2 = razoavelmente macio; 1 = pouco macio
- Por sabor: 4 = muito saboroso; 3 = saboroso; 2 = razoavelmente saboroso; 1 = pouco saboroso.

Fcc: fator de cocção.

D. Questões:

a) Qual o método de cocção mais indicado para cortes duros de carne? Justifique.

b) Justifique as perdas ocorridas por cocção nos diversos métodos utilizados.

▶ Experimento 2: avaliação dos processos utilizados para o amaciamento de carnes

A. Ingredientes e utensílios

Coxão de fora ou lagarto	1 kg (6 bifes médios)
Óleo	± 20 mℓ para cada amostra
Sal	± 1 colher de café rasa
Vinagre	± 2 colheres de sopa
Alho	2 g
Pimenta-do-reino	± 1/2 colher de café rasa
Abacaxi	1 unidade pequena (30 mℓ de suco)
Balança digital com precisão de 1 g	1 unidade
Cremeira pequena	1 unidade
Placa de corte de polietileno vermelha	1 unidade
Faca para carne	1 unidade
Batedor de carne	1 unidade
Garfo dentado	1 unidade
Frigideira pequena	7 unidades
Prato de sobremesa	7 unidades
Prato raso	6 unidades

50 ALIMENTAÇÃO COLETIVA: TÉCNICA DIETÉTICA E SEGURANÇA ALIMENTAR

B. Procedimentos

1. Rotule todo o material conforme o quadro de avaliação e prepare a vinha d'alhos na cremeira.
2. Corte seis bifes, com aproximadamente 120 g cada um, corte um bife no sentido horizontal às fibras e os demais no sentido vertical. Separe a amostra 1 (padrão), que não sofrerá nenhum processo de amaciamento.
3. Bata a amostra 2 (batido) com o batedor de carne e reserve sem temperar.
4. Coloque as amostras 3 e 6 na vinha d'alhos, tempere e deixe em repouso até o momento de fritar.
5. Acrescente 2 colheres de sopa de suco de abacaxi na amostra 4, 10 minutos antes de fritar.
6. Pegue a amostra 5 (processos associados), bata, tempere com vinha d'alhos e acrescente uma colher de sopa de suco de abacaxi, 10 minutos antes de fritar.
7. Aqueça o óleo nas frigideiras e frite os bifes até que fiquem dourados. Os bifes devem ficar no ponto. Deixe as amostras 4 e 5 por último.
9. Retire, pese e calcule o rendimento (%) e o Fcc.
10. Anote os resultados no quadro de avaliação.
11. Avalie enquanto quentes, conforme a escala de pontos.

Modo de preparo da vinha d'alhos

1. Esprema ou soque o alho.
2. Misture o sal, o vinagre, a pimenta ao alho espremido.

C. Quadro de avaliação dos processos utilizados no amaciamento de carnes

Processos	Peso inicial (g)	Tempo de cocção (min)	Peso final (g)	Rendimento (%)	Fcc	Maciez	Aceitabilidade
Padrão							
Batido com batedor							
Vinha d'alhos							
Com enzima							
Associados							
Corte horizontal							

Escala de pontos:
- Por maciez: 5 = muito macio; 4 = macio; 3 = razoavelmente macio; 2 = pouco macio; 1 = duro
- Por aceitabilidade: 5 = muito aceitável; 4 = aceitável; 3 = mediamente aceitável; 2 = pouco aceitável; 1 = inaceitável.

Fcc: fator de cocção.

D. Questões:

a) Quais as recomendações para o preparo de carne quando se utiliza enzima como amaciante?
b) Qual o processo mais eficaz para o amaciamento dos cortes pouco macios? Justifique.

▶ Experimento 3: preparações de aves por calor seco e misto

A. Ingredientes e utensílios

Frango (peito)	1 unidade
Frango (sobrecoxa)	1 unidade
Óleo para fritar	Quantidade mínima necessária
Sal	1 g
Alho	2 g
Pimenta-preta	1 g
Tomate	1 unidade
Cebola	1/2 unidade

Tempero verde	2 colheres de sobremesa
Balança digital com precisão de 1 g	1 unidade
Placa de corte de polietileno amarela	2 unidades
Faca para carne	2 unidades
Colher de servir	1 unidade
Panela média	1 unidade
Forma pequena	1 unidade
Forno	1 unidade
Papel-alumínio	1 rolo
Prato raso	2 unidades

B. Procedimentos

1. Pese o peito de frango, a cebola, o alho e o tomate (**peso bruto [PB]**) e anote no quadro de avaliação.
2. Descasque a cebola, o alho, o tomate e retire excesso de talos do tempero verde se necessário.
3. Calcule o FC.
4. Subdivida o peito de frango em pedaços pequenos.
5. Tempere com alho, sal e pimenta.
6. Doure o frango e acrescente os ingredientes, cozinhe por 20 minutos em chama média.
7. Pese a preparação pronta e anote no quadro de avaliação.
8. Calcule o rendimento (%) e o Fcc.
9. Divida a sobrecoxa de frango em dois pedações e tempere com sal e pimenta.
10. Em seguida, coloque para assar em uma forma pequena untada com óleo por 25 minutos, aproximadamente.
11. Avalie as preparações conforme a escala de pontos.

C1. Quadro de avaliação

Ingredientes do molho	PB	PL	FC
Cebola			
Alho			
Tomate			
Tempero verde			

C2. Quadro de avaliação

Preparações	Peso inicial (g) (soma do PL)	Tempo de cocção (min)	Peso final (g)	Rendimento (%)	Fcc	Sabor	Maciez
Frango com molho (peito)							
Frango assado (sobrecoxa)							

Escala de pontos:
- Por maciez: 3 = muito macio; 2 = macio; 1 = pouco macio
- Por sabor: 4 = muito saboroso; 3 = saboroso; 2 = mediamente saboroso; 1 = pouco saboroso.

PL: peso líquido; Fcc: fator de cocção.

D. Questão: Conclua os resultados em relação ao rendimento das preparações.

▶ Experimento 4: preparações de pescados por calor úmido: peixe cozido ao molho e à escabeche

A. Ingredientes e utensílios

Peixe em postas	1 kg
Sal	3 g
Alho	6 g
Pimenta-do-reino	0,5 g

52 ALIMENTAÇÃO COLETIVA: TÉCNICA DIETÉTICA E SEGURANÇA ALIMENTAR

Limão	2 unidades
Óleo	100 mℓ
Tomate	100 g
Cebola	100 g
Extrato de tomate	40 g
Tempero verde	10 g
Farinha de trigo	45 g
Frigideira média	1 unidade
Escumadeira	2 unidades
Travessa funda	2 unidades
Garfo trinchante	2 unidades
Panela com capacidade de 2 ℓ	2 unidades
Balança digital com precisão de 1 g	1 unidade
Placa de corte de polietileno azul	2 unidades
Faca para peixe	2 unidades
Socador de alho	1 unidade
Papel-alumínio	1 rolo
Papel absorvente	1 rolo

B. Procedimentos
1. Pese 1 kg de peixe, lave e trate (a retirada do couro é opcional).
2. Corte as postas com aproximadamente 2 cm e tamanho uniforme.
3. Divida em duas amostras.
4. Tempere com sal, alho socado, limão e pimenta-do-reino.
5. Deixe repousar por 10 minutos.
6. Prepare o molho refogando a cebola em óleo, acrescente o tomate, o extrato de tomate e o tempero verde e deixe cozinhar. Divida em duas porções.
7. Coloque uma das amostras para coccionar no molho preparado (sem fritar).
8. Passe a outra amostra na farinha de trigo e frite em óleo quente, apenas superficialmente (de 3 a 5 minutos).
9. Coloque para coccionar na outra porção de molho previamente preparado.
10. Marque o tempo de cocção durante a fritura e quando coccionado no molho, anote no quadro de avaliação.
11. Pese cada preparação depois de pronta e anote no quadro de avaliação (peso final em g).
12. Calcule o rendimento (%).
13. Avalie conforme a escala de pontos.

C. Quadro de avaliação

Preparações	Peso inicial (g) (soma de todos os ingredientes – PL cru)	Tempo de cocção (min)	Peso final (g)	Rendimento (%)	Fcc	Cor	Maciez	Aceitabilidade
Cozido ao molho								
À escabeche								

Escala de pontos:
- Por maciez: 3 = muito macio; 2 = macio; 1 = pouco macio
- Por aceitabilidade: 4 = muito apetecível; 3 = apetecível; 2 = quase apetecível; 1 = intragável
- Por cor: 3 = muito intensa; 2 = intensa; 1 = pouco intensa.

PL: peso líquido; Fcc: fator de cocção.

D. Questão: Qual a finalidade da fritura prévia na preparação do tipo escabeche?

Capítulo 3 | Grupos de Alimentos **53**

▶ Experimento 5: preparação de pescados por calor seco: peixe à dorê e à milanesa

A. Ingredientes e utensílios

Peixe (filé)	600 g
Sal	Quantidade mínima necessária
Óleo	Quantidade mínima necessária
Farinha de trigo	180 g
Farinha de rosca	90 g
Ovo	3 unidades
Alho	12 g
Pimenta-do-reino	12 g
Limão	2 unidades
Frigideira	2 unidades
Escumadeira	2 unidades
Travessa rasa	2 unidades
Balança digital com precisão de 1 g	1 unidade
Placa de corte de polietileno azul	2 unidades
Faca	2 unidades
Prato fundo	2 unidades
Papel-alumínio	1 rolo
Papel absorvente	1 rolo

B. Procedimentos

1. Pese 600 g de peixe, lave e trate. Divida em duas porções, pese cada amostra e anote no quadro de avaliação.
2. Tempere igualmente com sal, alho socado, limão e pimenta-do-reino. Deixe repousar por 10 minutos.
3. Passe todas as amostras na farinha de trigo. Reserve uma amostra para fritar só com a farinha de trigo (à dorê).
4. Use uma quantidade moderada de óleo (1/4 da frigideira a uma temperatura de 180°C).
5. Passe as demais amostras no ovo batido, na farinha de rosca e frite por imersão (óleo até 1/3 do recipiente) a 180°C, até que fiquem dourados. Escorra em papel absorvente.
6. Marque o tempo médio de cocção de cada amostra e anote no quadro de avaliação.
7. Pese cada preparação depois de pronta e calcule o rendimento (%).
8. Avalie conforme a escala de pontos.

C. Quadro de avaliação

Preparações	Peso inicial (g)	Tempo de cocção (min)	Peso final (g)	Rendimento (%)	Fcc	Cor	Maciez	Aceitabilidade
Peixe à dorê (farinha de trigo)								
Peixe à milanesa (farinha de rosca)								

Escala de pontos:
- Por maciez: 3 = muito macio; 2 = macio; 1 = pouco macio
- Por aceitabilidade: 4 = muito apetecível; 3 = apetecível; 2 = quase apetecível; 1 = intragável
- Por cor: 3 = muito intensa; 2 = intensa; 1 = pouco intensa.

Fcc: fator de cocção.

D. Questão: Conclua os resultados do experimento com relação ao tempo e rendimento das preparações. Justifique.

Hortaliças

Hortaliça é a planta herbácea da qual uma ou mais partes são utilizadas como alimento em sua forma natural. As hortaliças são vegetais geralmente cultivados em horta. Pela genética, as partes comestíveis das plantas compreendem: raízes, tubérculos, caules, flores, folhas, frutos e sementes. Com o avanço da tecnologia de cultivo, quase todas as espécies são produzidas o ano inteiro.

Há muitas variedades e espécies de hortaliças, diversidade de formas, cores, aromas e sabores. Sua utilização beneficia as características nutricionais e sensoriais do cardápio, favorecendo sua aceitação.

Valor nutricional

O valor nutricional varia de acordo com a parte da planta. A inclusão de hortaliças na dieta favorece o suprimento das necessidades de vitaminas e minerais, além de aumentar o resíduo alimentar no sistema digestório.

Entre as vitaminas, destacam-se a vitamina C, as vitaminas do complexo B e a provitamina A, presente em vegetais amarelo-alaranjados. Em relação aos minerais, evidenciam-se o ferro, o cálcio, o potássio e o magnésio.

Os vegetais são constituídos principalmente por carboidratos complexos (polissacarídeos), que são fragmentados lentamente no organismo, liberando calorias gradativamente. São ricos em fibras que interferem na absorção de glicose e colesterol e, por isso, previnem doenças cardiovasculares e diabetes. Também quanto a composição de carboidratos, as hortaliças possuem menor teor de açúcar e maior concentração de amido quando comparadas às frutas.

A composição das hortaliças varia bastante, não só quanto a espécies e variedades, mas quanto ao solo e aos processos de produção (Quadros 3.10 e 3.11).

Aquisição e armazenamento

As hortaliças são alimentos muito perecíveis e apresentam nutrientes sensíveis ao calor, oxigênio e à luz em sua composição, tornando necessários cuidados no recebimento e no armazenamento.

Cuidados na aquisição de hortaliças:

*   Frescas e sem defeito
*   Grau de evolução completa quanto a tamanho, aroma e cor própria da espécie e variedade
*   Intactas, firmes e bem-desenvolvidas
*   Livres de enfermidades, insetos ou larvas
*   Não danificadas nem sujas
*   Isentas de odor pútrido ou fermentado
*   Isentas de resíduos de fertilizantes
*   Livres de bolores ou mucosidade.

Para a conservação das hortaliças, deve-se armazená-las sob refrigeração (4 a 16°C) e umidade relativa de 90% para evitar ressecamento ou proliferação

Quadro 3.10 Classificação das hortaliças e composição nutricional.

Hortaliças	Composição nutricional
Folhas: acelga, agrião, alface, almeirão, couve, espinafre, mostarda, repolho, salsa	Ferro, cálcio, carotenos, celulose e cotas variáveis de outras vitaminas e minerais, sendo pobres em calorias (em média, 20 kcal por 100 g)
Sementes: ervilhas, feijões verdes, milho-verde	São fontes de vitaminas do complexo B e contêm quotas de outras vitaminas e minerais, sendo ricas em calorias (40 a 80 kcal por 100 g)
Raízes e tubérculos: beterraba, cenoura, nabo, rabanete, aipim, batata-doce	Teor de caroteno e ferro e cerca de 40 a 80 kcal por 100 g
Bulbos: alho, cebola	Contêm vitamina C e substância volátil que confere odor característico, sendo usados principalmente como condimentos. São pobres em calorias
Flores: brócolis, couve-flor, alcachofra	Reduzido teor calórico (20 kcal por 100 g), sendo brócolis uma ótima fonte de vitamina C e cálcio, e a flor de abóbora ótima fonte de caroteno. Servem-se ligeiramente cozidas
Frutos: chuchu, pepino, tomate, berinjela, quiabo	Caracterizam-se por teor de carboidratos variável entre 5 e 12%
Caules: aipo, aspargo, palmito	São todos pobres em calorias, tendo cada qual características próprias, especialmente de sabor
Parasitas: *champignon, funghi, shiitake, shimeji*	São cogumelos de várias espécies, com 12% de proteínas e 20 a 28% de carboidratos.

Fonte: Ornellas, 2007.

Quadro 3.11 Classificação das hortaliças conforme o teor de carboidratos.

Grupo	% de CHO	Exemplos
Grupo A	Cerca de 5%	Folhosas, abobrinha, aipo, aspargo, berinjela, brócolis, palmito, pimentão, rabanete, tomate etc.
Grupo B	Cerca de 10%	Beterraba, cenoura, chuchu, ervilha verde, nabo, quiabo, vagem etc.

CHO: cairboidrato.

de bolores. Por suas características de composição, devem ser consumidas com o máximo de frescor, havendo tolerância de 2 a 6 dias para conservação sob refrigeração, variando conforme sua classificação.

Modificações durante o processamento
Pré-preparo

Preferencialmente, manipula-se a hortaliça inteira, deixando o corte para depois do cozimento, evitando assim a diminuição do teor de nutrientes por lixiviação e por exposição à luz e ao ar.

A hortaliça inteira deve ser lavada em água corrente com o uso de escova macia, conforme o caso, para remover sujidades e diminuir a carga de defensivos agrícolas. Imerge-se a hortaliça ainda inteira em solução de água com 150 a 200 ppm de cloro ativo por 30 minutos (ou conforme diluição e tempo de contato recomendado no rótulo do produto) e, em seguida, remove-se o hipoclorito com água limpa, sendo essa descontaminação indispensável para hortaliças que serão consumidas cruas.

Preparo

Para o preparo, alguns cuidados são necessários, especialmente para preservar sua qualidade nutricional. Para as hortaliças que serão cozidas, a recomendação é de colocar o mínimo possível de água e reaproveitá-la após a cocção (Quadros 3.12 e 3.13).

As hortaliças e algumas frutas, principalmente as ricas em amido, podem ser congeladas como meio de preservação por mais tempo, porém, a recomendação é de que se faça previamente um branqueamento, ou seja, submergir o alimento em água quente ou vapor de água, por pouco tempo, aproximadamente 2 a 8 minutos, que varia muito com o tipo de alimento, para que não fique com uma característica indesejada de amolecida. Esse método é importante por inativar as enzimas responsáveis pelo escurecimento enzimático, uma vez que o calor contribui para o controle da contaminação microbiana.

Outra situação em que se recomenda o branqueamento é no pré-preparo. Consiste em se dar um choque térmico após retirar da água quente, para intensificar a cor (p. ex., do brócolis, da couve, do espinafre, da cenoura, da vagem etc.). E sempre será mais recomendado consumir os legumes e verduras da época e da região de acordo com a sazonalidade (Figura 3.5).

Quadro 3.12 Métodos de cocção de hortaliças.

Cocção por calor úmido	
Fogo brando	Para hortaliças tenras e novas que exijam pouco tempo e pouca água
Ebulição	Para hortaliças menos novas, tubérculos e raízes que requeiram maior tempo de cocção
Pressão	Indicada para hortaliças endurecidas ou naturalmente compactas, quando se deseja encurtar o tempo de cocção e as perdas por dissolução. Hortaliças consistentes (tubérculos, raízes e grãos) devem ser cozidas sob pressão
Vapor	Indicado para a cocção de hortaliças, pois implica menores perdas por dissolução
Cocção por calor seco	
Assado	As mais próprias para assar são batata-doce e milho-verde, diretamente na grelha ou na brasa. A desidratação concentra as substâncias que dão o sabor. As vitaminas B e C podem ser destruídas sob altas temperaturas e há perda de 5 a 10% de vitamina A no alimento assado
Fritura	Hortaliças cruas requerem mais tempo para serem fritas e maior quantidade de gordura. Quando se cozinha previamente a hortaliça, faz-se apenas o dourado ou *sauté*

Quadro 3.13 Pigmentos das hortaliças.

Pigmento	Cor do vegetal	Cuidados no preparo
Clorofila	Verde	Cocção rápida em recipiente semitampado para favorecer a volatilização dos ácidos orgânicos e evitar o escurecimento. As substâncias alcalinas favorecem a cor verde. Deve-se evitar o uso de bicarbonato de sódio, pois, embora realce a cor verde, destrói vitaminas hidrossolúveis
Carotenoides	Amarela, alaranjada e vermelha	Não há solubilidade em água, estáveis sob pH ácido e alcalino, resistentes à cocção. As condições de cocção por calor úmido não os alteram, pois não há solubilidade em água. Contudo, sofrem alteração na presença de óleos ou gordura
Betalaína	Vermelha	Destruída sob altas temperaturas e tempo longo de armazenamento. É estável sob pH ácido
Flavonoides (antocianina)	Vermelha a roxa	A cor desse pigmento pode ser alterada com agentes ácidos ou básicos. Os ácidos avivam sua tonalidade e as bases os tornam azulados. Junto com a vitamina C, causam destruição de ambos os compostos
Flavonoides e flavonas	Incolor a amarela	Sua sensibilidade é visível sob ação das bases, que tornam a hortaliça alaranjada, ou, se houver traços de ferro na água de cocção, sua coloração poderá se tornar marrom. Os agentes ácidos podem beneficiar a coloração, mas comprometer a textura do vegetal
Taninos	Vermelha a marrom	Apresentam coloração escura em meio alcalino.

Fonte: Ornellas, 2007.

Atenção!

Em relação à tecnologia de hortaliças, a Portaria SES nº 90/2017, do estado do Rio Grande do Sul, estabelece as boas práticas de fabricação e **procedimentos operacionais padronizados (POP)**, que contribuem para a garantia das condições higiênico-sanitárias necessárias ao processamento/industrialização de frutas e vegetais minimamente processados, juntamente à lista de verificação.

Essa portaria define como vegetais minimamente processados as frutas, legumes ou hortaliças, ou a combinação destas, que tenham sido submetidas a um processamento, o qual pode incluir seleção, corte, fatiamento, lavagem, desinfecção, enxágue, centrifugação, embalagem e armazenamento, entre outros, permanecendo em estado fresco, com qualidade sensorial adequada e seguro ao consumo.

Os estabelecimentos produtores/industrializadores de frutas e vegetais minimamente processados devem desenvolver, implementar e manter os seguintes POP:

- Higienização das instalações, equipamentos, móveis e utensílios
- Seleção dos fornecedores de matérias-primas (frutas e vegetais frescos), ingredientes e embalagens
- Controle da potabilidade da água
- Higiene e saúde dos manipuladores
- Manejo dos resíduos
- Controle da lavagem e desinfecção das frutas e vegetais frescos
- Manutenção preventiva e calibração de equipamentos
- Controle integrado de vetores e pragas urbanas
- Programa de rastreabilidade e recolhimento de alimentos
- Controle das temperaturas.

Atenção!

Segundo o *Guia Alimentar para a População Brasileira*, os alimentos minimamente processados correspondem aos alimentos *in natura* que foram submetidos a processos de limpeza, remoção de partes indesejáveis, moagem, secagem, pasteurização e processos similares que não envolvam agregação de sal, açúcar, óleos, gorduras ou outras substâncias ao alimento original. Esse guia recomenda que os alimentos *in natura* ou minimamente processados devem ser a base da alimentação.

Assim, individual ou coletivamente, em nível doméstico ou em **serviços de alimentação (SA)**, esses alimentos devem ser preconizados e, para isso, legislações estabelecem boas práticas e POP.

Capítulo 3 | Grupos de Alimentos 57

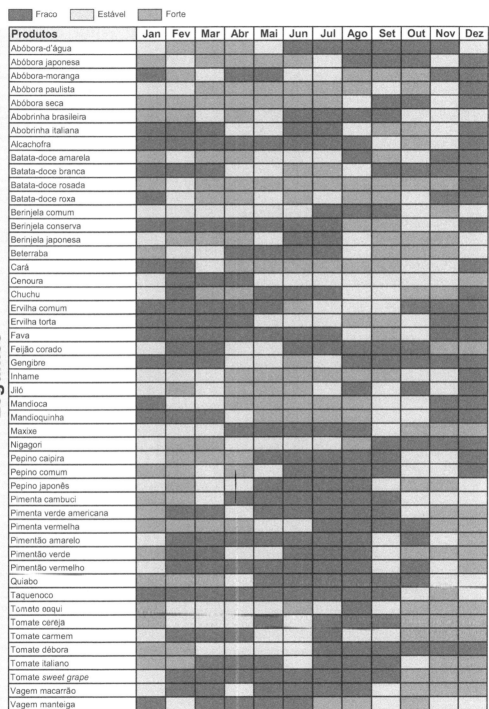

Figura 3.5 Calendário referente à sazonalidade de legumes e de verduras. Fonte: Ceagesp-Embrapa, 2020. (*continua*)

Legenda: ▩ Fraco ▢ Estável ▨ Forte

Verduras

Produtos	Jan	Fev	Mar	Abr	Mai	Jun	Jul	Ago	Set	Out	Nov	Dez
Acelga												
Agrião												
Alface-americana												
Alface-crespa												
Alface lisa												
Alho-poró												
Almeirão												
Aspargo												
Beterraba com folhas												
Brócolos ninja												
Brócolos ramoso												
Catalonha												
Cebolinha												
Cenoura com folhas												
Chicória												
Coentro												
Cogumelo *shimeji*												
Cogumelo *shitake*												
Couve												
Couve-de-bruxelas												
Couve-flor												
Endívia												
Erva-doce												
Escarola												
Espinafre												
Folha de uva												
Gengibre com folhas												
Gobo												
Hortelã												
Louro												
Manjericão												
Milho-verde												
Moiashi												
Mostarda												
Nabo												
Orégano												
Palmito pupunha												
Rabanete												
Radicchio												
Repolho verde												
Repolho roxo												
Rúcula												
Salsa												
Salsão												

Figura 3.5 (*continuação*) Calendário referente à sazonalidade de legumes e de verduras. Fonte: Ceagesp-Embrapa, 2020.

Capítulo 3 | Grupos de Alimentos **59**

▶ Prática de preparo de hortaliças

▶ Experimento 1: avaliação do tempo de cocção e da ação dos ácidos, álcalis, volume de água e excesso de calor sobre as hortaliças ricas em clorofila

A. Ingredientes e utensílios

Vagem	300 g
Sal	1 colher de café rasa para cada amostra
Vinagre (ácido acético)	1 colher de sobremesa
Bicarbonato de sódio	1/2 colher de café rasa
Panela pequena	5 unidades
Cremeira	5 unidades
Balança digital com precisão de 1 g	1 unidade
Faca para vegetais	5 unidades
Coador	5 unidades
Cálice graduado com capacidade de 250 mℓ	5 unidades
Placa de corte de polietileno verde	5 unidades

B. Procedimentos

1. Separe e rotule o material necessário conforme as variáveis do quadro de avaliação.
2. Proceda ao preparo das amostras, cortando as extremidades e retirando a fibra de um dos lados da vagem.
3. Corte em pedaços de 1 cm, pese cinco amostras com 60 g cada.
4. Meça o volume de água conforme o quadro de avaliação e transfira para as respectivas panelas.
5. Aqueça a água, coloque as amostras e marque o tempo de cocção quando entrar em ebulição. Tampe a panela e baixe a chama.
6. Adicione sal nas amostras 1, 2 e 3 após a cocção parcial (10 minutos).
7. Nas amostras 4 e 5, adicione o vinagre e o bicarbonato de sódio respectivamente, na quantidade predeterminada, junto com a vagem.
8. Coccione a amostra 3 por 30 minutos, escorra e pese.
9. Retire as amostras 1, 2, 4 e 5, ao alcançarem a maciez, escorra e pese.
10. Coloque a água de cocção de cada amostra nos cálices previamente rotulados.
11. Coloque todas as amostras cozidas nos recipientes e proceda à avaliação conforme a escala de pontos.

Dica: Reserve a água de cocção para posterior discussão com o grupo.

C. Quadro de avaliação

Processos	Quantidade de água (mℓ)	Tempo (min)	Peso final	Cor	Odor	Maciez	Turbidez da água
Mínimo de água	300						
Excesso de água	1.000						
Cocção prolongada	700	30					
Ácido acético	500						
Bicarbonato de sódio	500						

Escala de pontos:
- Por cor: 4 = muito intensa; 3 = intensa; 2 = pouco intensa; 1 = descorada
- Por odor: 4 = muito intenso; 3 = intenso; 2 = pouco intenso; 1 = inodoro
- Por maciez: 3 = muito macia; 2 = macia; 1 = pouco macia
- Por turbidez: 4 = muito turva; 3 = turva; 2 = pouco turva; 1 = incolor.

60 ALIMENTAÇÃO COLETIVA: TÉCNICA DIETÉTICA E SEGURANÇA ALIMENTAR

D. Questões:

a) Justifique os efeitos do volume de água, da adição de ácido acético, de bicarbonato de sódio e da cocção prolongada sobre os legumes de cor verde e identifique o método de cocção adequado.

b) Qual é o problema de se utilizar bicarbonato de sódio na cocção de hortaliças? Você recomendaria sua utilização em uma **unidade de alimentação e nutrição (UAN)** em que trabalhasse?

▶ Experimento 2: avaliação da cocção de hortaliças ricas em elementos sulfurados por calor úmido usando panela comum com tampa, destampada e aparelho de vapor

A. Ingredientes e utensílios

Repolho ou couve-flor	500 g
Sal	1 colher de café rasa para cada amostra
Balança digital com precisão de 1 g	1 unidade
Aparelho de vapor	1 unidade
Panela pequena	2 unidades
Placa de corte de polietileno verde	1 unidade
Faca para vegetais	2 unidades
Peneira plástica	3 unidades
Cálice graduado com capacidade de 250 mℓ	3 unidades
Cremeira	3 unidades

B. Procedimentos

1. Separe e rotule o material, conforme as variáveis do quadro de avaliação.
2. Proceda ao preparo das amostras, retirando o centro do repolho ou talos grossos e folhas da couve-flor.
3. Corte em pedaços médios, divida em três amostras com 100 g cada.
4. Meça 500 mℓ de água e transfira para as panelas das amostras 1 e 2.
5. Coloque água até 1/3 do aparelho de vapor, aqueça a água, coloque as amostras e marque o tempo quando entrar em ebulição.
6. Tampe as amostras 1 e 3. A de nº 2 deve coccionar sem tampa.
7. Coloque o sal após 5 minutos de ebulição.
8. Retire as amostras ao alcançarem a maciez, escorra e pese.
9. Coloque a água de cocção de cada amostra nos cálices rotulados e as amostras nas respectivas cremeiras. Avalie o odor imediatamente.
10. Proceda à avaliação usando a escala de pontos.

C. Quadro de avaliação

Processos	Peso inicial	Quantidade de água (mℓ)	Tempo (min)	Peso final	Odor	Maciez	Turbidez da água
Panela com tampa		500					
Panela sem tampa		500					
Cocção a vapor		1/3 do recipiente					

Escala de pontos:
- Por odor: 4 = muito intenso; 3 = intenso; 2 = pouco intenso; 1 = inodoro
- Por maciez: 3 = muito macia; 2 = macia; 1 = pouco macia
- Por turbidez: 4 = muito turva; 3 = turva; 2 = pouco turva; 1 = incolor.

D. Questões:

a) Conclua sobre o uso da panela tampada e destampada na cocção de hortaliças sulfuradas.

b) Quais as vantagens do uso do vapor na cocção de legumes?

Capítulo 3 | Grupos de Alimentos **61**

▶ Experimento 3: avaliação da cocção de hortaliças ricas em betalaína sob o efeito de agentes ácidos, básicos e excesso de água

A. Ingredientes e utensílios

Beterraba bem pequena	4 unidades
Limão	1 colher de sopa
Bicarbonato de sódio	1 colher de sopa
Panela com capacidade de 2 ℓ	4 unidades
Placa de corte de polietileno verde	1 unidade
Faca	2 unidades
Balança digital com precisão de 1 g	1 unidade
Prato de sobremesa	4 unidades

B. Procedimentos

1. Lave quatro beterrabas pequenas e submeta-as a cocção até a maciez dentro do seguinte critério:
   - Amostra 1: com casca e pouca água (suficiente para cobrir)
   - Amostra 2: sem casca e bastante água
   - Amostra 3: sem casca em pouca água, acidulada com 1 colher de sopa de limão
   - Amostra 4: sem casca em pouca água, acrescida de 1 colher de sopa de bicarbonato de sódio.

C. Quadro de avaliação

Processos	Peso inicial	Tempo de cocção (min)	Fcc	Peso final	Rendimento (%)	Cor
Beterraba com casca e pouca água						
Beterraba sem casca e bastante água						
Beterraba sem casca + limão						
Beterraba sem casca + bicarbonato de sódio						

Escala de pontos:
- Por cor: 1 = natural; 2 = muito intensa; 3 = descolorida; 4 = outra coloração.

Fcc: fator de cocção.

D. Questões:

a) Justifique os efeitos da adição de ácido acético e de bicarbonato de sódio sobre o pigmento betalaína.
b) Existe algum inconveniente no uso de bicarbonato de sódio na cocção de hortaliças?
c) Identifique o método de cocção mais adequado.

▶ Experimento 4: avaliação da ação de agentes ácidos e alcalinos em hortaliças ricas em antoxantina

A. Ingredientes e utensílios

Batata-inglesa	1 unidade
Nabo	1 unidade
Cebola de casca amarela	1 unidade
Limão	1/2 unidade
Bicarbonato de sódio	1 colher de café
Faca	3 unidades
Placa de corte de polietileno verde	3 unidades

B. Procedimentos

1. Corte cada alimento em quatro partes e em seguida:
   - Coloque uma parte de cada ingrediente em uma panela, pingue gotas de limão e cozinhe em seguida

62 ALIMENTAÇÃO COLETIVA: TÉCNICA DIETÉTICA E SEGURANÇA ALIMENTAR

- Em outra panela, coloque uma parte de cada ingrediente e pingue gotas de bicarbonato de sódio, previamente diluído em água, e cozinhe em seguida
- Coloque uma parte de cada ingrediente cru em um prato e pingue gotas de limão
- Em outro prato, coloque uma parte de cada ingrediente cru e pingue gotas de bicarbonato de sódio.
2. Observe e anote os resultados.

C. Quadro de avaliação

	Cor	
Alimento	Com ácido Cru/cozido	Com base Cru/cozido
Batata-inglesa		
Nabo		
Cebola		

D. Questão: Justifique os efeitos da adição de ácido acético, de bicarbonato de sódio sobre o pigmento antoxantina.

▶ Experimento 5: cocção de mandioca (aipim ou macaxeira) em panela comum e sob pressão

A. Ingredientes e utensílios

Mandioca	500 g
Sal	1 colher de sopa rasa
Panela com tampa	1 unidade
Panela de pressão	1 unidade
Balança digital com precisão de 1 g	1 unidade
Prato raso	2 unidades
Papel-alumínio	1 rolo
Placa de corte de polietileno verde	1 unidade

B. Procedimentos
1. Divida a amostra em duas porções iguais, pese-as com casca, retire a casca e pese novamente. Calcule o FC.
2. Coloque uma amostra na panela comum e outra na panela de pressão, cubra com água.
3. Leve ao fogo (chama alta) com as panelas tampadas.
4. Marque o tempo quando iniciar a ebulição na panela comum e quando iniciar a saída do vapor na panela de pressão.
5. Abra a panela de pressão após 25 minutos, teste a maciez e coloque o sal. Observe se o tempo foi suficiente ou se precisará voltar para o fogo.
6. Retire quando estiverem macias, marque o tempo de cocção, escorra, pese e avalie.

C. Quadro de avaliação

Processos	PB (g)	PL (g)	FC	Fcc	Peso cozido (g)	Rendimento (%)	Maciez	Sabor
Mandioca na panela comum								
Mandioca na panela de pressão								

PB: peso bruto; PL: peso líquido; FC: fator de correção; Fcc: fator de cocção.

D. Questão: Qual o método mais eficaz para a cocção de mandioca? Justifique.

Capítulo 3 | Grupos de Alimentos **63**

▶ Experimento 6: cocção de batata-inglesa por calor úmido, com casca, sem casca e fracionada

A. Ingredientes e utensílios

Batata-inglesa pequena	600 g
Sal	1 colher de sobremesa rasa para cada amostra
Panela com tampa com capacidade de 1 ℓ	3 unidades
Balança digital com precisão de 1 g	1 unidade
Prato raso	3 unidades
Papel-alumínio	1 rolo
Garfo	1 unidade
Faca	1 unidade
Cuba plástica	1 unidade

B. Procedimentos

1. Pese as batatas, divida em três porções de pesos aproximados, lave e anote os pesos de cada porção (**peso bruto [PB]** cru):
   - Amostra 1: coloque a batata com casca na panela, cubra com água e leve para coccionar. Quando alcançar a ebulição, marque o tempo e tampe a panela. Espere para verificar a maciez, ponha o sal. Quando estiver cozido, marque o tempo, escorra, pese (PB cozido) retire a casca, pese (PL cozido) e avalie usando a escala de pontos
   - Amostra 2: descasque a batata, pese (PL cru), coccione e pese (PL cozido). Avalie enquanto quente
   - Amostra 3: descasque, pese (PL cru). Subdivida em cubos de 2 × 2 cm (à jardineira). Aqueça a água e coloque a batata quando a água ebulir. Marque o tempo quando retornar à ebulição, tampe, baixe a chama e coloque sal. Retire quando estiver macia, escorra, pese (PL cozido) e avalie usando a escala de pontos.
5. Calcule o FC e o Fcc de todas as amostras.

C. Quadro de avaliação

Processos	PB cru (g)	PB cozido (g)	PL cru (g)	Fcc	PL cozido (g)	FC	Tempo de cocção (min)	Rendimento (%)	Maciez	Sabor
Com casca			–							
Sem casca		–								
Fracionada		–								

Escala de pontos:
- Por maciez: 3 = muito macia; 2 = macia; 1 = pouco macia
- Por sabor: 4 = muito saborosa; 3 = saborosa; 2 = mediamente saborosa; 1 = pouco saborosa.

PB: peso bruto; PL : peso líquido; FC: fator de correção; Fcc: fator de cocção.

D. Questões:

a) Em qual dos métodos de cocção da batata-inglesa ocorreram menores perdas por dissolução? Justifique.

b) Por que se deve utilizar a água de cocção para outros fins? Exemplifique.

Frutas

No Brasil, em decorrência de sua extensão, diversidade climática e seu solo favorável, há uma grande diversidade de frutas. Por definição, a fruta consiste em produto procedente da frutificação de uma planta, destinada ao consumo *in natura* preferencialmente. É a parte carnuda e comestível que envolve as sementes das plantas e árvores.

A clorofila encontra-se universalmente nas frutas não maduras e, quando se decompõe, novos pigmentos são sintetizados (licopeno). Os pigmentos que já existem são expostos (carotenoides). Estão presentes o ácido cítrico e outros, como o ácido tartárico na uva, o málico na maçã, o oxálico no abacaxi.

As frutas oleaginosas, além de grande concentração de calorias, apresentam alto teor de proteínas. Por serem muito gordurosas e conterem muita celulose, são alimentos de difícil digestão.

As frutas secas ou dessecadas são obtidas por perda parcial de água da fruta madura, inteira ou em pedaços, por processos tecnológicos adequados. O produto é designado pelo nome da fruta que lhe deu origem, seguido da palavra "seca". Pode também ser usada a palavra "passa", em vez de "seca" (p. ex., "uva-passa").

Valor nutricional

O valor nutricional assemelha-se ao das hortaliças, mas as frutas são mais ricas em açúcares simples. Compostas principalmente por água, apresentam também 5 a 20% de carboidratos; fração proteica mínima (com exceção das frutas oleaginosas); e de lipídios variável, sendo as mais lipídicas o abacate (com aproximadamente 15%) e o coco (35%) (Quadro 3.14).

O valor vitamínico pode variar de acordo com a espécie, o grau de amadurecimento, a natureza do solo e os cuidados na colheita e na conservação. Entre as vitaminas, são encontradas principalmente a vitamina C e o caroteno; entre os minerais, o potássio e o ferro. Para melhor aproveitamento desses nutrientes e das fibras, devem ser consumidas cruas e com casca. As frutas são ótimas fontes de fibras insolúveis (celulose e a hemicelulose) e solúveis (pectina e gomas).

Quadro 3.14 Classificação das frutas conforme o teor de carboidratos.

Grupo	% de CHO	Exemplos
Grupo A	Até 5%	Abacaxi, açaí, araçá, caju, goiaba, groselha, melancia, melão, moranguinho
	Até 10%	Laranja, lima, limão, pêssego, romã
Grupo B	Até 15%	Ameixa, amora, cereja, damasco, figo, framboesa, maçã, mamão, manga, pera
	Até 20%	Banana, caqui, marmelo, uva
Frutas oleaginosas	Cerca de 16% de CHO, 20% PTN e 60% de LIP	Amêndoas, avelãs, castanha-de-caju, castanha-do-pará, nozes

CHO: carboidrato; PTN: proteína; LIP: lipídio.

Aquisição e armazenamento

As frutas próprias para consumo devem apresentar as seguintes características:

- Serem frescas
- Terem grau máximo quanto ao tamanho, aroma, cor e sabor próprios da espécie e variedade
- Não estarem danificadas por lesões de origem física ou mecânica que afetem a sua aparência. Quando houver polpa e pedúnculo, estes devem apresentar-se intactos e firmes
- Não conterem substâncias terrosas, sujidades ou corpos estranhos aderentes à superfície da casca
- Estarem isentas de umidade externa anormal, aroma e sabor estranhos
- Estarem livres de resíduos de fertilizantes
- Não apresentarem sujidades, parasitos e larvas.

Frutas colhidas antes do pleno amadurecimento devem ser mantidas em temperatura ambiente até que alcancem o grau desejado de maturação. Em seguida, serão colocadas sob temperatura de 10°C em média, na parte inferior da geladeira ou em câmaras frigoríficas próprias. Algumas frutas requerem refrigeração imediata; nesse caso, deve-se programar a aquisição para data próxima ao consumo e em plena maturação.

As frutas colhidas maduras são mais ricas em vitamina C, e, à medida que se prolonga uma conservação inadequada, vai se reduzindo a concentração desta vitamina. Assim, o importante é reconhecer o ciclo respiratório das frutas (Quadro 3.15).

Modificações durante o amadurecimento

Nesse processo, diminui-se o pH, aumentando a acidez; há degradação dos ácidos orgânicos, reduzindo a adstringência e o sabor ácido; a polpa fica abrandada, pela degradação da protopectina em pectina; ocorre ação enzimática sobre o amido, degradando em açúcares, acentuando o sabor doce; e há destruição da clorofila, modificando a cor da fruta (Figura 3.6)

Simplificando: a protopectina (sólida e insolúvel, encontrada na fruta verde), com o processo de amadurecimento, vai se transformando em pectina (solúvel, com aspecto gomoso e com propriedade de formar gel), e esta transforma-se em ácido péctico, promovendo a desintegração da polpa da fruta.

Modificações durante o processamento

As frutas podem ser servidas no desjejum, no almoço, no jantar, no lanche ou na ceia, podendo ser consumidas como sobremesa, lanche, complemento de pratos salgados e acompanhamento de saladas.

Quadro 3.15 Frutas climatéricas e não climatéricas.

Processo de amadurecimento	Características	Exemplos
Frutas climatéricas	Continuam respirando após coleta, com alteração de cor, sabor e textura. Podem ser colhidas ainda verdes. Armazenadas em temperatura ambiente até seu amadurecimento	Abacate, banana, manga, mamão, pêssego, nectarina, caqui, kiwi, melão, ameixa, pera, tomate etc.
Frutas não climatéricas	Seus processos bioquímicos são interrompidos no momento da coleta. Precisam ser colhidas no grau perfeito de maturação. São armazenadas sob refrigeração	Uva, morango, laranja, limão, lima, tangerina, figo, cereja, carambola, framboesa, romã, melancia etc.

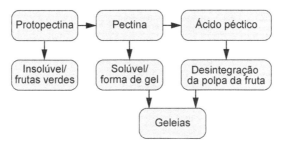

Figura 3.6 Modificações durante o amadurecimento das frutas.

 Na prática

Em nível doméstico, um meio de acelerar o processo de amadurecimento das frutas climatéricas é colocá-las próximo às já maduras ou embrulhá-las em papel. Ambas as técnicas são usadas para favorecer o contato do gás etileno (fitormônio gasoso e incolor responsável pelo amadurecimento de frutos).

Na indústria, faz-se o amadurecimento artificial, com o uso de atmosfera controlada, ou seja, coloca-se etileno nas câmaras para acelerar o processo. No entanto, quando a intenção é retardar o amadurecimento, utiliza-se sachê de permanganato de potássio nas embalagens, para atuar no controle do etileno.

Pré-preparo

Recomenda-se lavar as frutas em água corrente com o uso de escova macia para remoção de sujidades e diminuição da carga de defensivos agrícolas; depois faz-se a desinfecção com a metodologia aplicada para hortaliças.

O corte das frutas expõe seu conteúdo ao ar e à luz, dando início à perda de nutrientes, por isso, é melhor cortar a fruta no menor intervalo de tempo até o consumo. Para guardá-las, usam-se recipientes opacos e fechados, mantidos sob refrigeração.

Preparo

Do ponto de vista nutricional, as frutas cruas são superiores às cozidas, porque durante a cocção perdem-se nutrientes, como o ácido ascórbico. O abrandamento pela cocção facilita a digestão, principalmente quando ainda não tiverem alcançado pleno amadurecimento.

As frutas, tal como as hortaliças, devem ser preparadas de modo a que se conservem os nutrientes, de preferência cozinhando-as pelo menor tempo necessário, em panela bem tampada e com o mínimo de líquido necessário.

Formas de consumo: *in natura*, sucos, assadas, compotas, doces em massa, geleia de frutas, frutas desidratadas, fritas, acompanhamento de pratos salgados.

As frutas são muito versáteis e recomendadas pelo valor nutritivo que apresentam. Com a ajuda da tecnologia dos alimentos, as frutas podem ser adquiridas até mesmo fora de sua sazonalidade, porém sempre será mais recomendado consumir as da época e da região (Figura 3.7).

 Atenção!

Em relação à tecnologia de frutas e hortaliças, a RDC nº 352/2002 define procedimentos de boas práticas de fabricação para estabelecimentos produtores/industrializadores de frutas e ou hortaliças em conserva, a fim de garantir a qualidade sanitária do produto, apresentando também uma lista de verificação.

Essa resolução aplica-se aos estabelecimentos que realizam as atividades de produção/industrialização, fracionamento, armazenamento e/ou transporte de frutas e/ou hortaliças em conserva de baixa acidez, acidificadas artificialmente e naturalmente ácidas; hortaliças em conserva acidificadas por fermentação e marinadas.

Excluem-se desta resolução o palmito em conserva, por apresentar regulamento técnico específico, e as frutas e ou hortaliças minimamente processadas.

ALIMENTAÇÃO COLETIVA: TÉCNICA DIETÉTICA E SEGURANÇA ALIMENTAR

Legenda: ■ Fraco ▢ Estável ■ Forte

Frutas

Produtos	Jan	Fev	Mar	Abr	Mai	Jun	Jul	Ago	Set	Out	Nov	Dez
Abacate avocado												
Abacate breda/margarida												
Abacate *fucks*/geada												
Abacate fortuna/quintal												
Abacaxi-havaí												
Abacaxi-pérola												
Abiu												
Acerola												
Ameixa estrangeira												
Ameixa estrangeira americana												
Ameixa estrangeira espanhola												
Ameixa nacional												
Amêndoa												
Amora												
Atemoia												
Avelã												
Banana-maçã												
Banana-nanica												
Banana-prata (Minas Gerais)												
Banana-prata (São Paulo)												
Caju												
Caqui												
Carambola												
Castanha-do-pará												
Castanha estrrangeira portuguesa												
Cereja estrangeira												
Cidra												
Coco-verde												
Cupuaçu												
Damasco estrangeiro												
Figo												
Fisális												
Framboesa												
Goiaba												
Grapefruit												
Graviola												
Jabuticaba												
Jaca												
Kinkan												
Kiwi nacional												
Kiwi estrangeiro												
Laranja-baía												
Laranja-lima												
Laranja-pera												
Lichia												
Lima-da-pérsia												
Limão taiti												

Figura 3.7 Calendário referente à sazonalidade de frutas. Fonte: Ceagesp-Embrapa, 2020. (*continua*)

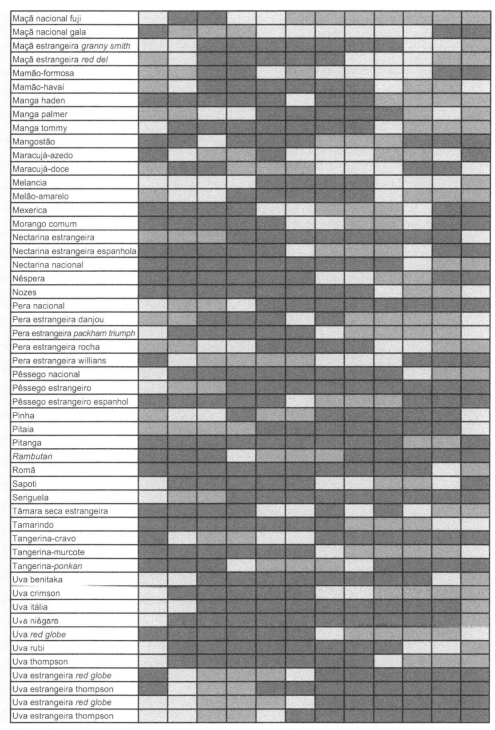

Figura 3.7 (*continuação*) Calendário referente à sazonalidade de frutas. Fonte: Ceagesp-Embrapa, 2020.

Orientações para frutas e/ou hortaliças em conserva de acordo com a RDC nº 352/2002

A resolução define que as frutas e as hortaliças:

- Devem ser recebidas em local protegido, limpo e isolado da área de produção, com procedência controlada e inspecionadas no recebimento, inclusive os ingredientes e as embalagens
- Devem apresentar cor característica, sabor, odor e textura próprios, uniformidade de tamanho e estarem adequadas para o processamento
- Devem estar protegidas contra danos físicos, pragas, contaminantes químicos, físicos, microbiológicos
- Se submetidas à análise laboratorial, quando necessário, devem ser identificadas e armazenadas adequadamente até o resultado
- Quando reprovadas, devem ser devolvidas imediatamente ou identificadas e armazenados em local separado
- Suas embalagens devem ser íntegras, limpas, de material apropriado, de primeiro uso, não sendo permitida sua reutilização
- Devem ser lavadas com água potável adicionada de solução clorada
- Ao serem higienizadas, os produtos utilizados para esse fim devem ser regularizados pelo Ministério da Saúde
- Devem ser elaborados, implementados e mantidos os POP
- Se submetidas a branqueamento pelo calor, este deve ser feito com água potável
- Devem ser acondicionadas manual ou mecanicamente para contribuir com a eficácia do processo
- Se submetidas à acidificação, seu pH deve ser controlado para ficar em 4,5 ou menos
- Deve ser feita a exaustão dos recipientes para remoção do ar – facultativa quando forem utilizadas embalagens de vidro, com tampa de rosca, que aliviam a pressão durante o tratamento térmico
- Deve ser realizado o fechamento hermético, para evitar a queda de temperatura e, consequentemente, a redução do vácuo
- Devem ser efetuados controles de tempo e temperatura do tratamento térmico a cada operação realizada
- Após sofrerem tratamento térmico, devem ser submetidas ao resfriamento até a temperatura interna de 40°C
- As operações do processo de produção devem ser realizadas em local apropriado, com isolamento da área de pré-preparo e preparo, seguindo fluxo ordenado, linear e sem cruzamentos
- Quando em conserva, sua rotulagem é de responsabilidade da empresa fabricante
- O estabelecimento deve implementar e documentar o controle de qualidade do produto
- Quando em conserva, acidificadas artificialmente ou por fermentação, e naturalmente ácidas e marinadas, devem apresentar pH igual ou menor que 4,5 ao fim, que deve ser comprovado por análises laboratoriais
- Seu transporte deve ser apropriado e manter sua integridade *in natura* ou em conserva.

Quanto à responsabilidade técnica, documentação e registros:

- A responsabilidade pelo processamento das frutas e/ou hortaliças em conserva deve ser exercida por funcionário que tenha curso de capacitação, com carga horária mínima de 40 horas, abordando os seguintes temas: microbiologia de alimentos; boas práticas de fabricação; processamento das frutas e ou hortaliças em conserva, com destaque para acidificação e tratamento térmico; **sistema de análise de perigos e pontos críticos de controle** (HACCP, do inglês *hazard analisys and critical control points*)
- As operações executadas nos estabelecimentos produtores/industrializadores das frutas e ou hortaliças em conserva devem estar de acordo com o manual de boas práticas de fabricação. Os POP referentes às operações de higienização, de tratamento térmico e, quando necessária, de acidificação, devem atender aos requisitos gerais e às disposições relativas ao monitoramento, avaliação e registro, estando todos acessíveis aos funcionários envolvidos, sendo ainda disponibilizados à autoridade sanitária sempre que requeridos. Os estabelecimentos devem dispor de documentação das ações corretivas a serem adotadas em caso de desvios dos parâmetros estabelecidos. Os registros devem ser utilizados para verificação da eficácia das medidas de controle implantadas e mantidos por período superior ao prazo de validade do produto.

 Atenção!

POP exigidos de serem implantados (existir) e implementados (ser cumprido), conforme RDC nº 352/2002:

- Higienização das instalações, equipamentos e utensílios
- Controle de potabilidade da água
- Higiene e saúde dos manipuladores
- Manejo dos resíduos
- Manutenção preventiva e calibração de equipamentos
- Controle integrado de vetores e pragas urbanas
- Seleção das matérias-primas, ingredientes e embalagens
- Higienização das frutas e ou hortaliças
- Acidificação
- Tratamento térmico
- Programa de recolhimento de alimento.

Capítulo 3 | Grupos de Alimentos **69**

▶ Prática de preparo de frutas

▶ Experimento 1: determinação do pH, unidade média e fator de correção de frutas

A. Ingredientes e utensílios

Abacaxi-havaí	1 unidade G, 1 unidade M, 1 unidade P
Banana-prata	1 unidade G, 1 unidade M, 1 unidade P
Maçã nacional	1 unidade G, 1 unidade M, 1 unidade P
Balança digital com precisão de 1 g	1 unidade
Placa de corte de polietileno verde	3 unidades
Faca para vegetais	3 unidades
Fita de pH	9 unidades
Papel-alumínio	1 rolo
Bacia	1 unidade

G: grande; M: média; P: pequena.

B. Procedimentos

1. Separe o material necessário e as frutas conforme o quadro de avaliação.
2. Faça um corte de 2 cm de profundidade em cada fruta e introduza a fita de pH. Faça a leitura e anote.
3. Proceda à pesagem de cada fruta e anote o PB.
4. Determine a unidade média de cada fruta (PB) pesando as unidades **grande (G)**, **média (M)** e **pequena (P)**, calcule a média aritmética, anote (PB médio).
5. Descasque, tire as sementes, caroços, talo e pese. Anote o PL.
6. Determine a unidade média de cada fruta (PL) pesando as unidades G, M e P, calcule a média aritmética, anote (PL médio).
7. Calcule o FC e anote (use apenas duas casas após a vírgula).

C. Quadro de avaliação

Frutas	pH	Classificação PB (g)			PB médio (g)	Classificação do PL (g)			PL médio (g)	FC
		G	M	P		G	M	P		
Abacaxi-havaí										
Banana-prata										
Maçã										

PB: peso bruto; G: grande; M: média; P: pequena; PL: peso líquido; FC: fator de correção.

D. Questão: Compare os resultados com os encontrados na literatura e justifique.

▶ Experimento 2: determinação do pH, unidade média e fator de correção de frutas

A. Ingredientes e utensílios

Mamão-papaia	1 unidade G, 1 unidade M, 1 unidade P
Manga	1 unidade G, 1 unidade M, 1 unidade P
Pera	1 unidade G, 1 unidade M, 1 unidade P
Balança digital com precisão de 1 g	1 unidade
Placa de corte de polietileno verde	3 unidades
Faca para vegetais	3 unidades
Fita de pH	9 unidades
Papel-alumínio	1 rolo
Bacia	1 unidade

G: grande; M: média; P: pequena.

70 ALIMENTAÇÃO COLETIVA: TÉCNICA DIETÉTICA E SEGURANÇA ALIMENTAR

B. Procedimentos

1. Separe o material necessário e as frutas conforme o quadro de avaliação.
2. Faça um corte de 2 cm de profundidade em cada fruta e introduza a fita de pH. Faça a leitura e anote.
3. Proceda à pesagem de cada fruta e anote o PB.
4. Determine a unidade média de cada fruta (PB) pesando as unidades G, M e P, calcule a média aritmética, e anote o PB médio.
5. Descasque, tire as sementes, caroços, talo e pese. Anote o PL.
6. Determine a unidade média de cada fruta (PL) pesando as unidades G, M e P, calcule a média aritmética. Anote o PL médio.
7. Calcule o FC e anote (use apenas duas casas após a vírgula).

C. Quadro de avaliação

Frutas	pH	Classificação PB (g)			PB médio (g)	Classificação do PL (g)			PL médio (g)	FC
		G	M	P		G	M	P		
Mamão-papaia										
Manga										
Pera										

PB: peso bruto; G: grande; M: média; P: pequena; PL: peso líquido; FC: fator de correção.

D. Questão: Compare os resultados com os encontrados na literatura e justifique.

▶ Experimento 3: determinação da quantidade de suco fornecido por diversas frutas e determinação do pH

A. Ingredientes e utensílios

Limão	1 unidade G, 1 unidade M, 1 unidade P
Laranja-pera	1 unidade G, 1 unidade M, 1 unidade P
Maracujá	1 unidade G, 1 unidade M, 1 unidade P
Balança digital com precisão de 1 g	1 unidade
Placa de corte de polietileno verde	3 unidades
Faca para vegetais	3 unidades
Papel-alumínio	1 rolo
Proveta de 50, 100, 150 mℓ	1 unidade de cada um
Extrator de suco	1 unidade
Funil de inox	1 unidade
Coador	1 unidade
Copo	3 unidades
Bacia	1 unidade

G: grande; M: média; P: pequena.

B. Procedimentos

1. Separe o material necessário e as frutas conforme o quadro de avaliação.
2. Faça um corte de 2 cm de profundidade em cada fruta e introduza a fita de pH. Realize a leitura e anote.
3. Proceda à pesagem de cada fruta e anote o PB.
4. Para o limão e a laranja: corte ao meio, extraia o suco, transfira para a proveta, leia, anote e reserve.
5. Para o maracujá: corte ao meio, retire a polpa com semente, pese e anote.
6. Passe a polpa em uma peneira para retirar as sementes, meça o volume de suco e anote.
7. Reserve os sucos extraídos e a polpa para o experimento a seguir.

Capítulo 3 | Grupos de Alimentos **71**

C. Quadro de avaliação

Frutas	pH	PB (g)			PB média (g)	Quantidade de suco fornecido (mℓ)			Resíduo (g)			Resíduo médio (g)	FC
		G	M	P	–	G	M	P	G	M	P	–	
Limão													
Laranja-pera													
Maracujá													

PB: peso bruto; G: grande; M: média; P: pequena; PL: peso líquido; FC: fator de correção.

D. Questão: Compare os resultados com os encontrados na literatura.

▶ Experimento 4: preparo de salada de frutas

A. Ingredientes e utensílios

Abacaxi, banana, maçã, mamão, manga, pera usados nos experimentos 1 e 2, e sucos de laranja e maracujá do experimento 3 anterior	
Balança digital com precisão 1 g	1 unidade
Bacia em inox grande	1 unidade
Cremeira com capacidade de 200 mℓ	1 unidade
Colher de servir	1 unidade
Placa de corte de polietileno verde	3 unidades

B. Procedimentos

1. Pese separadamente cada tipo de fruta usada e anote:

Fruta	Peso (g)
Abacaxi	
Banana	
Maçã	
Mamão	
Manga	
Pera	

2. Corte as frutas em cubinhos uniformes.
3. Pese a salada de frutas pronta e anote.

D. Questões:

a) Determine a porção média de salada de frutas e calcule o peso *per capita* de cada ingrediente da preparação.
b) Calcule o peso da salada pronta (rendimento).
c) Calcule o peso da porção.
d) Calcule a quantidade de porções.
e) Calcule o peso *per capita* por fruta (peso do ingrediente dividido pelo número de porções).

Leguminosas

As leguminosas são grãos que dão em vagens, tais como: feijão, soja, ervilha, lentilha, grão-de-bico, tremoços, guando, alfarroba e amendoim. Originário do Novo Mundo, o feijão constitui, junto com o milho, a base da alimentação das civilizações primitivas dos incas, astecas e maias. O arroz com feijão, famoso e tradicional prato brasileiro, fornece uma ótima combinação de aminoácidos, tornando essa mistura muito nutritiva.

O feijão, em nosso país, é a base da alimentação popular, com algumas preferências conforme a região. O feijão-preto, por exemplo, é o preferido nos estados de Rio Grande do Sul, Santa Catarina, Paraná, Rio de Janeiro, Minas Gerais e Espírito Santo. Já o feijão-mulatinho é bastante consumido na Região Nordeste. O roxo e o rosinha em parte de Minas Gerais, Goiás e São Paulo. O feijão-carioca e o feijão-de-corda são consumidos em praticamente todo o país.

Valor nutricional

As leguminosas são ricas em carboidratos, cerca de 50%; em proteínas de limitado valor biológico, aproximadamente 26%, sendo a soja a maior fonte, em torno de 40%; em lipídios com teores variáveis entre leguminosas oleaginosas (soja e amendoim) e não oleaginosas (feijão, lentilha, ervilha etc.).

Esses alimentos desempenham importante papel na nutrição, não apenas porque contêm vários nutrientes, mas também em razão da frequência com que aparecem. Contêm minerais como ferro, zinco e potássio; tiamina, ácido fólico e fibras.

Aquisição e armazenamento

Algumas características como cor, tamanho e brilho do grão podem determinar seu consumo. Os grãos menores e opacos são preferidos aos maiores e brilhosos, devido à dificuldade de cocção das variedades que apresentam essas características. O armazenamento das leguminosas deve ser em local seco e ventilado, sobre estrados ou prateleiras revestidas de material liso, resistente, impermeável e lavável (Brasil, 2004).

Modificações durante o processamento do feijão

Pré-preparo

Recomenda-se que até mesmo o feijão tipo 1 seja escolhido, lavado e, de preferência, deixado de remolho, o qual pode ser feito de duas maneiras:

- Remolho rápido: coloque a leguminosa de molho em água em temperatura ambiente (3 ou 4 xícaras de chá de água para cada xícara de chá de feijão; dependendo se cocção em fervura normal ou em panela de pressão), ferva por 2 minutos e deixe em água quente por aproximadamente 30 minutos a 1 hora
- Remolho lento: deixe a leguminosa de molho em água em temperatura ambiente, por aproximadamente 10 horas, e somente depois leve à cocção (se a temperatura ambiente for muito alta, aconselha-se deixar por menor tempo ou em refrigeração).

Na prática

Diferentes preparações de leguminosas podem ser feitas:

- **Alfarroba:** leguminosa apreciada por substituir o cacau, porém com menor teor de lipídio e maior de açúcar. Usada em preparações que se assemelham ao chocolate: barrinhas de alfarroba, bolo, biscoito, bombom e sorvete
- **Amendoim:** consumido cru ou torrado, isolado ou em preparações tanto doces quanto salgadas. Em doces, como pé de moleque, rapadura, carrapinha, paçoquinha, bolos, pavês, biscoitos e manteiga de amendoim. Também em preparações salgadas, acrescentados em saladas, farofas, massas, molhos, frango xadrez, além da fabricação do óleo de amendoim
- **Ervilha seca:** usada em sopas, purês, ensopados simples, refogada com gordura e temperos
- **Fava:** usada em salada, como feijão ou feijoada, pode ser preparada com carne seca ou suína
- **Feijão:** a preparação mais comum é o feijão cozido. Preparações mais complexas, como feijoada, levam carne-seca, toucinho e outros produtos de porco, além de hortaliças. Algumas preparações são feitas somente com o grão do feijão cozido, como saladas, feijão tropeiro ou grão amassado para confecção de bolinhos e croquetes. Também as sopas de diferentes feijões são muito apreciadas
- **Grão-de-bico:** muito usado pelos árabes. Pode ser preparado em sopas, ensopados, purês, croquetes, refogados ou saladas
- **Guando:** conhecido também por feijão-guando ou andu, pode ser consumido como feijão, feijoada, salada, refogado com carne, farofa
- **Lentilha:** serve para quase todas as preparações indicadas para o feijão, também pode ser preparada em ensopados com carne, linguiça ou *bacon*
- **Soja:** pelo considerável teor de proteínas e lipídios, e também por servir como opção de vegetarianos e veganos, é usada em várias preparações, como extrato de soja (vulgarmente conhecido como leite de soja), tofu (queijo de soja), resíduo utilizado em farofa, missô (culinária japonesa), proteína texturizada de soja (utilizada em preparações que em geral se usa carne, como recheio de pastel, hambúrguer, estrogonofe, almôndega), farinha de soja para inúmeras preparações, além de ser ingrediente para fabricação de óleo
- **Tremoço:** pode ser cozido e salgado para ser usado como aperitivo, bem como pode ser feita pasta de tremoço. Pode ser encontrado em conserva.

Atenção!

Quando cozido, o feijão absorve água, hidratando seu grão, aumentando consideravelmente seu volume. Assim, alguns cuidados devem ser tomados no momento de realizar o cálculo do Fcc. A recomendação é pensar na preparação final, ou seja, em preparações que somente o grão do feijão será usado, faz-se o rendimento final dividido pela soma dos ingredientes crus desconsiderando o montante de água que foi utilizado no seu preparo (considerando que a água serviu somente para hidratar o grão, não restando nada de caldo). Quando for feita a preparação para ser servida com caldo, imagina-se que parte do líquido foi absorvido pelo grão e parte ficou na forma líquida, sendo assim, calcula-se em torno de 50% da quantidade de água que foi adicionada à preparação, ou ainda, para ter uma exatidão maior, pesa-se ao final da preparação o peso do grão e, em separado, a quantidade de caldo, o qual será considerado no cálculo.

O aproveitamento da água do remolho tem como ponto positivo o fato de não perder as substâncias e pigmentos que tenham se dissolvido, além dos aspectos sensoriais, como o sabor e a aparência. Contudo, não há consenso quanto ao uso dessa água, já que ao descartar favorece a eliminação dos fatores antinutricionais e sujidades presentes, além de diminuir flatulência em quem o consome (flatos decorrentes da fermentação das fibras rafinose e estaquiose pelas bactérias intestinais).

Preparo

Com o remolho, os grãos absorvem parte da água e, durante o cozimento, aumentam ainda mais de volume. Alguns fatores que influenciam no tempo de cocção das leguminosas são o período de armazenamento (maior tempo de cocção à proporção que aumenta o tempo de armazenamento), a temperatura, o modo de cocção e o tipo de grão usado, bem como a presença de minerais na água de cozimento, o que torna o grão endurecido, dificultando a cocção.

Cocção do feijão. Recomenda-se deixar o feijão de remolho em água para reidratar o grão e, assim, cozinhar mais rápido e utilizar menos energia. Pode ser fervido o grão lentamente em panela bem tampada até que fique macio; sendo o tempo de cocção encurtado se for adotado o método de cocção por pressão, em vez de ebulição simples. Quando se opta pela cocção em panela de pressão, deve-se observar o escape de vapor pela válvula de segurança, em vista da possibilidade de obstrução dessa válvula, o que aumenta a pressão interna e coloca em risco a segurança do manipulador – mais comum com a lentilha, por ter mais cascas se desprendendo do grão.

▶ Prática de preparo de leguminosas

▶ Experimento 1: avaliação do tempo de cocção e rendimento de leguminosas por calor úmido de acordo com o tipo de panela e o período de remolho

A. Ingredientes e utensílios

Feijão-preto	300 g
Sal	1 colher de chá rasa para cada amostra
Panela com capacidade de 2 ℓ	1 unidade
Travessa de vidro refratário	3 unidades
Peneira	1 unidade
Papel-alumínio	1 rolo
Escumadeira	2 unidades
Balança digital com precisão de 1 g	1 unidade
Béquer com capacidade de 500 mℓ	3 unidades
Panela de pressão capacidade 2,5 ℓ	1 unidade

B. Procedimentos
1. Antes de iniciar o experimento, separe e rotule todo o material.
2. Pese três amostras de 100 g de feijão, lave em água corrente e coloque duas amostras em remolho por 8 horas. Leve a outra amostra para ebulir por 2 minutos e deixe em remolho por meia hora.
3. Despreze a água de remolho das amostras 1 e 2, lave, escorra, pese e anote o peso hidratado.

74 ALIMENTAÇÃO COLETIVA: TÉCNICA DIETÉTICA E SEGURANÇA ALIMENTAR

4. Para a cocção do feijão: meça 1/2 ℓ de água em cada panela, coloque a amostra 1 do feijão em panela comum e a amostra 2 em panela de pressão. Leve ao fogo (verificar necessidade de mais água na panela de pressão).
5. Escorra, pese, anote as impressões sobre a amostra 3 após o remolho de 30 minutos. Coloque na pressão para coccionar (verificar necessidade de mais água na panela de pressão).
6. Marque o tempo quando começar a ebulição, ou seja, quando ocorrer a saída do vapor. Na cocção em panela comum não tampe completamente.
8. Observe a quantidade de líquido durante a cocção para não secar. Caso necessite de mais água, anote a quantidade que for colocada.
9. Abra a panela de pressão após 20 ou 30 minutos, adicione o sal e verifique a maciez. Tampe e deixe coccionar até ficar macio.
10. Coloque o sal na panela comum após a cocção parcial dos grãos, 30 minutos.
11. Retire da chama quando estiverem macios. Marque o tempo de cocção e escorra (reserve a água de cocção); pese e proceda à avaliação dos grãos colocando uma amostra em cada pirex e o caldo em cada béquer.

C. Quadro de avaliação

Tipos	Peso inicial (g)	Peso hidratado (g)	Tempo de cocção	Peso final (g)	Rendimento (%)	Maciez	Quantidade de água (mℓ)
Panela comum							
Panela de pressão							
Panela de pressão, com 2 min de ebulição							

Escala de pontos:
- Por maciez: 3 = muito macio; 2 = macio; 1 = pouco macio.

D. Questões:
a) Qual o método mais indicado para cocção do feijão? Justifique sua resposta.
b) De que maneira o período de remolho interfere no tempo de cocção e na maciez das leguminosas?

▶ Experimento 2: elaboração de hambúrguer com proteína texturizada de soja

A. Ingredientes e utensílios

Proteína texturizada de soja	50 g
Carne moída	250 g
Temperos secos (sal, alho, pimenta)	2 colheres de sopa
Sal	4 g
Frigideira grande	1 unidade
Prato raso	2 unidades
Papel-alumínio	1 rolo
Papel absorvente	1 rolo
Balança digital com precisão de 1 g	1 unidade
Bacia	1 unidade
Escumadeira	2 unidades
Travessa funda	1 unidade
Espremedor de alho	1 unidade

B. Procedimentos
1. Pese 50 g de **proteína texturizada de soja (PTS)**, coloque 150 mℓ de água morna, deixe repousar por 10 minutos, escorra e pese.
2. Tempere a PTS (temperos secos e sal), acrescente a carne moída e deixe por mais 5 minutos.
3. Pese e anote no quadro o peso da amostra.

Capítulo 3 | Grupos de Alimentos **75**

4. Faça formatos de hambúrguer e reserve para fritar.
5. Aqueça o óleo na frigideira e frite os hambúrgueres, dividindo-os em porções.
6. Marque o tempo de cocção de cada porção e faça a média aritmética.
7. Pese os hambúrgueres fritos, calcule o rendimento (%) e o peso médio.
8. Reserve para avaliação.

C. Quadro de avaliação

Tipos	Peso inicial (g)	Peso hidratado (g)	Tempo de cocção	Peso final (g)	Rendimento (%)	Maciez	Quantidade de água (ml)
PTS			–	–		–	
Hambúrguer	–						–

PTS: proteína texturizada de soja.

D. Questões:
a) Calcule o percentual de carne moída utilizada em relação ao peso da massa hidratada.
b) Quais as vantagens do uso da PTS no preparo de hambúrgueres?

▶ Experimento 3: preparo do extrato de soja (erroneamente chamado de leite de soja)

A. Ingredientes e utensílios

Soja em grão	1 xícara de chá
Xícara	1 unidade
Pano de algodão ou gaze	1 unidade
Liquidificador	1 unidade
Panela com capacidade de 2 ℓ	1 unidade
Béquer (1.200 ml)	1 unidade
Água	10 xícaras de chá
Essência de baunilha	2 colheres de sopa

B. Procedimentos
1. Escolha e lave a soja. Deixe de remolho de véspera.
2. Escorra a água.
3. Retire as cascas friccionando os grãos.
4. Bata no liquidificador com 4 xícaras de chá de água.
5. Leve ao fogo forte, mexendo sempre até alcançar a fervura. Baixe o fogo e deixe por mais 20 minutos, mexendo sempre.
6. Retire do fogo e deixe esfriar.
7. Coe em pano fino ou gaze e torça para extrair todo o extrato. Reserve o resíduo para o experimento a seguir.
8. Acrescente a água restante ao extrato.
9. Meça o volume e acrescente a essencia de baunilha.

C. Quadro de avaliação

Preparação	Volume	Sabor	Cor	Aceitabilidade
Extrato de soja				

Escala de pontos:
- Por aceitabilidade: 1 = pouco aceitável; 2 = aceitável; 3 = muito aceitável
- Por cor: 3 = muito intensa; 2 = intensa; 1 = pouco intensa
- Por sabor: 3 = muito saboroso; 2 = saboroso; 1 = pouco saboroso.

D. Questão: Opine sobre o sabor e odor do extrato de soja.

76 ALIMENTAÇÃO COLETIVA: TÉCNICA DIETÉTICA E SEGURANÇA ALIMENTAR

▶ Experimento 4: preparo da farofa de resíduo de soja

A. Ingredientes e utensílios

Resíduo de soja	1 xícara de chá
Pimentão vermelho	1 unidade
Óleo	1 colher de sopa
Ovos	2 unidades
Sal	1 colher de café
Linguiça	1 gomo
Placa de corte de polietileno verde	1 unidade
Placa de corte de polietileno vermelha	1 unidade
Faca	3 unidades
Cheiro-verde picado	50 g
Frigideira grande	1 unidade
Prato fundo	1 unidade
Espremedor de alho	1 unidade
Colher de sopa	1 unidade

B. Procedimentos

1. Pese os ingredientes crus.
2. Pique o pimentão e a linguiça. Refogue com o óleo e acrescente um pouco de água para cozinhar até ficarem macios.
3. Cozinhe, descasque e pique os ovos.
4. Acrescente os ovos aos outros ingredientes. Junte o resíduo de soja previamente desidratado.
5. Cozinhe por 15 minutos em fogo médio.
6. Acrescente o cheiro-verde.
7. Avalie conforme o quadro de avaliação.

C. Quadro de avaliação

Preparação	Peso inicial	Peso final	Rendimento (%)	Fcc	Aceitabilidade
Farofa de resíduo de soja					

Escala de pontos:
• Por aceitabilidade: 3 = muito aceitável; 2 = aceitável; 1 = pouco aceitável. Fcc: fator de cocção.

D. Questões:

a) Quais são as vantagens do uso de resíduo de soja nesta preparação?
b) Identifique o peso da porção média.

▶ Experimento 5: ambrosia de soja

A. Ingredientes e utensílios

Ovo	6 unidades
Açúcar	1/2 kg
Leite	1/2 ℓ
Água	1 xícara de chá
PTS	1 xícara de chá
Cravo	5 unidades
Canela	1 colher de sobremesa
Panela grande	1 unidade
Cremeira	1 unidade
Balança digital com precisão de 1 g	1 unidade
Bacia	1 unidade

B. Procedimentos
1. Hidrate a PTS por 10 minutos com 2 xícaras de chá de água.
2. Caramelize o açúcar.
3. Acrescente a água ao caramelo.
4. Bata os ovos e misture o leite e a PTS.
5. Acrescente ao caramelo (em fogo brando).
6. Misture suavemente os ingredientes.

C. Quadro de avaliação

Preparação	Peso inicial	Peso final	Rendimento (%)	Fcc	Aceitabilidade
Ambrosia					

Escala de pontos:
• Por aceitabilidade: 3 – muito aceitável; 2 – aceitável; 1 pouco aceitável. Fcc: fator de cocção.

D. Questões:
a) Quais as vantagens do uso da PTS na ambrosia?
b) Identifique o peso da porção média.

Cereais

Os cereais pertencem à família das gramíneas, que abrangem grãos comestíveis como trigo, arroz, cevada, aveia, milho, centeio, sorgo, além de formas híbridas como o triticale (cruzamento entre trigo e centeio), trigo anão (maior rendimento), milho opaco (melhor qualidade proteica), e os pseudocereais (não são gramíneas, mas têm características parecidas com os cereais) como amaranto, trigo-sarraceno (semente) e quinoa.

Pseudocereais são alimentos isentos de glúten, por isso muito utilizados em preparações para portadores de doença celíaca, sendo viáveis pela facilidade de preparo e boa aceitação em receitas de *cookies* e biscoitos, por exemplo. Quanto à qualidade nutricional, o amaranto apresenta cerca de 15% de proteínas, com perfil de aminoácidos balanceado e considerável quantidade de lisina, além de ser rico em fibras, ácido linoleico, cálcio e ferro, e apresentar baixo teor de gorduras saturadas. A quinoa também apresenta quantidade considerável de lisina, além de alto teor de tiamina, riboflavina, niacina, magnésio, zinco, cobre, ferro e potássio.

Os cereais são alimentos muito utilizados pelo alto valor nutricional; facilidade de cultivo e conservação; diversidade de preparo; baixo custo em comparação aos demais alimentos, principalmente os mais proteicos. Como produto, são designados pelo nome do cereal, ou de seu derivado, seguido de sua classificação (p. ex., arroz extralongo).

Apresentam uma camada de envoltórios, películas ou tegumentos que, em algumas espécies, como trigo, centeio e milho, separam-se com facilidade do grão quando submetidos a operações de bater, descascar ou debulhar. Em algumas espécies de arroz e certas variedades de aveia e cevada, o grão não se destaca dos envoltórios.

Valor nutricional

Os cereais têm cerca de 70% de CHO e 10% de PTN. Seu valor nutricional é proporcionado pelos carboidratos complexos provenientes do amido. Quanto às proteínas encontradas nos cereais, são deficientes em lisina, aminoácido limitante, o que torna a combinação de arroz com feijão uma combinação de melhor valor proteico – em uma proporção recomendada de uma parte de feijão para três partes de arroz. São encontradas albuminas e globulinas, em torno de 15%, e prolaminas (gliadina no trigo) e glutelinas (glutenina no trigo), em torno de 85%.

Contêm também vitamina E, tiamina, riboflavina, niacina e ácido pantotênico, além de minerais como potássio, fósforo, ferro, magnésio e cálcio. A quantidade de fibra varia de acordo com os cereais e, principalmente o grau de extração da farinha.

Na estrutura do grão são identificados três elementos: o pericarpo, o endosperma e o germe. Pericarpo é a camada que recobre o endosperma do grão, rico em fibra alimentar. O endosperma contém menor quantidade de proteína e maior fração de amido dos cereais. O germe apresenta alto teor de proteínas diferenciadas e grandes concentrações de lipídios, o que contribui para rápida deterioração.

Os produtos de panificação são ricos em carboidratos (amido, féculas, açúcares), lipídios (óleos,

Na prática

A RDC nº 150/2017 dispõe sobre o enriquecimento obrigatório das farinhas de trigo e de milho com ferro e ácido fólico, não se aplicando somente em casos em que esses minerais causem interferências indesejáveis nas características sensoriais do produto, e no caso de farinhas de milho fabricadas por agricultor familiar, empreendedor familiar rural, empreendimento econômico solidário e microempreendedor individual.

gorduras, ovos, leite integral) e proteínas (glúten da farinha, proteínas do leite, queijos e ovos), e apresentam pequena quantidade de fibras, com exceção dos produtos integrais.

Aquisição e armazenamento

Em relação aos grãos, deve-se observar se estão isentos de matéria terrosa e fragmentos estranhos, livres de umidade, isentos de parasitos ou fungos e se têm a coloração característica de cada espécie. Quanto às farinhas, recomenda-se observar se apresentam aspecto granuloso, matéria terrosa e fragmentos estranhos, sinais de umidade (conforme a legislação), presença de parasitos ou fungos, coloração característica de cada espécie, bem como sinais de fermentação ou ranço.

O armazenamento dos cereais deve ser feito em local seco e ventilado, sem receber luz solar direta, em temperatura ambiente, sobre estrados ou prateleiras revestidas de material liso, resistente, impermeável e lavável.

Modificações durante o processamento

Cocção de cereais

O grão de cereal integral cozinha mais facilmente quando submetido ao remolho. A água penetra pelas porosidades da capa celulósica e hidrata parcialmente o grão, facilitando sua desintegração após a cocção. Para se obter arroz polido solto, refoga-se em gordura para impedir a penetração rápida de água e a adesão da superfície de um grão a outro. Adiciona-se água em ebulição, em quantidade equivalente a duas a três vezes a quantidade de arroz, para ser totalmente absorvida, baixa-se a temperatura e abafa-se a panela para que a gelatinização do amido seja lenta e uniforme. Grãos colocados em excesso de água e submetidos à cocção prolongada desintegram-se, resultando em arroz empapado.

Quando se prepara pipoca, os grãos são superaquecidos em gordura quente, e sua umidade interna transforma-se em vapor, que faz explodirem os grãos, rompendo o envoltório de celulose. Nesse caso, o amido é cozido internamente por calor úmido e externamente por calor seco.

Características do amido

- Gelatinização: é a dilatação dos grânulos de amido quando submetidos à água aquecida, com consequente aumento do volume. O amido é insolúvel em água fria, mas, agitando-se as partículas, elas se dispersam no solvente. Em água aquecida, a membrana que envolve o amido torna-se permeável, absorvendo água e inchando lentamente até atingir aproximadamente três vezes o seu volume original. O início da gelatinização ocorre a 60°C, menos fluida; a 70°C, o líquido já é viscoso; a 85°C, já é corpo sólido gelatinoso; e a 95°C tem-se o máximo da gelatinização. O processo de gelatinização é bastante usado para espessar preparações
- Dextrinização: é a hidrólise do amido, que ocorre por aquecimento prolongado, quando há um rompimento gradativo das membranas que envolvem os grãos de amido, liberando a dextrina
- Retrogradação: ocorre após a gelatinização. Quando se deixa em repouso o gel, a rede de amido começa a se contrair e espremer para fora a maior parte da água. Sua continuidade leva a sinérese (expulsão da água do gel).

Propriedades do glúten

O glúten é formado pelas proteínas glutanina e a gliadina, presentes principalmente no trigo, além de menor quantidade na cevada e no centeio. Quando essas proteínas são misturadas e hidratadas, forma-se uma massa viscoelástica, interferindo na qualidade dos produtos de panificação.

Preparações com farinhas

As farinhas são usadas para promoverem espessamento e como elemento de ligação em diversas preparações, devido ao seu teor de amido. A farinha de trigo, por conter menor concentração de glicídios em comparação ao amido de milho, deve ser usada em proporção um pouco maior para dar o mesmo

Atenção!

Portadores de doença celíaca devem evitar alimentos que tenham em sua composição traços dessas farinhas, além de ter bastante cuidado com preparações que levam aveia como ingrediente, visto que pode ocorrer contaminação cruzada com as demais farinhas no momento da coleta, armazenamento ou preparo.

resultado, especialmente quando for dourada em manteiga (dextrinizada).

Sempre que se acrescenta farinha a um líquido em ebulição, deve-se dispersá-la previamente em água, para impedir que se aglomere, formando grumos.

Produtos de panificação

O principal ingrediente do pão é a farinha, geralmente de trigo (principal fonte de glúten), a qual são acrescentados água, sal, fermento e uma pequena quantidade de gordura.

Agentes de crescimento são fatores empregados para obtenção de levantamento e porosidade da massa, pois produzem ou incorporam ar às misturas, as quais, quando aquecidas, expandem-se, determinando crescimento. Vapor d'água e clara de ovo são agentes de crescimento de natureza física.

O fermento, químico ou biológico, é o principal agente de crescimento de massas. A ação do fermento químico é rápida, sendo necessário adicioná-lo ao final da preparação da mistura. A ação do fermento biológico é lenta, havendo necessidade de deixar a massa em repouso para crescimento e estruturação do glúten.

A água é essencial na mistura dos ingredientes e na formação da rede de glúten; se morna favorece a atuação do fermento. O sal tem a função de reter água na massa, controlar a fermentação e realçar o sabor, fortalecer a rede de glúten e auxiliar na conservação. A gordura, na medida certa, favorece a retenção de gás, garante a maciez e confere umidade à massa.

Funcionalidade de alguns cereais

Trigo. Uma das plantas mais cultivadas no mundo apresenta mais de 30 tipos, porém o mais cultivado é o trigo comum – *Triticum aestivum* – mais utilizado na fabricação do pão. Outro é o *Triticum durum*, usado em massas do tipo macarrão, por formar um glúten mais resistente, fornecendo textura mais firme após

o cozimento. Como mencionado, a farinha de trigo é a melhor formadora de glúten, responsável pela estrutura e crescimento da massa.

$$\text{Gliadina + glutenina + água + energia mecânica = glúten}$$

$$\text{Gliadina + glutenina + ingredientes de panificação + agente de crescimento + água + energia mecânica + calor = pão}$$

Arroz. Muito consumido em todo o país, alimento rico em amido, livre de glúten, alta digestibilidade (Quadro 3.16). De acordo com o grau de beneficiamento divide-se em:

- Arroz integral: somente a casca foi removida, apresentando consequentemente mais minerais, vitaminas e fibras que o polido. Também mais rico em lipídios pela manutenção das camadas externas do grão, tornando-o mais calórico e perecível
- Arroz polido: também chamado arroz branco, em que além de ser removida a casca, também são retiradas camadas externas do endosperma e do germe, reduzindo qualidade nutricional
- Arroz parboilizado: antes do beneficiamento o arroz em casca é encharcado em água quente e, após, seco; nesse processo vitaminas hidrossolúveis e minerais presentes na casca e no farelo são carreados para o endosperma, aumentando seu valor nutricional.

Milho. Existem muitas variedades, apresentam em torno de 10% de proteína de baixa qualidade, 8% de lipídios (usado como óleo de milho) e 55 a 75% de amido. Quanto à consistência, classifica-se em duro, mole, semiduro e misturado; quanto à cor, em amarelo, branco e mesclado; quanto à qualidade, diferem em tipo 1, com grãos regulares, menor umidade e impurezas que os tipos 2 e 3.

Quadro 3.16 Composição centesimal média (% na matéria seca) de arroz integral, polido e parboilizado.

Constituinte	Arroz integral	Arros branco polido	Arroz parboilizado polido
Amido total	74,12	87,58	85,08
PTN (N × 5,95)	10,46	8,94	9,44
LIP	2,52	0,36	0,69
Cinzas	1,15	0,30	0,67
Fibra total	11,76	2,87	4,15
Fibra insolúvel	8,93	1,05	1,63
Fibra solúvel	2,82	1,82	2,52

Adaptado de STORCK (2004). PTN: proteína; N: nitrogênio; LIP: lipídio.

Na prática

Existem várias formas de encontrar o arroz:

- **Arroz-arbóreo:** libera bastante amido durante o cozimento, deixando a receita mais cremosa, por isso recomendado para fazer risotos
- **Arroz aromático/arroz-basmati:** tem aroma de nozes, textura macia, grãos alongados e finos, deixando o arroz úmido sem ficar empapado
- **Arroz instantâneo:** por processo de cocção úmida e rápida do arroz branco, integral ou parboilizado, ocorre a gelatinização do amido, com posterior secagem para ser embalado e distribuído, sendo seu preparo muito rápido, bastando colocá-lo em água fervente
- **Arroz-negro:** grão muito nutritivo, superando o arroz integral em quantidade de proteínas, de fibras e de compostos fenólicos, além de ter menor teor de gordura
- **Arroz-sasanishiki:** usado em preparações japonesas, como sushi e temaki
- **Arroz-selvagem:** grão escuro com sabor que lembra amêndoa, constituído por menor quantidade de amido e lipídio, mas com maior teor de lisina, fonte de fibras alimentares, potássio, fósforo e vitaminas B.

O milho usado para fabricação de farinha apresenta baixa concentração proteica e maior teor de amido, farinha normalmente usada para elaboração de pães, broas, biscoitos. Outra variedade é o milho-doce, muito apreciado pelo elevado teor de açúcar, a película do grão é mais fina, sendo mais macio e de melhor qualidade para consumo *in natura*. Já o milho para pipoca apresenta grãos pequenos e duros com capacidade para estourar quando aquecidos.

Um prato típico brasileiro é a canjica de milho-branco ou amarelo, preparada com leite e/ou leite de coco, açúcar e canela, também conhecido como mungunzá, feito com canjica-branca; ou ainda conhecido como curau, feito com canjica-amarela.

Outras preparações típicas de algumas regiões são o cuscuz de milho (flocos de milho cozidos no vapor e acrescentado sal), polenta ou angu (mingau salgado mole ou mais espesso), pamonha (flocos de milho ou milho ralado grosso acrescentando ingredientes doces ou salgados, enrolado na própria palha do milho ou folha de bananeira e cozida em água fervente).

Com a moagem do milho e processamento, obtém-se o amido de milho, utilizado como espessante em cremes, molhos, mingaus. O xarope de glicose (ou glicose de milho) é produzido hidrolisando o amido por meio ácido e enzimático até se chegar ao xarope, utilizado no preparo de caldas em que não se deseja a cristalização.

Centeio. Sua farinha é escura por ser obtida da trituração do grão com casca, mantendo seu valor nutritivo. No entanto, por não formar glúten como a farinha de trigo, normalmente na panificação se faz a mistura das duas farinhas para se conseguir com que pães, bolos, biscoitos não fiquem duros e compactos.

Cevada. Usada para alimentação animal principalmente, também para a fabricação de cerveja, uísque, missô. A cevada em pó pode ser substituída pelo café, não contendo cafeína. Assim como o centeio, também forma glúten, porém em menor proporção que a farinha de trigo.

Aveia. Grande parte usada para alimentação animal, no entanto, seu consumo na alimentação humana tem aumentado, principalmente por seu teor em fibras, além de vitaminas do complexo B, vitamina E, cálcio, fósforo e ferro. Também apresenta teor significativo de lipídios e enzimas, acelerando o processo de rancidez. Alimento muito versátil, podendo ser usado como flocos de aveia, farelo, farinha, em diversas preparações desde produção de granola, cereal em barra, produtos de panificação, adicionado a leite e frutas, mingaus etc.

▶ Prática de preparo de cereais

▶ Experimento 1: arroz refogado: avaliação do rendimento tempo de cocção e maciez

A. Ingredientes e utensílios

Arroz parboilizado	100 g
Arroz polido	100 g
Arroz integral	100 g
Sal	4,5 g (1,5 g em cada arroz)
Panela	3 unidades
Papel-alumínio	1 rolo
Óleo (para refogar)	1 colher de chá
Balança digital com precisão de 1 g	1 unidade
Colher de sobremesa	3 unidades
Medidor graduado	1 unidade

Capítulo 3 | Grupos de Alimentos **81**

B. Procedimentos

1. Pese as amostras, retire os grãos inaproveitáveis.
2. Para cocção, use três panelas comuns. Coloque 1 colher de sobremesa de óleo para refogar cada arroz e acrescente 1 colher de chá rasa de sal em cada panela. Não use óleo no arroz integral.
3. Aqueça previamente 1 ℓ de água e coloque 300 mℓ sobre o arroz polido e 300 mℓ para o parboilizado, depois de refogados. Para o arroz integral, utilize 400 mℓ. Se necessário altere a quantidade de água.
4. Diminua a chama quando entrar em ebulição e deixe as panelas semitampadas. Marque o tempo de cocção. Coloque mais água, se necessário.
5. Quando estiver macio, desligue a chama e deixe tampado por 5 minutos.
6. Pese e reserve para avaliação.

C. Quadro de avaliação do arroz

Tipos	Peso líquido cru (g)	Peso cozido (g)	Rendimento (%)	Fcc	Tempo de cocção	Maciez	Aceitação	Quantidade de água (mℓ)
Polido								
Integral								
Parboilizado								

Escala de pontos:
- Por aceitabilidade: 3 = muito aceitável; 2 = aceitável; 1 = pouco aceitável
- Por maciez: 3 = muito macio; 2 = macio; 1 = pouco macio.

Fcc: fator de cocção.

D. Questões:

a) Compare e conclua os resultados obtidos na cocção dos três tipos de arroz em relação ao tempo de cocção, rendimento e maciez.
b) Analise os dados obtidos das MC de arroz cozido, estabelecendo relação com as porções *per capita* usuais.

▶ Experimento 2: elaboração de arroz em micro-ondas

A. Ingredientes e utensílios

Arroz	50 g
Água	250 mℓ
Óleo	1 colher de chá
Sal	0,5 g
Balança digital com precisão de 1 g	1 unidade
Colher	1 unidade
Refratário para micro-ondas	1 unidade
Medidor graduado	1 unidade

B. Procedimentos

1. Coloque o arroz, a água quente e o sal no refratário e deixe cozinhar no micro-ondas por 10 minutos em potência alta.
2. Retire do micro-ondas e deixe 5 minutos tampado antes de servir.
3. Proceda à avaliação.

C. Quadro de avaliação

Peso inicial arroz	Quantidade de água (mℓ)	Tempo (min)	Peso final	Fcc	Cor	Odor	Maciez

Escala de pontos:
- Por cor: 4 = muito intensa; 3 = intensa; 2 = pouco intensa; 1 = descorada
- Por odor: 4 = muito intenso; 3 = intenso; 2 = pouco intenso; 1 = inodoro
- Por maciez: 3 = muito macia; 2 = macia; 1 = pouco macia.

Fcc: fator de cocção.

82 ALIMENTAÇÃO COLETIVA: TÉCNICA DIETÉTICA E SEGURANÇA ALIMENTAR

D. Questões:

a) Compare e conclua os resultados obtidos na cocção do arroz em relação ao tempo de cocção, rendimento e maciez.

b) Estabeleça a porção *per capita*.

▶ Experimento 3: avaliação de massas para bolo usando agente de crescimento de natureza química

A. Ingredientes e utensílios (bolo com fermento químico)

Açúcar	1 1/2 xícara de chá rasa
Manteiga	25 g
Ovo	3 unidades
Leite	1 copo médio (200 mℓ)
Farinha de trigo	2 xícaras de chá cheia
Fermento químico em pó	1 colher de sopa cheia
Balança digital com precisão de 1 g	1 unidade
Batedeira elétrica	1 unidade
Xícara de chá	1 unidade
Copo	1 unidade
Espátula plástica	1 unidade
Forma	1 unidade
Peneira	1 unidade

B. Procedimentos

1. Separe todo o material necessário.
2. Unte o prato refratário com manteiga e reserve.
3. Meça e peneire a farinha de trigo e o açúcar.
4. Bata a manteiga, o açúcar e as gemas até formar um creme.
5. Coloque a farinha de trigo e o leite alternadamente, acrescente o fermento em seguida.
6. Coloque na forma untada e leve imediatamente ao forno quente a 180°C por 30 minutos.

C. Quadro de avaliação

Preparações	Temperatura (ºC)	Tempo (minutos)	Porção média (g)	Apresentação	Cor	Sabor	Textura
Bolo com fermento químico							

Escala de pontos:
- Por apresentação: 4 = excelente; 3 = boa; 2 = regular; 1 = péssima
- Por cor: 4 = muito intensa; 3 = intensa; 2 = pouco intensa; 1 = descorada
- Por sabor: 4 = muito saboroso; 3 = saboroso; 2 = razoavelmente saboroso; 1 = pouco saboroso
- Por textura: 4 = muito macia; 3 = macia; 2 = pouco macia; 1 = densa.

D. Questão: Por que nas massas com uso do fermento químico não se faz necessário o tempo de repouso?

▶ Experimento 4: avaliação de massas para bolo usando agente de crescimento de natureza física

A. Ingredientes e utensílios (bolo sem fermento, tipo pão de ló)

Açúcar refinado	1 1/2 xícara de chá rasa
Farinha de trigo	2 xícaras de chá rasa
Leite morno	1 copo de 200 mℓ
Ovo	5 unidades
Manteiga	1 colher de sopa rasa para untar
Balança digital com precisão de 1 g	1 unidade
Batedeira elétrica	1 unidade

Prato refratário	2 unidades
Xícara de chá	1 unidade
Copo	1 unidade
Espátula plástica	1 unidade
Colher de sopa	1 unidade

B. Procedimentos
1. Separe todo o material necessário.
2. Unte o prato refratário com manteiga e reserve.
3. Meça e peneire a farinha de trigo e o açúcar.
4. Coloque o leite quente na batedeira alternando com a farinha de trigo, acrescente o açúcar e as gemas. Não bata demasiadamente, deixe apenas que ele se integre à massa.
5. Bata as claras em neve e acrescente à massa.
7. Coloque imediatamente na forma untada e leve ao forno quente a 180°C por 30 minutos.
8. Use a escala de ponto do quadro de avaliação para verificar as características de apresentação, cor, sabor, textura.

C. Quadro de avaliação

Preparações	Temperatura (°C)	Tempo (minutos)	Porção média (g)	Apresentação	Cor	Sabor	Textura
Bolo sem fermento químico							

Escala de pontos:
- Por apresentação: 4 = excelente; 3 = boa; 2 = regular; 1 = péssima
- Por cor: 4 = muito intensa; 3 = intensa; 2 = pouco intensa; 1 = descorada
- Por sabor: 4 = muito saboroso; 3 = saboroso; 2 = razoavelmente saboroso; 1 = pouco saboroso
- Por textura: 4 = muito macia; 3 = macia; 2 = pouco macia; 1 = densa.

D. Questão: Justifique os resultados quanto à textura e o volume do bolo com agentes de crescimento de natureza física (claras em neve e vapor).

▶ Experimento 5: avaliação de massas de pizza usando fermento químico

A. Ingredientes e utensílios

Para a pizza com fermento químico	
Ovo	2 unidades
Óleo	1/2 xícara de chá
Farinha de trigo	4 xícaras de chá para a massa
Sal	1 colher de chá rasa
Água	1/2 copo
Fermento em pó	2 colheres de sopa rasa
Tigela plástica ou louça	1 unidade
Xícara de chá	2 unidades
Colher de sopa	2 unidades
Colher de chá	1 unidade
Forma de pizza	1 unidade de tamanho médio
Rolo para abrir massa	1 unidade
Para a cobertura da pizza	
Queijo muçarela	200 g laminados
Molho de tomate	100 mℓ ou 1/2 lata
Azeite de oliva	1 colher de chá para regar
Orégano	1 colher de café
Tomate	1 unidade média para ornamentar

84 ALIMENTAÇÃO COLETIVA: TÉCNICA DIETÉTICA E SEGURANÇA ALIMENTAR

B. Procedimentos

1. Separe todo o material necessário.
2. Prepare o molho de tomate e deixe esfriar, ou use o molho pronto.
3. Na tigela, misture o ovo, o sal, a gordura e a água.
4. Acrescente a farinha de trigo e por último o fermento químico.
5. Abra a massa rapidamente, em bancada polvilhada com farinha de trigo, e asse por aproximadamente 10 minutos. Após, espalhe o molho, coloque o queijo e acrescente azeite, orégano e rodelas de tomate.
6. Deixe no forno quente a 180°C por mais ou menos 10 minutos.
7. Avalie enquanto quente usando a escala de pontos.

C. Quadro de avaliação

Tipo de preparação	Temperatura (ºC)	Tempo em minutos	Apresentação	Porção média (g)	Cor	Sabor	Textura
Massa de pizza com fermento químico (pó)							

Escala de pontos:
- Por apresentação: 4 = excelente; 3 = boa; 2 = regular; 1 = péssima
- Por cor: 4 = muito intensa; 3 = intensa; 2 = pouco intensa; 1 = descorada
- Por sabor: 4 = muito saboroso; 3 = saboroso; 2 = razoavelmente saboroso; 1 = pouco saboroso
- Por textura: 4 = muito macia; 3 = macia; 2 = pouco macia; 1 = densa.

D. Questão: Por que nas massas com uso do fermento químico não se faz necessário o tempo de repouso?

▶ Experimento 6: avaliação de massas de pizza usando fermento biológico (fresco)

A. Ingredientes e utensílios

Para a pizza com fermento biológico fresco	
Ovo	2 unidades
Óleo	1/2 xícara de chá
Açúcar	1 colher de sopa rasa
Sal	1 colher de chá rasa
Água morna	1 copo médio
Farinha de trigo	5 xícaras de chá para a massa
Fermento fresco	15 g ou 1 colher de sopa cheia
Tigela de plástico ou louça	1 unidade
Copo	1 unidade
Colher de sopa	1 unidade
Colher de chá	1 unidade
Forma de pizza	2 unidades de tamanho médio
Rolo para massa	1 unidade
Para a cobertura de cada pizza	
Queijo muçarela	200 g laminados
Molho de tomate	100 mℓ ou 1/2 lata
Azeite de oliva	1 colher de chá para regar
Orégano	1 colher de café
Tomate	1 unidade média para ornamentar

B. Procedimentos

1. Separe todo o material necessário.
2. Prepare o molho de tomate ou use molho pronto.

Capítulo 3 | Grupos de Alimentos **85**

3. Aqueça a água a 36°C e dissolva o fermento. Adicione 1 colher de sopa de açúcar e 1 colher de sopa de trigo e tampe para fermentar por 10 minutos.
4. Na tigela, misture o ovo, o óleo e o sal. Coloque o fermento já crescido, misture e vá colocando a farinha de trigo aos poucos até soltar das mãos. Não deixe que a massa fique muito pesada.
5. Cubra com um pano limpo e deixe crescer.
6. Tire uma amostra (pequena bolinha) e coloque-a em um copo de água.
7. Quando a bolinha flutuar, a massa terá dobrado de volume.
8. Abra com o rolo sobre a bancada polvilhada com farinha de trigo até que fique fina.
9. Coloque na forma e leve ao forno quente a 180°C. Asse a massa por 10 minutos. Em seguida, espalhe o molho, coloque o queijo e tempere com azeite, orégano e rodelas de tomate e asse por mais 10 minutos.
10. Avalie enquanto quente, usando a escala de pontos.

C. Quadro de avaliação

Tipo de preparação	Temperatura (°C)	Tempo em minutos	Apresentação	Porção média (g)	Cor	Sabor	Textura
Massa de pizza com fermento biológico (fresco)							

Escala de pontos:
- Por apresentação: 4 = excelente; 3 = boa; 2 = regular; 1 = péssima
- Por cor: 4 = muito intensa; 3 = intensa; 2 = pouco intensa; 1 = descorada
- Por sabor: 4 = muito saboroso; 3 = saboroso; 2 = razoavelmente saboroso; 1 = pouco saboroso
- Por textura: 4 = muito macia; 3 = macia; 2 = pouco macia; 1 = densa.

D. Questões:
a) A que conclusões você chegou quanto ao tempo e temperatura utilizados para o experimento?
b) Por que nas massas com uso do fermento biológico se faz necessário o tempo de repouso?

Açúcares

Produto obtido principalmente a partir da cana-de-açúcar, pertencente às cultivares provenientes da espécie *Saccharum officinarum L.*, ou da beterraba, por meio de processos adequados. É constituído por cristais, com exceção do açúcar líquido, sendo considerado um composto químico pertencente aos carboidratos, que fornece doçura, solúvel em água e pode cristalizar.

A sacarose ou açúcar comum de mesa (dissacarídeo formado por glicose e frutose), é encontrada na cana-de-açúcar, beterraba e em menor quantidade em frutas, vegetais e mel. É o açúcar mais utilizado devido ao seu poder adoçante e ao sabor agradável. A sacarose foi adotada como padrão de doçura relativa e tem poder edulcorante 100.

Outra forma de obtenção se dá pela hidrólise do amido de milho em glicose, menos doce e menos solúvel na água. A maltose é obtida da germinação natural da cevada, resultando em extrato de malte; a lactose, açúcar encontrado no leite, é menos solúvel que os demais e com sabor menos doce que a glicose; e a frutose é o açúcar encontrado nas frutas e no mel.

Formas usuais do açúcar de mesa conforme grau de processamento

- Açúcar mascavo: obtido das primeiras extrações da cana-de-açúcar ou pela cocção excessiva do melado. Açúcar na forma mais bruta, com cor escura, composto por aproximadamente 90% de sacarose, além de glicose, frutose, cálcio, fósforo e ferro. Pode empedrar devido a sua umidade
- Açúcar demerara: assemelha-se ao mascavo, porém passa por um leve refinamento, sem aditivos químicos, apresentando cor marrom um pouco mais clara. Contém cerca de 96% de sacarose e também empedra com facilidade
- Açúcar cristal: obtido do açúcar demerara, passando por processo químico de sulfitação do caldo para inibir as reações de escurecimento do açúcar e auxiliar na clarificação do caldo. Contém em torno de 99,3% de sacarose
- Açúcar refinado: obtido do refino do açúcar cristal, através de dissolução e remoção de material insolúvel por métodos físicos e químicos. Composição nutricional semelhante, porém, o refinado sofre mais processamento.

Atenção!

A recomendação sempre será a de consumir o mínimo possível de açúcar simples, porém, quando ocorrer esse acréscimo, a escolha deverá ser pelo menos processado possível.

Valor nutricional

Os açúcares apresentam importante fonte de energia ao organismo, fornecendo 4 kcal/g, além de alguns micronutrientes dependendo da variedade.

O açúcar branco (refinado) constitui essencialmente fonte de energia, sendo mínimo o seu teor de outros nutrientes; já o melado de cana fornece quantidades significativas de ferro e tem uma pequena quantidade de cálcio e vitaminas do complexo B, assim como a rapadura, que é obtida por cristalização do açúcar bruto; no entanto, no processo de obtenção do açúcar branco, perde-se o ferro.

O mel é o produto alimentício produzido do néctar de flores ou de outras secreções procedentes de plantas ou de insetos. Após recolhê-lo, as abelhas melíferas o transformam e o combinam com substâncias específicas próprias, o armazenam e deixam madurar nos favos da colmeia. É constituído de 40% de frutose (o mais doce dos açúcares), 35% de glicose, além de vitaminas do complexo B e ferro.

Aquisição e armazenamento

A embalagem dos produtos deve estar limpa e íntegra, e a aquisição deve ser feita em local idôneo. O açúcar refinado deve ser fabricado de açúcares isentos de fermentações, matéria terrosa, parasitos e detritos animais ou vegetais.

O armazenamento deve ser em local seco e ventilado, a uma temperatura ambiente adequada, sobre estrados ou prateleiras revestidas de material liso, resistente, impermeável e lavável.

Modificações durante o processamento

Ao prepararmos alimentos, o conhecimento das propriedades dos açúcares permite-nos identificar as técnicas adequadas para obtermos as características sensoriais desejadas dos produtos.

Solubilidade e cristalização

Os açúcares são solúveis em água. A temperatura influencia na quantidade de açúcar que pode ser dissolvida em uma solução, sendo essa quantidade maior quando a água está quente. A solução está saturada quando se dissolve todo o açúcar que a água pode absorver. Quando se aquece uma solução saturada e se acrescenta mais açúcar, o resultado é uma supersaturação. O processo de cristalização ocorre quando soluções supersaturadas são resfriadas e mantidas em temperatura ambiente, atingindo consistência de sólido e aspecto vítreo.

Algumas substâncias (outros açúcares, gorduras e proteínas do leite, xarope de milho e mel, cremor de tártaro e açúcar invertido) evitam o crescimento dos cristais ou retardam a sua velocidade. Quanto menores forem os cristais, mais macia será a textura.

Inversão do açúcar

O processo de hidrólise da sacarose é também conhecido como inversão da sacarose, e o produto da hidrólise em glicose e frutose é denominado açúcar invertido, podendo ser obtido por ação de ácido fraco, calor, enzima invertase, ou pela combinação dos três processos para aumentar o poder de doçura.

Ponto de fusão e caramelização

O ponto de fusão é a temperatura em que a sacarose, em estado sólido, passa para o estado líquido. Pela aplicação do calor seco a 160°C, a sacarose se transforma em líquido claro. Aumentando a temperatura a valores em torno de 170°C, o líquido adquire coloração parda, resultante do processo de caramelização, momento em que adquire cor e sabor de caramelo.

Importância e aplicabilidade em preparações

Todos os açúcares conferem sabor doce, mas desenvolvem características diferentes no produto. Absorvem água (higroscopia); atuam como amaciadores, retardam a gelatinização do amido, caramelizam quando expostos a altas temperaturas.

O açúcar contribui para a aparência, a textura, o sabor e a estabilidade dos produtos. Atua como substrato para as leveduras na fermentação, agente de corpo e conservante, além de participar das reações de escurecimento não enzimático e na redução do ponto de congelamento.

Os açúcares podem ser consumidos de maneira direta, como adoçante natural de bebidas e alimentos, ou indireta, em inúmeras preparações.

Alternativas para substituir o açúcar comum

- Açúcar *light*: combinação do açúcar refinado com adoçantes artificiais
- Açúcar orgânico: produção da cana-de-açúcar sem fertilizante químico, do plantio à industrialização não se usa nenhum ingrediente artificial

Capítulo 3 | Grupos de Alimentos **87**

- Edulcorantes: substâncias naturais ou sintéticas com ação adoçante superior ao da sacarose. Em geral, não são absorvidas pelo organismo ou têm valor calórico muito reduzido (Quadro 3.17).

Quadro 3.17 Características de edulcorantes artificiais e naturais.

Características de edulcorantes					
Edulcorante	Artificial/natural	Sabor residual	Poder de doçura em relação à sacarose	Mantém sabor doce quando aquecido	Calorias (kcal/g)
Acessulfame K	Artificial	Não	200 vezes maior	Sim	0
Aspartame	Artificial	Não	200 vezes maior	Não	4
Ciclamato	Artificial	Sim	40 vezes maior	Sim	0
Sacarina	Artificial	Sim	300 vezes maior	Sim	0
Estévia	Natural	Sim	300 vezes maior	Sim	0
Frutose	Natural	Não	170 vezes maior	Derrete, mas mantém o poder de adoçar	4
Lactose	Natural	Não	0,15 vez maior	Não	4
Manitol	Natural	Não	0,45 vez menor	Sim	2,4
Sorbitol	Natural	Não	0,5 vez menor	Não	4
Xilitol	Natural (usado pela indústria)	–	–	Sim	4
Sucralose	Artificial	Não	600 a 800 vezes maior	Sim	0
Maltodextrina	Natural	Não	1,5 vez maior	Não	4

Adaptado de United States Recommended Daily Allowance (USRDA).

▶ Prática de preparo com açúcares

▶ Experimento 1: avaliação do grau de doçura, cor e solubilidade de vários tipos de edulcorantes calóricos

A. Ingredientes e utensílios

Açúcar cristal	10 g
Açúcar refinado	10 g
Açúcar mascavo	10 g
Mel	10 g
Frutose	10 g
Xarope de milho	10 g
Balança digital com precisão de 1 g	1 unidade
Papel-alumínio	1 rolo
Cálice graduado de 100 mℓ	6 unidades
Bastão de vidro	6 unidades
Colher de sopa	1 unidade
Copo descartável de 50 mℓ	De acordo com a quantidade de alunos
Jarra para água	1 unidade

B. Procedimentos

1. Rotule os cálices conforme o quadro de avaliação, com os tipos de edulcorantes.
2. Pese as amostras em pó sobre um papel-alumínio e transfira para os cálices.
3. Pese o xarope de milho e o mel direto no cálice.
4. Coloque água natural nos cálices até completar 100 mℓ.
5. Mexa bastante cada um com o auxílio de um bastão.
6. Deguste e avalie cada amostra conforme a escala de pontos.

88 ALIMENTAÇÃO COLETIVA: TÉCNICA DIETÉTICA E SEGURANÇA ALIMENTAR

C. Quadro de avaliação da solubilidade, cor e grau de doçura das soluções

Tipo	Quantidade de soluto (g)	Quantidade de solução (mℓ)	Solubilidade	Cor	Grau de doçura
Açúcar cristal					
Açúcar refinado					
Açúcar mascavo					
Mel					
Xarope de milho					
Frutose					

Escala de pontos:
- Por solubilidade: 4 = muito solúvel; 3 = solúvel; 2 = pouco solúvel; 1 = insolúvel
- Por cor: 4 = muito intensa; 3 = intensa; 2 = pouco intensa; 1 = incolor
- Por grau de doçura: 5 = extremamente doce; 4 = muito doce; 3 = doce; 2 = pouco doce; 1 = insípido.

D. Questão: Compare o grau de doçura dos vários edulcorantes utilizados e estabeleça diferenças entre eles, inclusive quanto à sua utilização dietética, e compare os resultados com os encontrados na literatura.

▶ **Experimento 2: avaliação do grau de doçura, cor e solubilidade de vários tipos de edulcorantes não calóricos**

A. Ingredientes e utensílios

Aspartame	1 envelope
Estévia	1 envelope
Ciclamato/sacarina	De acordo com a indicação no rótulo
Sucralose/acessulfame K	De acordo com a indicação no rótulo
Balança digital com precisão de 1 g	1 unidade
Papel-alumínio	1 rolo
Cálice graduado de 100 mℓ	4 unidades
Bastão de vidro	4 unidades
Colher de sopa	1 unidade
Copo descartável de 50 mℓ	De acordo com a quantidade de alunos
Jarra para água	1 unidade

B. Procedimentos
1. Rotule os cálices conforme o quadro de avaliação, com os tipos de edulcorantes.
2. Coloque água natural nos cálices até completar 100 mℓ.
3. Transfira para os cálices as amostras.
4. Mexa bastante cada um com o auxílio de um bastão.
5. Deguste e avalie cada amostra conforme a escala de pontos.

C. Quadro de avaliação da solubilidade, cor e grau de doçura das soluções

Tipo	Quantidade de soluto (g)	Quantidade de solução (mℓ)	Solubilidade	Cor	Grau de doçura
Aspartame					
Estévia					
Ciclamato/sacarina					
Sucralose/acessulfame K					

Escala de pontos:
- Por solubilidade: 4 = muito solúvel; 3 = solúvel; 2 = pouco solúvel; 1 = insolúvel
- Por cor: 4 = muito intensa; 3 = intensa; 2 = pouco intensa; 1 = incolor
- Por grau de doçura: 5 = extremamente doce; 4 = muito doce; 3 = doce; 2 = pouco doce; 1 = insípido.

D. Questão: Compare o grau de doçura dos vários edulcorantes utilizados e estabeleça diferenças entre eles, inclusive quanto à sua utilização dietética, e compare os resultados com os encontrados na literatura.

Gorduras e óleos

Gorduras e óleos vegetais são produtos constituídos principalmente de glicerídeos de ácidos graxos de espécies vegetais, os quais podem conter pequenas quantidades de outros lipídios, como fosfolipídios, constituintes insaponificáveis e ácidos graxos livres naturalmente presentes no óleo ou na gordura (Quadro 3.18).

São substâncias untuosas ao tato e ao paladar, insolúveis em água, que fixam e ressaltam o sabor dos alimentos, e servem de meio de cocção por calor seco, concentrando os alimentos e ativando seu sabor. Têm valor energético elevado, levando à saciedade, veiculam vitaminas lipossolúveis (A, D, E, K), conferem às preparações a que são adicionadas leveza, pela maior aeração, maciez e lubrificação, além de servirem para untar recipientes evitando a aderência do produto.

As gorduras podem ser de origem animal ou vegetal e são sólidas em temperatura ambiente, enquanto os óleos são líquidos.

Os óleos diferem em relação à quantidade de ácidos graxos (ver Quadro 3.18), modificando as características nutricionais e funcionais. São extraídos de sementes de plantas, como soja, amendoim, algodão etc. Os azeites são extraídos de frutos, como o azeite de oliva que é extraído de oliveiras e o de dendê, que provém do fruto da palmeira dendezeira.

Gorduras em geral utilizadas

- Banha: provém dos tecidos gordurosos de suínos, rica em ácidos graxos saturados
- Toucinho: camada de gordura suína aderida à pele
- *Bacon*: tiras de toucinho com carne
- Torresmo: fritura do toucinho
- Manteiga: obtida a partir do batimento do creme de leite (nata). Não recomendada para fritura devido ao seu baixo ponto de fumaça
- Margarina: feita com óleos vegetais hidrogenados. Emulsão de água em óleo, contendo gordura vegetal e leite

Em relação ao **óleo de coco**, o Conselho Federal de Nutrição e a Sociedade Brasileira de Cardiologia enfocam que o coco e o óleo de coco são importantes fontes naturais de gorduras saturadas, especialmente de ácido láurico, o qual apresenta maior poder em elevar LDL, bem como HDL. Enquanto alguns estudos mostraram redução da relação LDL:HDL, aumento do HDL e redução da circunferência abdominal em grupos que utilizaram óleo de coco, outros comprovaram seu efeito hipercolesterolêmico, com aumento significativo da fração não HDL e triglicerídeos. Assim, considerando a influência dos ácidos graxos ingeridos sobre os fatores de risco das doenças cardiovasculares e sobre as concentrações plasmáticas de lipídios e lipoproteínas, e o preço para a aquisição desse tipo de produto, o óleo de coco, quando utilizado, deve seguir os princípios da variedade, equilíbrio, moderação e prazer. A recomendação é de que seja usado em pequenas quantidades e em preparações culinárias preferencialmente compostas por alimentos *in natura* ou minimamente processados, não sendo indicado para tratamento da hipercolesterolemia.

- **Azeite de oliva extravirgem:** resultante da primeira prensagem, menos ácido, com maior grau de pureza e maior quantidade de antioxidantes
- **Azeite de oliva virgem:** produto obtido do fruto da oliveira, somente por processos mecânicos ou outros meios físicos, em condições térmicas, que não produzam alteração do azeite e que não tenha sido submetido a outros tratamentos além da lavagem, decantação, centrifugação e filtração. Resultante da segunda ou terceira prensagem, pouco mais ácido que o extravirgem
- **Azeite de oliva:** produto obtido somente do fruto da oliveira, excluído todo e qualquer óleo obtido pelo uso de solvente, por processo de reesterificação ou pela mistura com outros óleos, independentemente de suas proporções.

Quadro 3.18 Composição de ácidos graxos em óleos e azeites.

Produtos	Monoinsaturados (%)	Poli-insaturados (%)	Saturados (%)	Ômega-3 (%)	Ômega-6 (%)
Óleo de canola	61	33	6	5 a 13	15 a 30
Óleo de soja	24	58	18	4 a 11	19 a 30
Óleo de milho	25	62	13	< 2	34 a 62
Óleo de girassol	24	59	17	< 0,3	55 a 75
Óleo de algodão	74	74	26	0,1 a 2,1	33 a 39
Azeite de oliva	74	8	18	< 0,9	3,5 a 21
Azeite de dendê	37	15	48	< 0,5	6,5 a 15

Fonte: Araújo, 2009.

- Maionese: mistura de óleo e ovos. Atualmente, é vedado o uso em SA da maionese caseira, sendo ofertada somente a industrializada, servida em sachês de porção única, para garantir a não utilização de ovos crus no seu preparo, o que pode levar à salmonelose
- Gordura vegetal hidrogenada ou gordura trans: obtida da hidrogenação de óleos vegetais, resultando em uma gordura mais firme.

Na prática

A RDC nº 332/2019, que define os requisitos para uso de gorduras trans industriais em alimentos, define gorduras trans industriais como todos os triglicerídeos que contêm ácidos graxos insaturados com, pelo menos, uma dupla ligação trans, expressos como ácidos graxos livres, e que sejam produzidos por meio da hidrogenação parcial, do tratamento térmico ou da isomerização alcalina de gorduras e óleos. A RDC expressa que, a partir de 1º de julho de 2021, a quantidade de gorduras trans industriais nos óleos refinados não poderá exceder 2 gramas por 100 gramas de gordura total, e que entre 1º de julho de 2021 e 1º de janeiro de 2023, a quantidade de gorduras trans industriais não poderá exceder 2 gramas por 100 gramas de gordura total nos alimentos destinados ao consumidor final e nos alimentos destinados aos SA.

Valor nutricional

As gorduras são uma fonte concentrada de calorias, fornecendo 9 Kcal/g. As gorduras de origem animal são constituídas principalmente por ácidos graxos saturados. Os óleos e azeites (origem vegetal) são constituídos, em maioria, por ácidos graxos insaturados, sendo líquidos em temperatura ambiente, dada a natureza dos ácidos graxos que os integram.

Aquisição e armazenamento

Para aquisição de gorduras e óleos, deve-se adquirir produtos com a embalagem íntegra, de preferência em recipiente alto e estreito para reduzir a superfície de contato com o oxigênio, e armazenar conforme recomendação contida na rotulagem.

Quanto à embalagem, os óleos oxidam facilmente, diminuindo a vida de prateleira devido ao sabor desagradável de ranço, por isso a indústria tem cuidado especial com embalagens plásticas transparentes, colocando filme protetor com barreira à luz. O azeite normalmente é encontrado em garrafas de vidro escuras, para melhor preservação dos compostos antioxidantes, e devem ser guardados, assim como os óleos, em locais frescos, ventilados e ao abrigo da luz.

Funcionalidade

Preparo de alimentos

As gorduras conferem maciez aos produtos, asseguram suavidade e umidade, bem como reduzem a pegajosidade das massas.

Constituem a base de temperos e molhos em produtos salgados. Pudins e cremes doces são elaborados com manteiga ou margarina, e sobremesas de frutas em geral são servidas com creme de leite. Entre outras aplicações dietéticas, são usadas para fritar, refogar, corar, dourar, temperar e untar formas.

Fritura de alimentos

Apesar de não ser um método recomendado nutricionalmente, é bastante apreciado seu uso, portanto alguns cuidados devem ser seguidos, como: gorduras e óleos utilizados para frituras devem ser aquecidos a temperaturas não superiores a 180°C, sendo substituídos conforme monitoramento do óleo por meio de fita de saturação ou monitoramento sensorial.

Na escolha da gordura ou óleo a ser usado para fritura, deve-se escolher aquele que tiver maior resistência a altas temperaturas.

Na prática

Em experimento realizado no laboratório de técnica dietética para determinar a temperatura do ponto de fumaça de algumas gorduras e óleos, obteve-se, da maior temperatura para menor:

- Óleo de soja
- Óleo de milho
- Gordura hidrogenada
- Azeite de oliva
- Banha
- Margarina
- Manteiga.

Absorção de gordura em frituras

Para realizar o cálculo do valor calórico de uma preparação frita é imprescindível calcular o quanto de gordura foi absorvido para acrescentar às calorias do alimento.

Cálculo que pode ser obtido em quantidade ou percentual:

Quantidade de absorção do óleo (g):
Peso inicial do óleo – Peso final do óleo + Peso do óleo absorvido pelo papel

$$\% \text{ de absorção de óleo:} \frac{\text{Quantidade de óleo absorvido} \times 100}{\text{Peso final da preparação}}$$

Interferem na absorção do óleo: o tempo de duração do aquecimento, o tipo de gordura utilizada, a superfície de exposição do óleo e a superfície de contato do alimento.

Decomposição das gorduras e óleos

Existem dois tipos de oxidações químicas que produzem ranço: a oxidação e a hidrólise.

A oxidação ocorre nas gorduras não saturadas quando expostas ao ambiente (luz, calor e umidade), produzindo o sabor e o odor das gorduras rançosas. A presença de metais como ferro e cobre junto à gordura acelera o processo de oxidação.

A hidrólise acontece quando a gordura contém enzimas que a desdobram em seus ácidos graxos e glicerol, aumentando a acidez e desprendendo o odor dos ácidos que se liberam. No caso da manteiga, o odor é dado pelos ácidos butírico e caproico, que são voláteis.

A decomposição das gorduras em glicerol e ácidos graxos pode se dar por aumento da temperatura. Ocorre desidratação da molécula de glicerol, produzindo acroleína, substância volátil de odor desagradável que irrita a mucosa gástrica e as conjuntivas.

As modificações da gordura com formação de acroleína pode ser percebida devido à liberação de uma fumaça branca e densa, denominada ponto de fumaça. Deve-se utilizar gorduras mais resistentes às temperaturas altas necessárias para frituras.

 Na prática

Em experimento realizado no laboratório de técnica dietética com fritura de batatas obteve-se a seguinte absorção de óleo:

Corte da batata-inglesa	% de absorção do óleo	Fcc
Palha	55	0,38
Chips	40	0,45
Palito	28	0,48
Cubos	19	0,57
*Batata cozida e subdividida em 1/4	9	0,67

*Única batata pré-cozida antes da fritura (10 a 15 minutos de cocção).
Fcc: fator de cocção.

▶ Prática de preparo com gorduras e óleos

▶ Experimento 1: frituras por imersão: temperatura e tempo de cocção de acordo com o grau de fracionamento

A. Ingredientes e utensílios

Batata-inglesa	1 kg
Óleo de soja	Suficiente para imersão (1/3 do recipiente)
Sal (para polvilhar)	1 colher de sopa rasa
Balança digital com precisão de 1 g	1 unidade
Placa de corte de polietileno verde	3 unidades
Faca para vegetais	3 unidades
Cortador de legumes	1 unidade
Fritadeira com tela	3 unidades
Escumadeira de inox	3 unidades
Termômetro com capacidade de 250°C	3 unidades
Travessa	3 unidades
Papel absorvente	1 rolo
Papel-alumínio	1 rolo
Pano de copa	3 unidades

B. Procedimentos

1. Rotule todo o material.
2. Pese 1 kg de batata, divida em duas amostras, pese cada uma e anote o PB.
3. Descasque cada amostra, pese e anote o PL.
4. Calcule o FC e anote.

92 ALIMENTAÇÃO COLETIVA: TÉCNICA DIETÉTICA E SEGURANÇA ALIMENTAR

5. Corte uma amostra tipo bastão, outra tipo palha e outra tipo *chips*.
6. Coloque o óleo até 1/3 das frigideiras e aqueça até 180°C.
7. Divida as amostras em pequenas porções de tamanhos aproximados sobre os panos e cubra-as até serem fritas.
9. Frite cada porção, marque o tempo de cocção, anote e faça a média aritmética do tempo de cocção para cada tipo de corte.
10. Durante a fritura de uma porção para outra mantenha a temperatura constante (de 160 a 170°C).
11. Retire cada porção quando estiver dourada uniformemente.
12. Escorra e coloque sobre o papel absorvente. Polvilhe com sal.
13. Pese e anote o peso final. Calcule o percentual de rendimento, o Fcc e anote no quadro.
14. Avalie cada tipo conforme a escala de pontos.

C. Quadro de avaliação

Tipos de corte	PB (g)	PL (g)	PL final (g)	FC	Fcc	Rendimento (%)	Temperatura (°C)	Apresentação	Cor	Textura	Sabor
Chips											
Palito											
Palha											

Escala de pontos:
- Por apresentação: 4 – ótima; 3 – boa; 2 – regular; 1 – péssima
- Por cor: 4 – muito intensa; 3 – intensa; 2 – pouco intensa; 1 decorada
- Por textura: 4 – muito macia; 3 – macia; 2 – pouco macia; 1 – crocante
- Por sabor: 4 – muito saborosa; 3 – saborosa; 2 – pouco saborosa; 1 – sabor indesejável.

PB: peso bruto; PL: peso líquido; Fcc: fator de cocção.

D. Questões:

a) Justifique os resultados obtidos com relação ao tempo, temperatura, rendimento e textura dos produtos obtidos.

b) Qual o momento em que se deve trocar o óleo usado nas frituras por imersão?

▶ Experimento 2: análise da absorção do óleo em batatas fritas submetidas a diferentes tipos de cortes

A. Ingredientes e utensílios

Batata-inglesa em cubos	100 g
Batata-inglesa em *chips*	100 g
Batata-inglesa em palha	100 g
Batata-inglesa subdividida em 1/4	2 unidades
Batata-inglesa em palito	100 g
Óleo	1.000 mℓ
Sal (para polvilhar)	½ colher de café para cada preparação
Balança digital com precisão de 1 g	1 unidade
Panela com capacidade de 1 ℓ	1 unidade
Frigideira de inox	5 unidades
Escumadeira	5 unidades
Faca para vegetais	5 unidades
Pratos de sobremesa	5 unidades
Papel absorvente	1 rolo
Papel-alumínio	1 rolo
Guardanapo de tecido	4 unidades

Capítulo 3 | Grupos de Alimentos **93**

B. Procedimentos

1. Pese 0,5 kg de batata, lave, divida em cinco amostras de 100 g aproximadamente e anote o PB (cru).
2. Descasque, pese e anote o PL e calcule o FC.
3. Coloque na panela as amostras de "batata subdividida em ¼", cubra com água e coccione por 10 a 15 minutos, contando a partir do momento que a água entrar em ebulição.
4. Coloque e pese duas folhas de papel absorvente em cada prato de sobremesa, para cada amostra.
5. Coloque 200 mℓ de óleo diretamente em cada frigideira, anote no quadro (quantidade de óleo inicial). Leve ao fogo e aqueça em fogo alto, até a temperatura de 180°C. Baixe a chama em seguida.
6. Corte as amostras conforme o quadro, coloque cada uma sobre os panos e cubra-as até serem fritas.
7. Frite cada amostra de batata.
8. Retire o alimento com escumadeira e coloque-o no papel absorvente.
9. Pese o alimento frito, calcule o Fcc e anote no quadro.
10. Pese o papel absorvente e anote no quadro (quantidade de óleo papel).
11. Deixe esfriar o óleo de fritura, pese e anote no quadro (quantidade de óleo final).
12. Calcule a quantidade de óleo no alimento frito seguindo a fórmula:

$$\textbf{Quantidade de óleo do alimento frito} = (\text{Peso inicial do óleo}) - [(\text{Peso final do óleo}) +$$
$$(\text{Peso do óleo absorvido pelo papel})] = \text{Peso do óleo absorvido}$$

$$\% \textbf{ de absorção do óleo} = \frac{\text{Peso do óleo absorvido(g)} \times 100}{\text{Peso pronto (g)}}$$

13. Anote os resultados no quadro de avaliação.

C. Quadro de avaliação

Alimento	PB (g)	PL (g)	FC	Peso pronto (g)	Fcc	Quantidade de óleo			
						Inicial	Final	Papel	Absorção (%)
Batata-inglesa (cubos)									
Batata-inglesa (*chips*)									
Batata-inglesa (palha)									
Batata-inglesa (palito)									
Batata-inglesa cozida (1/4)									

Fcc: fator de cocção.

D. Questão: Justifique os resultados do percentual de absorção de óleo nos diferentes cortes de batata-inglesa e o impacto no valor nutricional deles.

▶ Experimento 3: determinação do ponto de fumaça de óleos e gorduras

A. Ingredientes e utensílios

Óleo de soja	100 mℓ
Óleo de milho	100 mℓ
Azeite de oliva	100 mℓ
Manteiga	100 g
Gordura hidrogenada	100 g
Margarina	100 g
Banha	100 g
Frigideira de inox ou panela com capacidade de 1 ℓ	7 unidades
Termômetro com capacidade de + de 300°C	1 unidade

94 ALIMENTAÇÃO COLETIVA: TÉCNICA DIETÉTICA E SEGURANÇA ALIMENTAR

B. Procedimentos
1. Pese 100 g de óleo ou gordura a ser testada.
2. Leve ao fogo forte em uma frigideira ou panela.
3. Segure o termômetro e coloque o seu bulbo imerso no óleo ou gordura em sua porção central, não deixando tocar no fundo da panela, caso seja termômetro espeto.
4. Observe o aumento da temperatura e as transformações físicas que ocorrem no óleo ou gordura aquecida até alcançar o "ponto de fumaça" (liberação de fumaça densa e branca – muito cuidado para padronizar esse momento exato da liberação de fumaça densa e branca de cada amostra).
5. Registre os dados obtidos no quadro de avaliação.
6. Se durante a experiência, a decomposição da gordura provocar sua combustão, desligue a chama e tampe bem a panela para extinguir o fogo.

C. Quadro de avaliação

Tipo de óleo/gordura	Tempo de aquecimento	Temperatura do ponto de fumaça
Óleo de soja		
Óleo de milho		
Óleo de oliva		
Manteiga		
Margarina		
Gordura hidrogenada		
Banha		

D. Questão: Compare o resultado encontrado sobre a temperatura do ponto de fumaça com a bibliografia e justifique. Descreva a importância deste conhecimento em dietética.

Condimentos

Condimentos ou temperos são produtos constituídos de uma ou diversas substâncias de origem natural, com ou sem valor nutricional, empregados nos alimentos com a finalidade de modificar ou exaltar seu sabor.

A **Agência Nacional de Vigilância Sanitária (Anvisa)** estabelece a identidade e as características mínimas de qualidade que devem ser respeitadas quanto aos seguintes produtos:

- Especiarias: constituídos de partes (raízes, rizomas, bulbos, cascas, folhas, flores, frutos, sementes, talos) de uma ou mais espécies vegetais
- Temperos: obtidos da mistura de especiarias e de outro(s) ingrediente(s), fermentados ou não
- Molhos: em forma líquida, pastosa, de emulsão ou suspensão, à base de especiaria(s) e/ou tempero(s) e/ou outro(s) ingrediente(s), fermentados ou não
- Maionese: produto cremoso em forma de emulsão estável, óleo em água, preparado a partir de óleo(s) vegetal(is), água e ovos, podendo ser adicionados outros ingredientes, desde que não descaracterizem o produto
- *Ketchup*: elaborado a partir da polpa de frutos maduros do tomateiro, podendo ser adicionados outros ingredientes, desde que não descaracterizem o produto.

Os condimentos traduzem, na maioria das vezes, hábitos regionais. De acordo com a aplicação e o sabor, são classificados como:

- Essências ou aromatizantes: naturais ou sintéticos
- Salgados: sal de cozinha puro ou grosso, sal com carbonato de magnésio, sal iodado, sal condimentado, sal de lítio e de potássio
- Picantes: pimentas, pimentão, mostarda, gengibre, alcaparra, páprica, *curry*
- Ácidos: vinagre, limão, tomate, vinho
- Especiarias: anis, canela, cravos, cominho, endro, noz-moscada, baunilha, casca de limão, alcaravia, cardamomo, semente de papoula, semente de aipo, azeitona
- Ervas aromáticas: aipo, alecrim, coentro, estragão, cebolinha verde, hortelã, louro, manjerona, manjericão, orégano, salsa, tomilho
- Bulbos: alho, alho-poró, cebola
- Gorduras: creme de leite, manteiga, azeites e óleos, banhas, gordura vegetal hidrogenada, margarina, toucinho

- Corantes: massa de tomate, açafrão, páprica, anilinas, caramelo, colorau
- Edulcorantes:
  - Calóricos: açúcar, mel, melado, glucose de milho, sorbitol, manitol
  - Não calóricos: sacarina, ciclamato, aspartame, acessulfame K e estévia
- Extratos: substâncias concentradas por evaporação (extrato de carne, extrato de tomate, extrato de legumes).

O sal (cloreto de sódio), se consumido moderadamente, tem papel importante na manutenção do volume no plasma e no equilíbrio ácido-base para a transmissão de impulsos nervosos e funcionamento das células. Porém, em excesso, pode favorecer o aparecimento de doenças cardiovasculares, hipertensão, cálculo renal. Vale lembrar que, além do sódio presente no sal de adição, há também o sódio intrínseco dos alimentos e o sódio obtido por meio do consumo de alimentos processados e ultraprocessados.

No mercado encontram-se diversos tipos de sal:

- **Sal refinado**: mais utilizado pela população, adicionado de iodo para impedir doenças como bócio e hipertireoidismo. Passa por processo térmico de refinamento e de branqueamento, reduzindo assim os minerais. Apresenta uma textura mais fina, o que faz com que ele se torne homogêneo mais facilmente nas preparações
- **Sal marinho**: é raspado manualmente da superfície de lagos de evaporação, sendo por isso mais caro que o sal refinado. Não é muito processado, o que preserva os sais minerais. Pode ser grosso, fino ou em flocos
- **Sal grosso**: somente passa por processo de moagem para reduzir o tamanho dos cristais, não passando pelo processo de refinamento e, por esse motivo, evita o ressecamento dos alimentos
- **Sal líquido**: a sua obtenção é feita a partir da dissolução de sal refinado em água mineral
- **Sal *light***: apresenta 50% de cloreto de sódio e 50% de cloreto de potássio, sendo indicado para hipertensos, porém não recomendado para pessoas com doenças renais
- **Sal do havaí**: tem uma cor rosa avermelhada, em função da presença de uma argila havaiana, rico em dióxido de ferro
- **Sal negro**: originário da Índia. Não é refinado e, devido aos compostos de enxofre, apresenta um sabor sulfuroso. A coloração é cinza rosada por ser de origem vulcânica. Contém cloreto de sódio, cloreto de potássio e ferro

- **Sal defumado**: tem cor acinzentada e é defumado sobre chamas de madeira, modificando o sabor das preparações
- **Flor de sal**: contém mais sódio que o sal refinado (10% a mais). Na sua elaboração são utilizados apenas alguns cristais retirados da camada superficial das salinas. Tem sabor intenso e crocante, é utilizado após a preparação dos alimentos
- **Sal do himalaia**: extraído de rochas do Himalaia, contém minerais como cálcio, magnésio, potássio, cobre e ferro. Devido a esses minerais, os cristais de sal têm sabor suave e coloração rosada
- **Sal *kosher***: pelo fato de remover rapidamente o sangue das carnes, é utilizado para preparar carnes *kosher* (costume judeu). A dissolução não é tão rápida quanto o sal refinado e não é acrescido de iodo.

Atenção!

A recomendação da OMS é que a ingestão de sal não exceda 5 g por dia, pois 1 g de sal refinado tem aproximadamente 400 mg de sódio (Quadro 3.19).

Aquisição e armazenamento

O condimento vegetal deve ser constituído de especiarias genuínas, puras, sem sinais de doenças e limpas, e que correspondam às suas características botânicas normais. O condimento deve estar isento de substâncias estranhas, elementos vegetais estranhos à espécie de partes da planta de origem, que

Quadro 3.19 Quantidade de sódio (mg) em cada 1 g de sal.

Tipo de sal	Quantidade de sódio (mg) em 1 g de sal
Sal líquido (1 mℓ)	110[1]
Sal *light*	191[1]
Sal marinho	390[2]
Sal refinado	400[2]
Sal do havaí	390[3]
Sal negro	380[3]
Sal defumado	395[3]
Sal do himalaia	230[3]
Flor de sal	450[3]

Dados retirados de:
[1] http://www.salcisne.com.br
[2] https://www.jasminealimentos.com
[3] http://saude.ig.com.br/alimentacao/dossie+do+sal/n1237998795957.html.
Fonte: Sociedade Brasileira de Diabetes.

96 ALIMENTAÇÃO COLETIVA: TÉCNICA DIETÉTICA E SEGURANÇA ALIMENTAR

não tenham as características de condimento vegetal. Os condimentos preparados devem estar em perfeito estado de conservação.

É importante avaliar as condições higiênicas do local de armazenamento, que deve ser seco e arejado ou em equipamentos de refrigeração, conforme o caso.

Aplicabilidade em preparações

O uso correto dos condimentos é um dos aspectos artísticos marcantes na culinária, visando atender gostos alheios; introduzir novos sabores; conquistar apreciadores; respeitar certas tradições. Pela combinação de condimentos e temperatura pode-se produzir uma gama incalculável de sabores (Quadro 3.20).

Quadro 3.20 Sugestões de uso de condimentos em determinados alimentos.

Alimento	Condimento
Arroz	Açafrão, pimentão, colorau e alecrim, *curry*, cogumelos
Assado	Louro, salsa, cebolinha, açafrão, aipo, sálvia, manjerona, azeitona, alho e vinho
Bolos e biscoitos	Erva-doce, anis, cardamomo e canela
Doces	Anis, canela, noz-moscada, cravo e baunilha
Carne	Louro, mostarda, orégano, pimenta, vinho, vinagre, hortelã, salsa, alho e sálvia, cebola, *curry*
Carneiro	Manjerona, pimenta-do-reino, cebolinha e erva-doce
Bacalhau	Cebola, tomate, louro, pimenta-do-reino, alho e limão
Coelho	Alecrim, gengibre, pimenta, salsa, louro, vinho branco, noz-moscada e cravo
Couve-flor e repolho	Endro
Ensopado	Manjerona, manjericão, louro e páprica
Ervilha	Manjerona, manjericão e menta
Galinha	Cebola, manjerona, sálvia, *curry* e pimentão
Gemada	Noz-moscada e baunilha
Ovos e queijos	Açafrão, pimenta-caiena e alecrim
Ovos mexidos	Pimenta-do-reino e salsa
Ovos recheados	Cominho, orégano, sálvia, salsa e pimentão
Porco	Alcaravia (ou cominho), tomilho, pimenta-do-reino, alho, limão, vinagre e cravo
Peixe e camarão	Louro, páprica, alho, coentro, cebola, salsa, limão, pimenta malagueta, alfavaca e manjericão
Molho branco	Creme de leite, alcaparras e noz-moscada
Molho de carne	Louro, endro, mostarda, pimenta, estragão, salsa e cebola
Molho de salada	Mostarda, limão, vinagre, salsa e pimenta
Pães diversos	Sementes de papoula, erva-doce, sementes de gergelim,
Pizza	Orégano, tomate e alho
Recheio de carnes e aves	Tomilho, manjericão, sálvia, salsa, cebola e alecrim
Sopas	Aipo, endro, orégano, tomilho, cardamomo e noz-moscada.

Fonte: Ornellas, 2007.

Capítulo 3 | Grupos de Alimentos **97**

▶ Prática de preparo com condimentos

▸ Experimento 1: avaliação de arroz com alho e alecrim

A. Ingredientes e utensílios

Arroz parboilizado	100 g
Alho	0,5%
Alecrim	0,5%
Óleo	5%
Panela	1 unidade
Papel-alumínio	1 rolo
Balança digital com precisão de 1 g	1 unidade
Colher de sobremesa	3 unidades
Medidor graduado	1 unidade

B. Procedimentos

1. Pese a amostra.
2. Coloque o óleo para refogar o arroz e acrescente o alho e o alecrim.
3. Aqueça 250 mℓ de água e coloque sobre o arroz refogado.
4. Diminua a chama quando entrar em ebulição e deixe a panela semitampada. Marque o tempo de cocção.
5. Quando estiver macio, desligue a chama e deixe tampado por 5 minutos.
6. Pese e reserve para avaliação.

C. Quadro de avaliação

Tipo	PL cru (g)	Peso cozido (g)	Rendimento (%)	Fcc	Tempo de cocção	Aceitação
Arroz						

Escala de pontos:
- Por aceitabilidade: 3 = muito aceitável; 2 = aceitável; 1 = pouco aceitável.
- PL: peso líquido; Fcc: fator de cocção.

D. Questões:

a) A quantidade de água, óleo, alho e alecrim ficou adequada?
b) Recomendaria substituir o sal pelo alho e alecrim?

▸ Experimento 2: avaliação de arroz com açafrão e pimentão

A. Ingredientes e utensílios

Arroz parboilizado	100 g
Açafrão	0,5%
Pimentão	0,5%
Óleo	5%
Panela	1 unidade
Papel-alumínio	1 rolo
Balança digital com precisão de 1 g	1 unidade
Colher de sobremesa	3 unidades
Medidor graduado	1 unidade

B. Procedimentos

1. Pese a amostra.
2. Coloque o óleo para refogar o arroz e acrescente o alho.
3. Aqueça 250 mℓ de água e coloque sobre o arroz refogado.

98 ALIMENTAÇÃO COLETIVA: TÉCNICA DIETÉTICA E SEGURANÇA ALIMENTAR

4. Diminua a chama quando entrar em ebulição e deixe a panela semitampada. Marque o tempo de cocção.
5. Quando estiver macio, desligue a chama e deixe tampado por 5 minutos.
6. Pese e reserve para avaliação.

C. Quadro de avaliação

Tipo	PL cru (g)	Peso cozido (g)	Rendimento (%)	Fcc	Tempo de cocção	Aceitação
Arroz						

Escala de pontos:
- Por aceitabilidade: 3 = muito aceitável; 2 = aceitável; 1 = pouco aceitável.
- PL: peso líquido; Fcc: fator de cocção.

D. Questões:
a) A quantidade de água, óleo, açafrão e pimentão ficou adequada?
b) Recomendaria substituir o sal por açafrão e pimentão?

▶ Experimento 3: avaliação de arroz com sal temperado

A. Ingredientes e utensílios

Arroz parboilizado	100 g
Sal temperado	1%
Óleo	5%
Panela	1 unidade
Papel-alumínio	1 rolo
Balança digital com precisão de 1 g	1 unidade
Colher de sobremesa	3 unidades
Medidor graduado	1 unidade

B. Procedimentos
1. Pese a amostra.
2. Coloque o óleo para refogar o arroz e acrescente o sal temperado.*
3. Aqueça 250 mℓ de água e coloque sobre o arroz refogado.
4. Diminua a chama quando entrar em ebulição e deixe a panela semitampada. Marque o tempo de cocção.
5. Quando estiver macio, desligue a chama e deixe tampado por 5 minutos.
6. Pese e reserve para avaliação.

C. Quadro de avaliação

Tipo	PL cru (g)	Peso cozido (g)	Rendimento (%)	Fcc	Tempo de cocção	Aceitação
Arroz						

Escala de pontos:
- Por aceitabilidade: 3 = muito aceitável; 2 = aceitável; 1 = pouco aceitável.
- PL: peso líquido; Fcc: fator de cocção.

D. Questões:
a) Anote a quantidade de ingredientes utilizada para o preparo do sal temperado.
b) Recomendaria substituir o sal normal pelo temperado? Por quê?

---

*Sal temperado: em um copinho de café, coloque a mesma quantidade de sal, manjericão desidratado, alecrim desidratado, salsinha desidratada e orégano desidratado (1 g de cada seria suficiente, porém, se não conseguir bater no liquidificador, aumente as quantidades, sempre na mesma proporção). Reserve para ser usado também no experimento 4 a seguir.

Capítulo 3 | Grupos de Alimentos **99**

▶ Experimento 4: avaliação de carne com sal temperado

A. Ingredientes e utensílios

Coxão de fora ou lagarto	500 g (5 bifes)
Óleo	5% para cada bife
Sal temperado	1% para cada bife
Balança digital com precisão de 1 g	1 unidade
Placa de corte de polietileno vermelha	1 unidade
Faca para carne	1 unidade
Garfo dentado	1 unidade
Frigideira pequena	5 unidades
Prato de sobremesa	5 unidades

B. Procedimentos

1. Corte cinco bifes, com aproximadamente 100 g cada um; tempere-os.
2. Aqueça o óleo nas frigideiras e frite os bifes até que fiquem dourados e no ponto.
3. Retire, pese e calcule o rendimento (%) e o fator de cocção.
4. Anote os resultados no quadro de avaliação.
5. Avalie enquanto quentes, conforme a escala de pontos.

C. Quadro de avaliação

Processo	Peso inicial (g)	Tempo de cocção (min)	Peso final (g)	Rendimento (%)	Fcc	Aceitabilidade
Bife						

Escala de pontos:
• Por aceitabilidade: 5 = muito aceitável; 4 = aceitável; 3 = mediamente aceitável; 2 = pouco aceitável; 1 = inaceitável.

Fcc: fator de cocção.

D. Questão: Recomendaria substituir o sal normal pelo sal temperado no preparo de carnes? Por quê?

▶ Prática de preparo de molhos

▶ Experimento 1: avaliação do molho bechamel

A. Ingredientes e utensílios

Leite	200 mℓ
Cebola	5 g
Louro	1 folha
Manteiga	15 g
Farinha de trigo	15 g
Noz-moscada	1/2 colher de café
Sal	1 colher de café
Colher de sopa	1 unidade
Faca	1 unidade
Béquer de 250 mℓ	1 unidade
Balança digital com precisão de 1 g	1 unidade
Panela pequena	1 unidade

B. Procedimentos

1. Doure a cebola na manteiga.
2. Acrescente a farinha até obter uma mistura homogênea.

100 ALIMENTAÇÃO COLETIVA: TÉCNICA DIETÉTICA E SEGURANÇA ALIMENTAR

3. Acrescente leite aos poucos, até obter a consistência desejada.
4. Junte os condimentos.
5. Proceda à avaliação conforme a escala de pontos.

C. Quadro de avaliação

Consistência	Cor	Odor	Sabor

Escala de pontos:
- Por cor: 4 = muito intensa; 3 = intensa; 2 = pouco intensa; 1 = descorada
- Por odor: 4 = muito intenso; 3 = intenso; 2 = pouco intenso; 1 = inodoro
- Por consistência: 5 = muito pastosa; 4 = pastosa; 3 = pouco pastosa; 2 = semilíquida; 1 = líquida
- Por sabor: 4 = muito saboroso; 3 = saboroso; 2 = razoavelmente saboroso; 1 = pouco saboroso.

▶ Experimento 2: avaliação do molho de iogurte

A. Ingredientes e utensílios

Sal	1 colher de café
Limão	1/4 unidade
Salsa ou hortelã	2 ramos
Iogurte natural	1 copo (200 mℓ)
Cebola	5 g
Faca	1 unidade
Placa de corte de polietileno verde	1 unidade
Colher de sobremesa	2 unidades
Colher de sopa	1 unidade
Cremeira	1 unidade

B. Procedimentos
1. Pique a cebola e a salsa.
2. Acrescente ao iogurte.
3. Misture bem.
4. Esprema o limão e acrescente o sal.
5. Proceda à avaliação conforme a escala de pontos.

C. Quadro de avaliação

Consistência	Cor	Odor	Sabor

Escala de pontos:
- Por cor: 4 = muito intensa; 3 = intensa; 2 = pouco intensa; 1 = descorada
- Por odor: 4 = muito intenso; 3 = intenso; 2 = pouco intenso; 1 = inodoro
- Por consistência: 5 = muito pastosa; 4 = pastosa; 3 = pouco pastosa; 2 = semilíquida; 1 = líquida
- Por sabor: 4 = muito saboroso; 3 = saboroso; 2 = razoavelmente saboroso; 1 = pouco saboroso.

▶ Experimento 3: avaliação do molho de tomate

A. Ingredientes e utensílios

Tomate	6 colheres de sobremesa
Cebola	2 colheres de sobremesa
Pimentão	1 colher de sobremesa
Colorau	1 colher de sobremesa
Azeite de oliva ou óleo	3 colheres de café
Água	1 xícara de chá
Sal	1 colher de café

Colher de sopa	1 unidade
Colher de sobremesa	4 unidades
Colher de café	2 unidades
Xícara de chá	1 unidade
Placa de corte de polietileno verde	1 unidade
Faca	1 unidade
Panela pequena	1 unidade

B. Procedimentos
1. Refogue a cebola no azeite.
2. Acrescente o tomate, a água, o pimentão e o colorau.
3. Após, acrescente o sal.
4. Proceda à avaliação conforme a escala de pontos.

C. Quadro de avaliação

Consistência	Cor	Odor	Sabor

Escala de pontos:
- Por cor: 4 = muito intensa; 3 = intensa; 2 = pouco intensa; 1 = descorada
- Por odor: 4 = muito intenso; 3 = intenso; 2 = pouco intenso; 1 = inodoro
- Por consistência: 5 = muito pastosa; 4 = pastosa; 3 = pouco pastosa; 2 = semilíquida; 1 = líquida
- Por sabor: 4 = muito saboroso; 3 = saboroso; 2 = razoavelmente saboroso; 1 = pouco saboroso.

▶ Experimento 4: avaliação do molho de maionese

A. Ingredientes e utensílios

Ovo	4 unidades
Leite gelado	200 mℓ
Azeite de oliva ou óleo	200 mℓ
Limão	1/2 unidade
Sal	1 colher de sobremesa
Colher de sobremesa	1 unidade
Placa de corte de polietileno verde	1 unidade
Béquer de 250 mℓ	2 unidades
Faca	1 unidade
Panela pequena	1 unidade
Liquidificador	1 unidade

B. Procedimentos
1. Cozinhe 4 ovos.
2. Coloque no liquidificador os ovos cozidos, o leite gelado e o azeite; bata-os.
3. Acrescente o sal e gotas de limão.
4. Bata todos os ingredientes e, se precisar deixar mais consistente, acrescente batata cozida.
5. Proceda à avaliação conforme a escala de pontos.

C. Quadro de avaliação

Consistência	Cor	Odor	Sabor

Escala de pontos:
- Por cor: 4 = muito intensa; 3 = intensa; 2 = pouco intensa; 1 = descorada
- Por odor: 4 = muito intenso; 3 = intenso; 2 = pouco intenso; 1 = inodoro
- Por consistência: 5 = muito pastosa; 4 = pastosa; 3 = pouco pastosa; 2 = semilíquida; 1 = líquida
- Por sabor: 4 = muito saboroso; 3 = saboroso; 2 = razoavelmente saboroso; 1 = pouco saboroso.

102 ALIMENTAÇÃO COLETIVA: TÉCNICA DIETÉTICA E SEGURANÇA ALIMENTAR

▶ Experimento 5: avaliação do molho de maionese com cenoura

A. Ingredientes e utensílios

Ovo	2 unidades
Leite gelado	250 mℓ
Cenoura	1 unidade
Batata-inglesa	2 unidades
Limão	1/4 unidade
Sal	1 colher de sobremesa
Colher de sobremesa	1 unidade
Placa de corte de polietileno verde	1 unidade
Béquer de 300 mℓ	1 unidade
Faca	3 unidades
Panela pequena	3 unidades
Liquidificador	1 unidade

B. Procedimentos

1. Cozinhe os ovos, a cenoura e as batatas separadamente.
2. Coloque no liquidificador os ovos cozidos, o leite, a cenoura e bata-os.
3. Acrescente o sal e poucas gotas de limão.
4. Bata todos os ingredientes e, se precisar deixar mais consistente, acrescente mais batata cozida.
5. Proceda à avaliação conforme a escala de pontos.

C. Quadro de avaliação

Consistência	Cor	Odor	Sabor

Escala de pontos:
- Por cor: 4 = muito intensa; 3 = intensa; 2 = pouco intensa; 1 = descorada
- Por odor: 4 = muito intenso; 3 = intenso; 2 = pouco intenso; 1 = inodoro
- Por consistência: 5 = muito pastosa; 4 = pastosa; 3 = pouco pastosa; 2 = semilíquida; 1 = líquida
- Por sabor: 4 = muito saboroso; 3 = saboroso; 2 = razoavelmente saboroso; 1 = pouco saboroso.

Infusões

São bebidas obtidas por meio da extração de compostos aromáticos de vegetais por imersão em água quente. A combinação de diferentes tipos e estados de desidratação dos vegetais dá origem a uma grande variedade de bebidas, das quais as mais conhecidas são o chá e o café. Servidos quentes ou frios, têm ação estimulante, levando calorias ao organismo (decorrentes do acréscimo de açúcar ou leite).

Café

Existem diferentes tipos de café, relacionados com as normas de cultivo e com a espécie. Seja qual for a qualidade do grão, a torrefação desenvolve o cafeol e a cafeona, substâncias voláteis capazes de se dissolver em água e fornecer seu aroma característico; além disso, também promove a obtenção de um óleo aromático

e de anidrido carbônico. A cor do café tem relação com o tempo de torrefação e com o uso de açúcar, que acentua a coloração, mas modifica a pureza e o sabor.

O café torrado e moído, exposto ao ar, reage com o oxigênio, e no prazo de 9 dias perde todo o anidrido carbônico e a maior parte dos óleos voláteis, apresentando um sabor cada vez menos agradável.

Para preparar a bebida, derrama-se sobre o pó de café um pouco de água quente em quantidade suficiente para apenas umedecer os grânulos antes de se derramar o volume total de água (quente, mas não em franca ebulição). Este procedimento favorece a extração, pois os grânulos úmidos liberam seus compostos aromáticos na água com maior facilidade. O preparo do café deve ser feito com água recém-fervida e resfriada a 92 a 96°C para preservação do seu sabor e seu aroma.

O método de deixar a solução em ebulição por 2 ou 3 minutos para assegurar melhor dissolução dos

Capítulo 3 | Grupos de Alimentos **103**

componentes do café só extrai mais tanino, o que faz com que a bebida adquira um sabor amargo, favorecendo a perda do cafeol. Outro modo que propicia o sabor amargo é requentar o café, processo que leva à perda de substâncias aromáticas e à concentração do tanino.

Chá

Segundo a procedência e o processo de fabricação, há quatro tipos básicos de chá: o verde, o preto, o *oolong* e o aromatizado. Na composição dos chás estão a teína, substância análoga à cafeína, bem como taninos e substâncias próprias. Como o chá é feito com mais água, a teína é mais diluída, em comparação à cafeína encontrada no café.

O ideal é que o chá seja preparado em recipiente de louça, material que permite perfeita remoção dos resíduos que poderiam deixar odores e pigmentos. Para iniciar o preparo do chá, escalda-se a louça para favorecer a manutenção da temperatura no momento da extração. Em seguida, adiciona-se água em ebulição ao vegetal, no bule, por 3 a 5 minutos. Coa-se e serve-se. Não se deve ferver, pois o chá fervido é adstringente, amargo e sem aroma.

O chá pode ser servido também gelado, com acréscimo de gotas de limão ou outros componentes. O suco de limão atua sobre os compostos de tanino, descolorando-os. Em meio alcalino, esses compostos são de cor escura.

Mate

Os tipos mais comuns são os mates verdes para chimarrão, o mate torrado usado nas infusões comuns e extrato de mate instantâneo. O mate também contém tanino, teína e substâncias aromáticas.

O preparo do mate é semelhante ao preparo do café e do chá, pois também se procura obter uma infusão com pouco tanino e muito aroma. Pode ser servido quente, ou gelado, com acréscimo de gotas de limão.

Cacau

Tem as mesmas substâncias básicas do café e do chá, acrescido de amido e lipídios. Constitui boa fonte alimentar de ferro. O cacau não pode ser preparado pelo mesmo método do café ou do chá porque é necessário cozinhar a parcela de amido.

▶ Prática de preparo de infusões

▶ Experimento 1: avaliação dos processos utilizados para o preparo de café – sistema coador

A. Ingredientes e utensílios

Café moído	Quantidade em gramas
Balança digital com precisão de 1 g	1 unidade
Suporte para filtro de café	1 unidade
Filtro de papel	1 unidade
Garrafa térmica	1 unidade
Colher de sopa	1 unidade
Papel-alumínio	1 rolo
Béquer com capacidade de 600 mℓ	1 unidade
Chaleira	1 unidade

B. Procedimento (sistema coador)

1. Separe e rotule o material.
2. Meça 500 mℓ de água filtrada, transfira para a chaleira.
3. Pese a quantidade do café moído na concentração de 5% em relação ao volume de água a ser preparado. Transforme em MC e anote.
4. Se o grupo preferir acrescentar açúcar, anote a quantidade utilizada em gramas e o percentual usado em relação à quantidade de água.
5. Coloque o café moído no filtro de papel sobre o suporte.
6. Quando a água entrar em ebulição, coloque-a sobre o café em pó, deixando-o coar espontaneamente.
7. Coloque na garrafa térmica e reserve para avaliação.

104 ALIMENTAÇÃO COLETIVA: TÉCNICA DIETÉTICA E SEGURANÇA ALIMENTAR

C. Quadros de avaliação
Volume e concentração dos ingredientes para o preparo de café

Processo	Volume de água (mℓ)	Quantidade de café (g)	Quantidade de açúcar (g e %)	MC	
				Café em pó	Açúcar
Sistema coador					

MC: medida caseira.

Avaliação sensorial do café

Processos	Cor	Aroma	Sabor
Sistema coador			

Escala de pontos:
- Por sabor: 5 = muito saboroso; 4 = saboroso; 3 = razoavelmente saboroso; 2 = pouco saboroso; 1 = sabor indesejável
- Por cor: 3 = muito intensa; 2 = intensa; 1 = pouco intensa
- Por aroma: 3 = muito intenso; 2 = intenso; 1 = pouco intenso.

D. Questão: Calcule o custo de uma xícara de café de 50 mℓ.

▶ Experimento 2: avaliação dos processos utilizados para o preparo de café – sistema por ebulição

A. Ingredientes e utensílios

Café moído	Quantidade em gramas
Balança digital com precisão de 1 g	1 unidade
Garrafa térmica	2 unidades
Colher de sopa	2 unidades
Papel-alumínio	1 rolo
Béquer com capacidade de 600 mℓ	2 unidades
Leiteira	2 unidades

B. Procedimento (sistema por ebulição)
- Ebulição rápida
- Ebulição prolongada
  1. Separe e rotule o material.
  2. Meça 1.000 mℓ de água filtrada, transfira 500 mℓ para a leiteira do método por ebulição rápida e 500 mℓ para a leiteira que irá ebulir por 5 minutos; aqueça-as.
  3. Pese duas amostras de café moído a 5% em relação ao volume de água de cada preparação (500 mℓ), transforme em MC e anote.
  4. Se o grupo preferir acrescentar açúcar, anote a quantidade utilizada em gramas e o percentual usado em relação à quantidade de água.
  5. Quando a água das duas leiteiras entrar em ebulição, adicione o pó do café e, se preferir, o açúcar.
  6. Na primeira amostra, espere que a mistura retorne à ebulição, apenas para dissolver o pó. Transfira para a garrafa térmica e reserve para avaliação.
  7. Deixe a segunda amostra ebulir por 5 minutos em chama fraca, mexa para não entornar. Transfira para a garrafa térmica e reserve para avaliação.

C. Quadros de avaliação
Volume e concentração dos ingredientes para o preparo de café

Processo	Volume de água (mℓ)	Quantidade de café (g)	Quantidade de açúcar (g e %)	MC (g)	
				Café em pó	Açúcar
Por ebulição rápida					
Por ebulição prolongada					

Capítulo 3 | Grupos de Alimentos   105

Avaliação sensorial do café

Processos	Cor	Aroma	Sabor
Por ebulição rápida			
Por ebulição prolongada			

Escala de pontos:
- Por sabor: 5 = muito saboroso; 4 = saboroso; 3 = razoavelmente saboroso; 2 = pouco saboroso; 1 = sabor indesejável
- Por cor: 3 = muito intensa; 2 = intensa; 1 = pouco intensa
- Por aroma: 3 = muito intenso; 2 = intenso; 1 = pouco intenso.

MC: medida caseira.

D. Questão: Justifique as diferenças encontradas nos dois tipos de preparo de café e argumente quanto à opção escolhida.

▶ Experimento 3: avaliação dos processos utilizados para o preparo de café – sistema cafeteira

A. Ingredientes e utensílios

Café moído	Quantidade em gramas
Balança digital com precisão de 1 g	1 unidade
Cafeteira	1 unidade
Garrafa térmica	1 unidade
Colher de sopa	1 unidade
Papel-alumínio	1 rolo
Béquer com capacidade de 600 mℓ	1 unidade

B. Procedimento (cafeteira)

1. Separe e rotule o material.
2. Meça 500 mℓ de água filtrada e transfira para a parte inferior da cafeteira.
3. Pese a quantidade de café moído na concentração de 5%. Transforme em MC, anote e coloque no funil da cafeteira.
4. Se o grupo preferir, acrescentar açúcar. Anote a quantidade utilizada em gramas e o percentual usado em relação à quantidade de água.
5. Encaixe a parte superior na base.
6. Ligue a cafeteira. Entre 5 e 10 minutos, a água passará sob pressão pelo funil e alcançará o compartimento superior, extraindo as substâncias hidrossolúveis do pó.
7. Adoce se preferir e transfira o café coado para a garrafa térmica. Reserve para avaliação.

C. Quadros de avaliação
Volume e concentração dos ingredientes para o preparo de café

Processo	Volume de água (mℓ)	Quantidade de café (g)	Quantidade de açúcar (g e %)	MC (g) Café em pó	MC (g) Açúcar
Cafeteira					

Avaliação sensorial do café

Processos	Cor	Aroma	Sabor
Cafeteira			

Escala de pontos:
- Por sabor: 5 = muito saboroso; 4 = saboroso; 3 = razoavelmente saboroso; 2 = pouco saboroso; 1 = sabor indesejável
- Por cor: 3 = muito intensa; 2 = intensa; 1 = pouco intensa
- Por aroma: 3 = muito intenso; 2 = intenso; 1 = pouco intenso.

MC: medida caseira.

D. Questão: Calcule o custo de uma xícara de café de 50 mℓ.

106 ALIMENTAÇÃO COLETIVA: TÉCNICA DIETÉTICA E SEGURANÇA ALIMENTAR

► Experimento 4: avaliação dos processos utilizados para o preparo de café – café instantâneo

A. Ingredientes e utensílios

Café solúvel instantâneo	Quantidade em gramas
Balança digital com precisão de 1 g	1 unidade
Leiteira	1 unidade
Garrafa térmica	1 unidade
Colher de sopa	1 unidade
Papel-alumínio	1 rolo
Béquer com capacidade de 600 mℓ	1 unidade

B. Procedimento (reconstituição do café solúvel instantâneo)
1. Separe e rotule o material.
2. Meça 500 mℓ de água filtrada, transfira para a leiteira e aqueça.
3. Meça a quantidade de extrato solúvel na concentração de 2%. Pese e anote.
4. Se o grupo preferir acrescentar açúcar, anote a quantidade utilizada em gramas e o percentual usado em relação à quantidade de água.
5. Adicione o extrato solúvel e o açúcar na água fervente. Mexa para solubilizar e transfira para a garrafa térmica. Reserve para avaliação.

C. Quadros de avaliação
Volume e concentração dos ingredientes para o preparo de café

Processo	Volume de água (mℓ)	Quantidade de café (g)	Quantidade de açúcar (g e %)	MC (g)	
				Café em pó	Açúcar
Extrato solúvel					

Avaliação sensorial do café

Processos	Cor	Aroma	Sabor
Extrato solúvel			

Escala de pontos:
• Por sabor: 5 = muito saboroso; 4 = saboroso; 3 = razoavelmente saboroso; 2 = pouco saboroso; 1 = sabor indesejável
• Por cor: 3 = muito intensa; 2 = intensa; 1 = pouco intensa
• Por aroma: 3 = muito intenso; 2 = intenso; 1 = pouco intenso.
MC: medida caseira.

D. Questão: Compare os resultados obtidos do café preparado por este método e conclua em relação à concentração mais adequada e quanto ao aspecto econômico.

► Experimento 5: preparo de chá-preto servido de várias formas: quente, gelado e gelado com suco de limão

A. Ingredientes e utensílios

Chá-preto – em pó ou sachê	Quantidade em gramas
Limão (suco)	1/4 unidade
Balança digital com precisão de 1 g	1 unidade
Chaleira	1 unidade
Caneca	3 unidades
Béquer com capacidade de 1.000 mℓ	1 unidade
Peneira ou coador de chá	1 unidade
Espremedor de limão	1 unidade
Papel-alumínio	1 rolo
Gelo	1/2 forma
Liquidificador	1 unidade

B. Procedimentos

1. Separe e rotule o material conforme o quadro de avaliação.
2. Meça 600 mℓ de água filtrada, transfira para uma chaleira e aqueça.
3. Pese a quantidade total de chá na concentração de 2% em relação ao volume de água. Transforme em MC e anote no quadro de avaliação.
4. Acrescente o chá e deixe aquecer até o ponto de ebulição.
5. Após desligado, deixe repousar tampado, de 3 a 5 minutos.
6. Coe e separe 200 mℓ do chá em cada caneca (quente, gelado e com limão).
7. Coloque uma amostra do chá-preto quente em uma caneca, outra amostra em uma caneca com gelo e bata a última no liquidificador, com gelo e suco de um limão (gotas).
8. Avalie usando a escala de pontos.

C. Quadro de avaliação

	Tipos	Cor	Aroma	Sabor
Chá-preto	Quente			
	Gelado			
	Gelado com limão			

Escala de pontos:
- Por cor e aroma: 3 = muito intensos; 2 = intensos; 1 = pouco intensos
- Por sabor: 5 = muito saboroso; 4 = saboroso; 3 = razoavelmente saboroso; 2 = pouco saboroso; 1 = sabor inaceitável.

Preencha os seguintes dados:

a) O conteúdo de um sachê pesa _____ g.
b) Para cada xícara de chá de 200 mℓ, considerar _____ g de pó.

D. Questão: De que maneira os ácidos interferem na cor, aroma e sabor dos chás?

Bibliografia

Araújo WMC, Montebello NP, Botelho RBA, Borgo LA. Alquimia dos alimentos. 2. ed. Brasília: Senac; 2013.

Benetti GB, Branco LM, Comenale N *et al.* Manual de técnicas dietéticas. São Paulo: Yendis; 2013.

Brasil. Ministério da Agricultura, Pecuária e Abastecimento. Instrução normativa nº 1, de 30 de janeiro de 2012. Regulamento Técnico do Azeite de Oliva e do Óleo de Bagaço de Oliva, que tem por objetivo definir o padrão oficial de classificação do azeite de oliva e do óleo de bagaço de oliva, considerando seus requisitos de identidade e qualidade, a amostragem, o modo de apresentação e a marcação ou rotulagem, nos aspectos referentes à classificação do produto. Diário Oficial da União 02 fev 2012; Seção 1.

Brasil. Ministério da Agricultura, Pecuária e Abastecimento. Instrução normativa nº 47, de 30 de agosto de 2018. Resolve estabelecer o Regulamento Técnico do Açúcar, definindo o seu padrão oficial de classificação, com os requisitos de identidade e qualidade, a amostragem, o modo de apresentação e a marcação ou rotulagem, nos aspectos referentes à classificação do produto, na forma desta Instrução Normativa e dos Anexos I a IV. Diário Oficial da União, Brasília, DF, 06 set 2018; Seção 1.

Brasil. Ministério da Agricultura, Pecuária e Abastecimento. Instrução normativa nº 62, de 29 de dezembro de 2011. Altera o caput, excluir o parágrafo único e inserir os §§ 1º ao 3º, todos do art. 1º, da Instrução Normativa MAPA nº 51, de 18 de setembro de 2002. Diário Oficial da União 30 dez 2011; Seção 1.

Brasil. Ministério da Agricultura, Pecuária e Abastecimento. Instrução normativa nº 76, de 26 de novembro de 2018. Aprova os Regulamentos Técnicos que fixam a identidade e as características de qualidade que devem apresentar o leite cru refrigerado, o leite pasteurizado e o leite pasteurizado tipo A. Diário Oficial da União 30 nov 2018; Seção 1.

Brasil. Ministério da Agricultura, Pecuária e Abastecimento. Instrução normativa nº 77, de 26 de novembro de 2018. Ficam estabelecidos os critérios e procedimentos para a produção, acondicionamento, conservação, transporte, seleção e recepção do leite cru em estabelecimentos registrados no serviço de inspeção oficial. Diário Oficial da União, Brasília 30 nov 2018; Seção 1.

Brasil. Ministério da Agricultura, Pecuária e Abastecimento. Instrução normativa nº 55, de 30 de setembro de 2020. A Instrução Normativa nº 76, de 26 de novembro de 2018, passa a vigorar com as seguintes alterações: em relação à conservação e estocagem do leite. Diário Oficial da União 01 out 2020; Seção 1.

Brasil. Ministério da Saúde. Secretaria de Atenção à Saúde. Departamento de Atenção Básica. Guia alimentar para a população brasileira. 2. ed., 1. reimp. Brasília: Ministério da Saúde; 2015.

Brasil. Ministério da Saúde. Agência Nacional de Vigilância Sanitária/Diretoria Colegiada. Resolução da Diretoria Colegiada (RDC) nº 332, de 23 de dezembro de 2019. Define os requisitos para uso de gorduras trans industriais em alimentos. Brasília: Diário Oficial da União 26 dez 2019; Seção 1.

Brasil. Ministério da Saúde. Agência Nacional de Vigilância Sanitária/Diretoria Colegiada. Resolução da Diretoria Colegiada (RDC) nº 352, de 23 de dezembro de 2002. Dispõe sobre o Regulamento Técnico de Boas Práticas de Fabricação para Estabelecimentos Produtores/Industrializadores de Frutas e ou Hortaliças em Conserva e a Lista de Verificação das Boas Práticas de Fabricação para Estabelecimentos Produtores/Industrializadores de Frutas

108 ALIMENTAÇÃO COLETIVA: TÉCNICA DIETÉTICA E SEGURANÇA ALIMENTAR

e ou Hortaliças em Conserva. Brasília: Diário Oficial da União 08 jan 2003; Seção 1.

Brasil. Agência Nacional de Vigilância Sanitária (Anvisa). Resolução da Diretoria Colegiada (RDC) nº 216, de 15 de setembro de 2004. Dispõe sobre Regulamento Técnico de Boas Práticas para Serviços de Alimentação. Diário Oficial da União 16 set 2004; Seção 1.

Brasil. Agência Nacional de Vigilância Sanitária (Anvisa). Resolução da Diretoria Colegiada (RDC) nº 276, de 22 de setembro de 2005. Aprova o Regulamento técnico para especiarias, temperos e molhos. Brasília: Diário Oficial da União 23 set 2005; Seção 1.

Brasil. Agência Nacional de Vigilância Sanitária (Anvisa). Resolução da Diretoria Colegiada (RDC) nº 270, de 22 de setembro de 2005. Regulamento técnico para óleos vegetais, gorduras vegetais e creme vegetal. Diário Oficial da União 23 set 2005; Seção 1.

Brasil. Agência Nacional de Vigilância Sanitária (Anvisa). Diretoria Colegiada. Resolução da Diretoria Colegiada (RDC) nº 150, de 13 de abril de 2017. Dispõe sobre o enriquecimento das farinhas de trigo e de milho com ferro e ácido fólico. Diário Oficial da União 17 abr 2017; Seção 1.

Brasil. Agência Nacional de Vigilância Sanitária (Anvisa). Diretoria Colegiada. Resolução da Diretoria Colegiada (RDC) nº 459, de 21 de dezembro de 2020. Estabelece as instruções de preparo, uso e conservação obrigatórias na rotulagem de produtos de carne crua suína e de aves. Diário Oficial da União 23 dez 2020; Seção 1.

Brasil. Casa Civil. Subchefia para Assuntos Jurídicos. Decreto nº 9.013, de 29 de março de 2017. Regulamenta a Lei nº 1.283, de 18 de dezembro de 1950, e a Lei nº 7.889, de 23 de novembro de 1989, que dispõem sobre a inspeção industrial e sanitária de produtos de origem animal. Diário Oficial da União 30 mar 2017; Seção 1.

Brasil. Companhia de Entrepostos e Armazéns Gerais de São Paulo-Empresa Brasileira de Pesquisa Agropecuária (Ceagesp-Embrapa). Seção de Economia e Desenvolvimento (Sedes). Sazonalidade dos Produtos Comercializados no ETSP 2016-2020 [acesso em 20 maio 2021]. Disponível em: <http://www.ceagesp.gov.br/wp-content/uploads/2015/06/SAZONALIDADE-DE-PRODUTOS-2016-A-2020.pdf>.

Brasil. Ministério da Agricultura. Secretaria de Defesa Agropecuária. Departamento de Inspeção de Produtos de Origem Animal (DIPOA). Instrução Normativa nº 11, de 20 de outubro de 2000. Aprova o Regulamento Técnico de Identidade e Qualidade do Mel, conforme o Anexo a esta Instrução Normativa. Diário Oficial da União 23 out 2000; Seção 1.

Brasil. Lei nº 13.680, de 14 de junho de 2018. Altera a Lei nº 1.283, de 18 de dezembro de 1950, para dispor sobre o processo de fiscalização de produtos alimentícios de origem animal produzidos de forma artesanal. Diário Oficial da União 15 jun 2018; Seção 1.

Cândido LMB, Campos AM. Alimentos para fins especiais: dietéticos. São Paulo: Varela; 1996.

Camara FM *et al*. Recomendações para compras, armazenamento e consumo de frutas e hortaliças. Ceagesp, Embrapa Instrumentação, 2020 [acesso em 20 maio 2021]. Disponível

em: <https://ainfo.cnptia.embrapa.br/digital/bitstream/item/2 13469/1/P-Recomendacoes-para-compras-armazenamento-e--consumo-....pdf>.

Domene SMA. Técnica dietética: teoria e aplicações. Rio de Janeiro: Guanabara Koogan; 2011.

Ornellas LH. Técnica dietética: seleção e preparo de alimentos. 8. ed. São Paulo: Atheneu; 2007.

Ordonez JA *et al*. Tecnologia de alimentos: alimentos de origem animal. São Paulo: Artmed; 2005.

Philippi ST. Nutrição e técnica dietética. 3. ed. Rio de Janeiro: Manole; 2014.

Pinto BB, Basso C. Análise sensorial de cookies com amaranto e quinoa: uma alternativa para celíacos. Higiene Alimentar 2012;26(214/215).

Ramos S, Santos CC. Sociedade Brasileira de Diabetes. Tipos de sal e suas diferenças [acesso em 20 maio 2021]. Disponível em: <https://www.diabetes.org.br/publico/noticias-nutricao/1313-tipos-de-sal-e-suas-diferencas>.

Rio Grande do Sul. Secretaria da Saúde do Estado do Rio Grande do Sul Adjunta. Portaria nº 78, de 30 de janeiro de 2009. Aprova a Lista de Verificação em Boas Práticas para Serviços de Alimentação. Diário Oficial do Estado 30 jan 2009.

Rio Grande do Sul. Portaria SES nº 90, de 13 de fevereiro de 2017. Dispõe sobre o Regulamento Técnico de Boas Práticas de Fabricação e de Procedimentos Operacionais Padronizados para a industrialização de frutas e vegetais minimamente processados e a Lista de Verificação das Boas Práticas de Fabricação em Estabelecimentos Produtores/Industrializadores de frutas e vegetais minimamente processados. Secretaria da Saúde. Diário Oficial do Estado 14 fev 2017.

São Paulo. Decreto nº 52.504, de 28 de julho de 1970. Aprova Normas Técnicas Especiais Relativas a Alimentos e Bebidas. Diário Oficial do Estado 29 jul 1970.

São Paulo. Comissão Nacional de Normas e Padrões para Alimentos (CNNPA). Resolução nº 12, de 1978. Aprova Normas Técnicas Especiais, do Estado de São Paulo, revistas pela CNNPA, relativas a alimentos (e bebidas), para efeito em todo o território brasileiro. Diário Oficial da União 24 set 1978.

São Paulo. Centro de Vigilância Sanitária. Portaria CVS nº 5, de 09 de abril de 2013. Aprova o regulamento técnico sobre boas práticas para estabelecimentos comerciais de alimentos e para serviços de alimentação, e o roteiro de inspeção. Diário Oficial do Estado de São Paulo 19 abr 2013.

Storck CR. Variação na composição química em grãos de arroz submetidos a diferentes beneficiamentos. Santa Maria. Dissertação [Mestrado em Ciência e Tecnologia de Alimentos] – Curso de Pós-graduação em Ciência e Tecnologia de Alimentos da Universidade Federal de Santa Maria; 2004.

Zavareze ZA, Basso C. Aceitabilidade de biscoitos de amaranto e yacon. Disciplinarum Scientia 2015;16(1):71-77.

CAPÍTULO 4

Nutrição e Dietética: Elaboração de Plano Alimentar e Cardápio

Recomendações nutricionais

Foi um longo processo até se chegar ao que se conhece hoje por recomendações nutricionais. As primeiras observações em relação a ingesta alimentar surgiram no século XVIII, em decorrência da fome e do desemprego na época. O Quadro 4.1 apresenta um breve histórico dessa trajetória.

Conceitos referentes ao gasto energético

Taxa metabólica basal (TMB). Gasto energético mínimo para manutenção dos processos vitais durante 24 horas, como síntese celular, funcionamento dos órgãos, circulação, respiração e manutenção da temperatura corporal. É o maior componente do gasto energético (45 a 70% do total). Os fatores que interferem na TMB são área corporal, massa muscular e estado fisiológico, e os parâmetros para o cálculo são sexo, idade, peso e altura.

Atividade física. A contribuição de atividade física no gasto energético varia entre 10 e 50%; percentual obtido pela média das atividades realizadas habitualmente.

Efeito térmico dos alimentos. Energia gasta para ingestão, absorção, transporte e armazenamento dos alimentos, que varia conforme a composição da dieta. Equivale a aproximadamente 6 a 8% da energia total consumida. Por ser de difícil quantificação, não é considerada nos cálculos de gasto energético, mas junto à atividade física.

Atenção!

As necessidades nutricionais específicas podem ser definidas como a quantidade de energia e de nutrientes biodisponíveis nos alimentos que um indivíduo sadio ou enfermo deve ingerir para satisfazer suas necessidades fisiológicas e prevenir sintomas de deficiências, ou para recuperar um estado de saúde em que a nutrição se torna fator principal ou coadjuvante do tratamento (CFN, 2018).

Quadro 4.1 Linha do tempo das recomendações nutricionais.

- Início a partir do século XVIII, com base na ingestão observada, não em necessidades
- Em 1796, o suco de limão foi oferecido na alimentação dos marinheiros para prevenir escorbuto
- Ainda no século XVIII, foi definida a primeira recomendação de proteína: 100 g por dia para trabalhadores e 60 g para sedentários
- Em 1860, foi estabelecida uma dieta para manter a saúde pelo menor custo, com 3.000 kcal e 81 g de proteína por dia (11% de proteína)
- Em 1865, as quantidades passaram para 3.000 kcal e 119 g de proteína por dia (15% de lipídios e 16% de proteína)
- No fim do século XIX, a recomendação mudou para 3.055 kcal e 118 g de proteína por dia para indivíduos com trabalho moderado
- Em 1895 houve nova atualização: 3.400 kcal e 125 g de proteína por dia
- Em 1918, o Comitê de Alimentos recomendou 3.000 kcal por dia, com 70 a 80 g de proteína e, no mínimo, 25% de gordura, além de frutas e vegetais em todas as dietas e leite para lactentes e crianças
- Em 1933, a recomendação foi de 3.000 kcal por dia para homens e escala descendente para mulheres e crianças, com 10 a 15% de proteínas. Foi o primeiro padrão dietético para cálcio, fósforo, ferro, vitaminas A e C, tiamina e riboflavina
- Em 1939, a recomendação incluiu energia, proteína, gordura, cálcio, ferro, iodo, ácido ascórbico e vitamina D
- Em 1940, surgiu a primeira edição da **RDA (ingestão dietética recomendada; do inglês,** *recommended dietary allowance*), cuja versão impressa chegou apenas em 1943
- Entre 1944 e 1954, cerca de 10 países, além da **Organização das Nações Unidas para a Alimentação e a Agricultura (FAO)** e da **Organização Mundial da Saúde (OMS)**, desenvolveram recomendações próprias
- Em 1989, a vitamina K e o selênio passaram a integrar a RDA
- Em 1994, houve uma revisão da RDA, que passou a ser **DRI (ingestão diária de referência; do inglês,** *dietary reference intakes*), incluindo: **EAR (necessidade média estimada; do inglês,** *estimated average requirement*), **RDA (ingestão dietética recomendada; do inglês,** *recommended dietary allowance*), **AI (ingestão adequada; do inglês,** *adequate intake*) e **UL (limite máximo de ingestão tolerável; do inglês,** *tolerable upper intake level*).

Adaptado de Philippi e Aquino, 2017.

Cálculo do gasto energético total

O gasto energético total (GET) precisa ser calculado para suprir a **necessidade energética diária** (NED), chegando a um **valor energético total** (VET), ou **valor calórico total** (VCT), em que pode haver diferença de até 10 kcal em relação ao GET. Muitas vezes, usam-se GET e NED como sinônimos, assim como VET e VCT, em razão de suas atribuições (Figura 4.1). Os conceitos importantes para o cálculo do GET estão esquematizados na Figura 4.2.

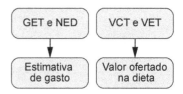

Figura 4.1 Relação entre gasto e oferta de energia diária. GET: gasto energético total; NED: necessidade energética diária; VCT: valor calórico total; VET: valor energético total.

Cálculo do gasto energético total segundo a Organização das Nações Unidas para Alimentação e Agricultura

São várias as maneiras de se estimar o gasto energético total. Os Quadros 4.2 a 4.4 apresentam equações que seguem as recomendações da FAO.

De acordo com a FAO (2001), os diferentes níveis de atividade física se relacionam com:

- Sedentário ou estilo de vida leve: pessoas cuja ocupação requer pouco esforço físico e não demanda caminhadas, usando geralmente veículos de transporte. Não há prática de atividade física regular. As principais atividades são leitura, televisão e computador
- Ativo ou estilo de vida moderado: pessoas que podem ter atividade obrigatória igual à dos sedentários, porém com prática de atividade física de esforço moderado a intenso por 1 hora diariamente;

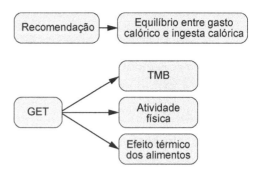

Figura 4.2 Conceitos importantes para o cálculo do gasto energético. GET: gasto energético total; TMB: taxa metabólica basal.

ou a atividade obrigatória requer esforço maior do que para as atividades leves
- Intenso ou estilo de vida vigoroso: pessoas cuja ocupação obrigatória demanda esforço físico intenso ou que praticam atividade física de intensidade moderada por, no mínimo, 2 horas por dia.

Quadro 4.2 Equações para estimativa da taxa metabólica basal de acordo com idade, sexo e peso corporal atual.

Idade (anos)	Sexo masculino	Sexo feminino
0 a 3	$(59{,}512 \times peso) - 30{,}4$	$(58{,}31 \times peso) - 31{,}1$
3 a 10	$(22{,}706 \times peso) + 504{,}3$	$(20{,}315 \times peso) + 485{,}9$
10 a 18	$(17{,}686 \times peso) + 658{,}2$	$(13{,}384 \times peso) + 692{,}6$
18 a 30	$(15{,}057 \times peso) + 692{,}2$	$(14{,}818 \times peso) + 486{,}6$
30 a 60	$(11{,}472 \times peso) + 873{,}1$	$(8{,}126 \times peso) + 845{,}6$
> 60	$(11{,}711 \times peso) + 587{,}7$	$(9{,}082 \times peso) + 658{,}5$

Fonte: Philippi e Aquino, 2017. Adaptado de FAO, 2001.

Quadro 4.3 Múltiplos da taxa metabólica basal para estimar o gasto energético total em 24 horas, de acordo com o estilo de vida e a intensidade de atividade física habitual (intervalos e valores médios).

	Sedentário	Moderadamente ativo	Intensamente ativo
Sexos masculino e feminino	1,40 a 1,69	1,70 a 1,99	2,0 a 2,40
Valores médios	1,55	1,85	2,20

Fonte: Philippi e Aquino, 2017. Adaptado de: FAO, 2001.

Quadro 4.4 Múltiplos da taxa metabólica basal para estimar o gasto energético total em 24 horas, de acordo com o estilo de vida e a intensidade de atividade física habitual, segundo a faixa etária.

Níveis de atividade física	Múltiplo (× TMB)	GET (kcal/kg/dia)	
Entre 18 e 30 anos de idade		Sexo masculino	Sexo feminino
Sedentarismo	1,45	33 a 42	30 a 37
Moderada	1,75	40 a 51	36 a 44
Intensa	2,05	47 a 59	42 a 52
Entre 30 e 60 anos de idade		Sexo masculino	Sexo feminino
Sedentarismo	1,45	31 a 42	26 a 39
Moderada	1,75	37 a 51	32 a 47
Intensa	2,05	43 a 59	37 a 56
Acima de 60 anos de idade		Sexo masculino	Sexo feminino
Sedentarismo	1,45	27 a 34	24 a 34
Moderada	1,75	32 a 41	29 a 41
Intensa	2,05	37 a 48	34 a 49

GET: gasto energético total; TMB: taxa metabólica basal. Fonte: Philippi e Aquino, 2017. Adaptado de: FAO, 2001.

Cálculo do gasto energético total segundo o Institute of Medicine

De acordo com as recomendações do Institute of Medicine (2002), o cálculo do GET pode ser feito pela fórmula a seguir. As equações para o cálculo da EAR e do GET em crianças, adolescentes e adultos encontram-se nos Quadros 4.5 e 4.6.

$$GET = A + B \times idade + NAF \times (D \times peso + E \times estatura)$$

Em que: GET = kcal/dia; Idade = anos; Peso corporal = kg; Estatura = m; A = constante; B = coeficiente de idade; NAF = nível de atividade física; D = coeficiente de peso; E = coeficiente de estatura.

Conforme a classificação do Institute of Medicine, os níveis de atividade física classificam-se em:

- Sedentário: atividades típicas do dia a dia
- Pouco ativo: atividade cotidiana, com acréscimo de 30 a 60 minutos de atividade moderada diária
- Ativo: atividade cotidiana, com no mínimo 60 minutos de atividade moderada diária
- Muito ativo: atividade cotidiana, com no mínimo 60 minutos de atividade intensa ou 120 minutos de atividade moderada.

Elaboração e cálculo de plano alimentar

A seguir serão abordados a elaboração e o cálculo de plano alimentar para um adulto sadio (sempre individualizado, dependente de idade, sexo, atividade física, uso de medicamentos, hábitos alimentares, histórico familiar e necessidades dietoterápicas), além da confecção de cardápio para a clientela. Obviamente

Atenção!

Distribuição energética para indivíduo adulto sadio		
	FAO	Institute of Medicine
PTN	10 a 15% do VET ou 0,75 g/kg de peso corporal	10 a 35%
LIP	15 a 30% do VET	20 a 35%
CHO	55 a 75% do VET	45 a 65%

Sugestão para PTN: 15 a 20% (0,8 a 1,0 g/kg de peso corporal).

FAO: Organização das Nações Unidas para a Alimentação e a Agricultura; PTN: proteínas; LIP: lipídio; CHO: carboidrato.

112 ALIMENTAÇÃO COLETIVA: TÉCNICA DIETÉTICA E SEGURANÇA ALIMENTAR

Quadro 4.5 Equações para o cálculo da necessidade média estimada de energia ou do gasto energético total de crianças e adolescentes.

Estágio de vida	EAR/GET (kcal)*	Desvio padrão (kcal)	Coeficientes de NAF
Crianças			
0 a 3 meses de vida	EAR = (89 × peso corporal − 100) + 175	–	–
4 a 6 meses de vida	EAR = (89 × peso corporal − 100) + 56	–	–
7 a 12 meses de vida	EAR = (89 × peso corporal − 100) + 22	–	–
13 a 35 meses de vida	EAR = (89 × peso corporal − 100) + 20	–	–
Crianças e adolescentes			
Sexo masculino			
3 a 8 anos de idade (eutróficos)	EAR = 88,5 − (61,9 × idade) + [NAF × (26,7 × peso + 903 × altura)] + 20	58	Sedentário: 1,0; pouco ativo: 1,13; moderado: 1,26; intenso: 1,42
9 a 18 anos de idade (eutróficos)	EAR = 88,5 − (61,9 × idade) + [NAF × (26,7 × peso + 903 × altura)] + 25	58	Sedentário: 1,0; leve: 1,13; moderado: 1,26; intenso: 1,42
3 a 18 anos de idade (sobrepeso)**	GET = 114 a 50,9 × idade + [NAF × (19,5 × peso + 1.161,4 × altura)]	69	Sedentário: 1,0; leve: 1,12; moderado: 1,24; intenso: 1,45
Sexo feminino			
3 a 8 anos de idade (eutróficas)	EAR = 135,3 − (30,8 × idade) + [NAF × (10,0 × peso + 934 × altura)] + 20	68	Sedentário: 1,0; leve: 1,16; moderado: 1,31; intenso: 1,56
9 a 18 anos de idade (eutróficas)	EAR = 135,3 − (30,8 × idade) + [NAF × (10,0 × peso + 934 × altura)] + 25	68	Sedentário: 1,0; leve: 1,16; moderado: 1,31; intenso: 1,56
3 a 18 anos de idade (sobrepeso)**	GET = 389 a 41,2 × idade + [NAF × (15 × peso + 701,6 × altura)]	75	Sedentário: 1,0; leve: 1,18; moderado: 1,35; intenso: 1,60

*Os dados de idade, peso corporal (atual) e altura devem ser inseridos nas equações em anos, quilogramas (kg) e metros (m), respectivamente. **No caso de indivíduos com sobrepeso/obesidade, o GET estimado visa à manutenção do peso. EAR: necessidade média estimada de energia; GET: gasto energético total; NAF: nível de atividade física. Fonte: Philippi e Aquino, 2017.

Quadro 4.6 Equações para o cálculo da necessidade média estimada de energia e do gasto energético total de indivíduos adultos.

Estágio de vida	EAR/GET (kcal)*	Desvio padrão (kcal)	Coeficiente de NAF
Adultos			
Sexo masculino			
≥ 19 anos de idade (eutrofia)	EAR = 662 − (9,53 × idade) + [NAF × (15,91 × peso + 539,6 × altura)]	199	Sedentário: 1,0; pouco ativo: 1,11; ativo: 1,25; muito ativo: 1,48
≥ 19 anos de idade (sobrepeso/obesidade)**	GET = 1.086 a 10,1 × idade + [NAF × (13,7 × peso + 416 × altura)]	208	Sedentário: 1,0; pouco ativo: 1,12; ativo: 1,29; muito ativo: 1,59
Sexo feminino			
≥ 19 anos de idade (eutrofia)	EAR = 354 − (6,91 × idade) + [NAF × (9,36 × peso + 726 × altura)]	162	Sedentário: 1,0; pouco ativo: 1,12; ativo: 1,27; muito ativo: 1,45
≥ 19 anos de idade (sobrepeso/obesidade)**	GET = 448 a 7,95 × idade + [NAF × (11,4 × peso + 619 × altura)]	160	Sedentário: 1,0; pouco ativo: 1,16; ativo: 1,27; muito ativo: 1,44
Adultos			
Sexo masculino (eutrofia, sobrepeso e obesidade)			
≥ 19 anos de idade	EAR = 864 − (9,72 × idade) + [NAF × (14,21 × peso + 503,0 × altura)]	149	Sedentário: 1,0; pouco ativo: 1,12; ativo: 1,27; muito ativo: 1,54
Sexo feminino (eutrofia, sobrepeso e obesidade)			
≥ 19 anos de idade	EAR = 387 − (7,31 × idade) + [NAF × (10,9 × peso + 660,7 × altura)]	156	Sedentário: 1,0; pouco ativo: 1,14; ativo: 1,27; muito ativo: 1,45

*Os dados de idade, peso corporal (atual) e altura devem ser inseridos nas equações em anos, quilogramas (kg) e metros (m), respectivamente. **No caso de indivíduos com sobrepeso/obesidade, o GET estimado visa à manutenção do peso. EAR: necessidade média estimada de energia; GET: gasto energético total; NAF: nível de atividade física. Fonte: Philippi e Aquino, 2017.

existem no mercado inúmeros programas que facilitam a elaboração do plano ou cardápio, e principalmente seu cálculo; porém, partiremos do básico, ou seja, instrumentalizar principalmente acadêmicos, para que realmente possam fazer seus planos e cardápios de modo independente e o mais fidedigno possível. Assim, somente após terem adquirido conhecimento e prática suficientes, estarão aptos a fazer a escolha do programa a ser usado com segurança e senso crítico.

Conceitos importantes

Per capita. Porção média do alimento ou da preparação *por pessoa*. Não é fixa, variando de indivíduo para indivíduo e de preparação para preparação. Para fins de análise nutricional de receitas e no desenvolvimento de uma receita em medidas caseiras, expressa-se o *per capita* em g ou mℓ.

Fator de correção (FC) ou indicador de parte comestível (IPC) ou índice de correção (IC). Corresponde à quantidade de resíduos sólidos retirados dos alimentos de origem vegetal e animal. Os resíduos são as partes não utilizáveis do alimento, separadas das porções comestíveis por ocasião do pré-preparo. Constante entre o peso do alimento como é adquirido e o peso do alimento pronto para consumo.

 Atenção!

A separação dos resíduos pode ser:
- Obrigatória: partes deterioradas ou com excessiva consistência (não abrandadas pela cocção)
- Facultativa: porções eliminadas por conveniência culinária, visando aos melhores aspecto e sabor da preparação.

Peso bruto (PB). Corresponde ao *peso da compra*, ou seja, o peso do alimento antes do pré-preparo. É a soma do resíduo com a parte comestível do alimento. É usado para lista de *compras e custo*.

Peso líquido (PL). Representa a parte realmente aproveitável do alimento na receita. É calculado a partir do PB subtraído do resíduo. É usado para *cálculo do valor calórico*.

Fator de cocção (Fcc) ou índice de conversão ou cocção (IC). As diversas formas de calor empregadas nos métodos de cocção transmitem aos alimentos características especiais e perdas de parte ou de toda a sua estrutura. O Fcc tem como objetivo verificar o ganho (hidratação) ou a perda (desidratação) de peso após a cocção. Para tal, considera-se o peso do alimento cru e o peso do alimento pronto (depois de cozido).

Como determinar o fator de correção

O FC é expresso como a divisão do PB pelo PL, representado pela seguinte fórmula:

$$FC = \frac{PB}{PL}$$

 Atenção!

Exemplo: em uma receita, o *per capita* de carne de boi é 100 g (PL). Considerando uma coletividade de 1.000 comensais, se for adquirida somente a quantidade totalizada na preparação, ou seja, 100 g × 1.000 comensais = 100 kg, não serão atendidos todos os comensais. Por que faltará carne?

Porque, nos 100 kg comprados (PB), haverá resíduos (partes não aproveitáveis, como ossos, tendões etc.), o que diminuirá consideravelmente a quantidade própria para consumo (PL).

Nesse caso, digamos que depois de a carne ter sido limpa e subdividida, houve um desperdício de 20 kg (resíduos), ficando reduzida a 80 kg (PL). Considerando os dados do exemplo:

PB = 100 kg
PL = 80 kg

Aplicando a fórmula do FC:

$$FC = \frac{100}{80} = 1,25$$

Neste exemplo, o FC é 1,25. Então, para atender a prescrição de 100 g de carne *per capita*, deve-se comprar não mais 100 g × 1.000 comensais, e sim 100 g × 1,25 × 1.000 comensais = 125 kg.

Conclusão: para uma lista de compras, transforma-se o PL em PB e multiplica-se pelo número de comensais:

$$PB = PL \times FC$$

$$PL = \frac{PB}{FC}$$

Como determinar o fator de cocção

Para se encontrar o Fcc, utilizam-se as fórmulas a seguir.

- Para um alimento:

$$Fcc = \frac{peso\ cozido}{peso\ cru}$$

- Para uma preparação:

$$Fcc = \frac{peso\ da\ preparação\ pronta\ (cozida)}{soma\ dos\ ingredientes\ crus\ (PL)}$$

Cálculo do valor calórico da receita *per capita*

Para calcular o valor calórico *per capita* de uma receita, deve-se proceder aos passos a seguir.

1. Transformar as medidas caseiras em g ou mℓ.

114 ALIMENTAÇÃO COLETIVA: TÉCNICA DIETÉTICA E SEGURANÇA ALIMENTAR

> **⚠ Atenção!**
>
> - Em preparações que usam água como hidratante do alimento, sendo absorvida na totalidade (p. ex., arroz, polenta etc.), ela não será somada aos ingredientes crus
> - Em preparações em que ainda resta água ao final, como o caldo do feijão, soma-se a água parcialmente, considerando que parte foi absorvida pelo grão e parte ficou como caldo. Como a recomendação para o preparo do feijão é de 50% grão e 50% caldo, soma-se ao cálculo do Fcc 50% da água acrescentada na preparação; porém, para uma maior exatidão, pode ser anotada a medida de água usada no início e no fim da preparação. Também é possível coar o feijão para ter o peso exato de água que foi absorvida e a quantidade que restou como caldo. Assim, soma-se o que restou de caldo aos demais ingredientes usados e calcula-se o Fcc
> - Quando o Fcc for:
>   - < 1: o alimento perdeu peso (desidratou)
>   - > 1: o alimento ganhou peso (hidratou).

2. Determinar o PL de cada ingrediente (PL = PB/FC).
3. Calcular a quantidade *per capita* (Pc) de cada ingrediente (Pc = PL/n° de porções).
4. Transferir os dados para o quadro (Quadro 4.7).
5. Buscar em tabelas de composição química dos alimentos os dados referentes ao valor calórico.

Cálculo do custo

Para calcular o custo de um alimento ou uma preparação, considera-se o peso cru e bruto (Quadro 4.8).

Lista de compras

Para elaboração da lista de compras, considera-se o *PB cru* multiplicado pelo número de comensais.

Plano alimentar/dieta

Atualmente, para referir-se aos hábitos alimentares, prefere-se o termo *plano alimentar*, e não *dieta*, por parecer algo restritivo e impositivo. Entretanto, no âmbito hospitalar, refere-se a diferentes dietas, por haver necessidade de cuidado dietoterápico específico à patologia tratada.

Dieta normal ou livre

A dieta normal ou livre é aquela sem indicação dietoterápica específica, planejada de acordo com as leis da alimentação (quantidade, qualidade, harmonia, adequação) e considerando as características do indivíduo ou da coletividade sadia, principalmente em relação ao funcionamento do sistema digestório. Permite a inclusão de variados alimentos, com qualquer consistência e temperatura, desde que bem aceitos pelo indivíduo.

O aporte calórico é distribuído entre o número de refeições servidas e os nutrientes. O aporte calórico da dieta compreende o total de calorias calculado de acordo com as informações de cada indivíduo ou da coletividade. O aporte calórico é distribuído entre:

- Refeições: sugeridas entre cinco ou seis por dia, podendo ser alteradas de acordo com os hábitos alimentares, a situação financeira, a disponibilidade de tempo etc.
- Nutrientes: recomendação para indivíduo adulto sadio conforme a distribuição energética do Institute of Medicine ou da FAO.

Quadro 4.7 Composição química dos alimentos.

Ingredientes	Quantidade *per capita* (PL)	PTN (g)	LIP (g)	CHO(g)
Total	Gramas (g)			
	kcal			
	%			
VCT = _____ kcal				

PL: peso líquido; VCT: valor calórico total; PTN: proteína; LIP: lipídio; CHO: carboidrato..

Quadro 4.8 Cálculo de custos a partir do peso cru e bruto.

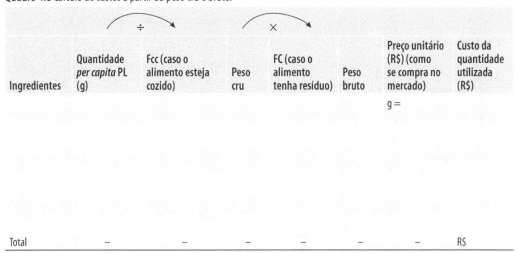

Ingredientes	Quantidade *per capita* PL (g)	Fcc (caso o alimento esteja cozido)	Peso cru	FC (caso o alimento tenha resíduo)	Peso bruto	Preço unitário (R$) (como se compra no mercado)	Custo da quantidade utilizada (R$)
					g =		
Total	–	–	–	–	–	–	R$

PL: peso líquido; Fcc: fator de cocção; FC: fator de correção.

Sugestão de distribuição do aporte calórico entre refeições:

- Desjejum: 20%
- Colação: 5%
- Almoço: 35 a 40%
- Lanche: 10 a 15%
- Jantar: 25 a 30%
- Ceia: 5%.

A dieta normal ou livre é aquela sem indicação dietoterápica específica, planejada de acordo com as leis da alimentação (quantidade, qualidade, harmonia, adequação) e considerando as características do indivíduo ou da coletividade sadia, principalmente em relação ao funcionamento do sistema digestório. Permite a inclusão de variados alimentos, com qualquer consistência e temperatura, desde que bem aceitos pelo indivíduo (Quadro 4.9).

Regra geral = coerência
Nada é impositivo, devendo o nutricionista ser coerente, respeitar os hábitos e o estilo de vida de cada cliente/paciente e decidir com ele o número de refeições e a distribuição do aporte calórico dos macronutrientes, conforme necessidade individual. O importante é o compromisso assumido entre profissional e cliente para que o plano alimentar seja realmente efetivo, de modo que o nutricionista não imponha, mas sim argumente da melhor maneira possível para haver entendimento e, assim, o convencimento do cliente/paciente quanto à adesão ao plano.

Após a realização da anamnese e da avaliação clínica, nutricional e bioquímica do paciente/cliente, parte-se para a elaboração do plano alimentar (Quadro 4.10). Para isso, é recomendável a montagem do plano (Quadros 4.11 e 4.12), com folha de análise de alimentos (Quadro 4.13).

Quadro 4.9 Normas gerais para uma alimentação adequada.

- Coma diversos tipos de alimentos
- Use, de preferência, alimentos locais
- Coma sempre frutas e verduras da época, especialmente vegetais verdes e amarelos e frutas cítricas
- Adicione gordura, sal e açúcar com moderação às preparações
- Evite os ultraprocessados e a ingestão de ácidos graxos saturados e colesterol
- Priorize os alimentos *in natura* ou minimamente processados
- Descasque mais alimentos e abra menos embalagens
- Tome diariamente água suficiente, ou seja, em torno de 1 mℓ/kg, para adultos
- Prepare sempre a alimentação com muito cuidado higiênico-sanitário
- Mantenha seu peso adequado, conciliando a ingesta de alimentos com atividade física orientada
- Faça das refeições um encontro agradável
- Alimente-se melhor e gaste menos
- Aumente a ingestão de amidos complexos em substituição aos refinados
- Leia e interprete os rótulos dos alimentos
- Limite o consumo de álcool
- Mantenha ingestão adequada de cálcio
- Somente use suplementos dietéticos sob orientação.

116 ALIMENTAÇÃO COLETIVA: TÉCNICA DIETÉTICA E SEGURANÇA ALIMENTAR

Quadro 4.10 Elaboração de plano alimentar para indivíduo sadio.

Confecção do cardápio
1. Uso das recomendações:
• Cumprimento das leis de alimentação
• Observância das normas e recomendações para uma alimentação adequada
• Qualidade sensorial dos alimentos e das preparações
• Respeito aos hábitos alimentares
• Teor adequado de fibras
• Teor adequado de vitaminas e sais minerais
• Preocupação em relação ao custo, se necessário.
2. Fracionamento sugerido:
• Seis refeições: desjejum, colação, almoço, lanche, jantar, ceia (com coerência – respeitando hábitos).
3. Montagem do cardápio:
• Cardápio comercial
• Fracionamento por refeição
• Preparações
• Ingredientes
• MC
• *Per capita* (g).
4. Sugestão de apresentação dos pratos (p. ex., almoço):
• Prato de entrada (opcional)
• Salada
• Prato principal
• Guarnições
• Sobremesa (opcional)
• Bebida (opcional).
5. Análise do cardápio:
Recomenda-se a organização dos alimentos na folha de análise nutricional, observando-se a seguinte ordem (para facilitar posteriormente o cálculo do NDPcal% [*net dietary protein percent*], caso seja realizado): (1) leite e derivados; (2) carnes e derivados; (3) ovos; (4) leguminosas; (5) cereais; (6) raízes e tubérculos (hortaliças C); (7) hortaliças A e B; (8) frutas; e (9) outros (açúcares, gorduras etc.).

MC: medida caseira.

A análise qualitativa pode incluir:

• Cálculo da relação Ca/P
• NDPcal%
• Ferro absorvível.

Quadro 4.11 Apresentação do plano alimentar.

O plano alimentar é composto de:
• Folha de rosto
• Dados de identificação do indivíduo, com a necessidade energética diária (NED)
• Cardápio comercial
• Cardápio com refeições, preparações, ingredientes, medidas caseiras e *per capita* (g)
• Folha de análise dos alimentos
• Custo do plano
• Lista de compras
• Lista de substituição.

As orientações para elaboração de plano alimentar incluem:

1. Folha de rosto com NED e percentual correspondente da refeição (se for para o "dia todo", colocar somente a NED).
2. Apresentação do cardápio comercial.
3. Apresentação do cardápio com preparações, ingredientes, medidas caseiras e peso.
4. Quadro de perfil nutricional (VCT e percentual dos macronutrientes). Se for para o "dia todo", utilizar a folha de análise dos alimentos: calcular somente os macronutrientes (colocar a ordem dos alimentos de acordo com os grupos alimentares – análise do cardápio).
5. Quadro de custo da quantidade utilizada (custo total da refeição). Utilizar peso cru e peso bruto.
6. Lista de compras para número de comensais estipulado e lista de unidade de compra. Utilizar peso cru e peso bruto.
7. Lista de substituição com duas substituições para cada alimento.

Se a elaboração do cardápio for destinada a SA, será importante sempre vir acompanhado do custo (Quadro 4.14) e da lista de compras (Quadro 4.15), podendo ser acrescentadas duas colunas ao quadro do custo e inserida a lista de compras, conforme o Quadro 4.16, que apresenta um modelo.

Ainda, para a alimentação não se tornar monótona, indica-se considerar as substituições. Nos Quadros 4.17 e 4.18 estão algumas das várias listas de substituição de alimentos disponíveis para consulta.

O Quadro 4.20 apresenta um exemplo, com diferentes alimentos, para calcular o custo e fazer uma lista de compras para 30 comensais.

Quadro 4.12 Sugestão para montagem do plano alimentar.

Plano alimentar

1. Folha de rosto com NED

2. Apresentação do cardápio comercial

Cardápio comercial

(descrição geral das preparações, sem ingredientes e quantidades)

DESJEJUM:

Exemplo: sanduíche e suco de laranja

COLAÇÃO:

ALMOÇO:

LANCHE:

JANTAR:

CEIA:

3. Apresentação do cardápio com preparações:

Cardápio com preparações por refeição

Refeição	Preparações	Ingredientes	MC	*Per capita* (g) PL
Desjejum	**Exemplo**			
	Sanduíche	Pão integral	2 fatias	
		Queijo prato	1 fatia	
		Tomate gaúcho	2 rodelas finas	
		Alface lisa	2 folhas	
	Suco de laranja	Laranja-baía	2 unidades	
Colação				
Almoço	Prato de entrada (opcional)			
	Salada			
	Prato principal			
	Guarnições			
	Sobremesa (opcional)			
	Bebida (opcional)			
Lanche				
Jantar				
Ceia				

(continua)

118 ALIMENTAÇÃO COLETIVA: TÉCNICA DIETÉTICA E SEGURANÇA ALIMENTAR

Quadro 4.12 Sugestão para montagem do plano alimentar. (*continuação*)

4. Avaliação nutricional (usar o quadro ou a folha de análise nutricional)

Ingredientes	*Per capita* (PL)	PTN (g)	CHO (g)	LIP (g)
Total	(g)			
	(kcal)			
	(%)			

VCT = _____ kcal

Detalhamento:

Total de gramas de PTN $\times$ 4 = _____ kcal

Total de gramas de CHO $\times$ 4 = _____ kcal $\quad\rbrace\quad$ VCT = _____ kcal

Total de gramas de LIP $\times$ 9 = _____ kcal

Comparar:

NED = _____ kcal

VCT = _____ kcal $\quad\rbrace\quad$ Diferença máxima permitida de 10 kcal

Porcentagem:

VCT encontrado _____ 100%

kcal de PTN encontrada _____ X

VCT encontrado _____ 100%

kcal de CHO encontrado _____ X

VCT encontrado _____ 100%

kcal de LIP encontrado _____ X

Soma dos percentuais encontrados de PTN, CHO e LIP = 100%

NED: necessidade energética diária; MC: medida caseira; PL: peso líquido; VCT: valor calórico total; PTN: proteína; CHO: carboidrato; LIP: lipídio.

Quadro 4.13 Folha de análise de alimentos.

Folha de análise de alimentos

VCT: _____

NDPcal%: _____

Nome: _____ Gênero: _____

Atividade tipo: _____ Idade: _____

Altura: _____ PT: _____ TMB: _____

NED: _____ Relação Ca/P: _____

Quadro de valores

	g	cal	%
Carboidratos			
Proteínas			
Lipídios			

Alimentos	Quant. (g)	PTN B (g)	LIP (g)	CHO (g)	Sais minerais										Vitaminas					Fibras (g)
					Ca (mg)	P (mg)	Fe (mg)	Na (mg)	K (mg)	A RE	B1 (mg)	B2 (mg)	NIA (mg)	C (mg)						

TMB: taxa metabólica basal; NED: necessidade energética diária; FT: peso teórico; PTN: proteína; LIP: lipídio; CHO: carboidrato.

Quadro 4.14 Folha de custo das refeições.

Ingredientes	Per capita (PL)	Fcc (caso esteja cozido)	Peso cru	FC	PB	Preço unitário	Custo da quantidade utilizada
						1 kg - R$ ou 1.000g - R$	
Total	–			–	–	–	Per capita: Para o nº de comensais:

PL: peso líquido; Fcc: fator de cocção; FC: fator de correção; PB: peso bruto.

Atenção!

Sugestão: se a intenção for elaborar e calcular um plano alimentar individual, sem lista de compras e custo, o cálculo poderá ser feito com o peso cozido dos ingredientes, ou seja, calcula-se quantos gramas tem cada ingrediente conforme for oferecido ao cliente/paciente.

Por exemplo: digamos que sejam oferecidos 4 colheres de sopa de arroz integral. Nesse caso, transforma-se a MC em gramas e calcula-se considerando o peso do arroz cozido.

Se a intenção for elaborar e calcular um cardápio para a coletividade, incluindo lista de compras e custo, o cálculo poderá ser feito com o peso cru (como se faz com fichas técnicas de preparo, especificando o peso de cada ingrediente usado na preparação). Se for a partir do peso cozido, divide-se cada ingrediente pelo Fcc para se chegar ao peso cru e multiplica-se pelo FC para se chegar ao PB (peso cru e peso bruto necessários para cálculo do custo e lista de compras).

Quadro 4.15 Lista de compras para n comensais.

Ingredientes	PB cru	×n comensais → Compra	Lista de unidade de compra*

*Modo como se adquire o produto. PB: peso bruto.

122 ALIMENTAÇÃO COLETIVA: TÉCNICA DIETÉTICA E SEGURANÇA ALIMENTAR

Quadro 4.16 Modelo de custo das refeições e lista de compras.

Ingredientes	Per capita (PL)	Fcc	Peso cru	FC	PB	Preço unitário	Custo da quantidade utilizada	Compra	Lista de unidade de compra

PL: peso líquido; PB: peso bruto; FC: fator de correção; Fcc: fator de cocção.

Quadro 4.17 Modelo de lista de substituições.

Alimentos do plano alimentar	MC	Substituições				
		Opção 1		Opção 2	
		Alimento	MC	Alimento	MC

MC: medida caseira.

Capítulo 4 | Nutrição e Dietética: Elaboração de Plano Alimentar e Cardápio **123**

Quadro 4.18 Listas de substituição de alimentos segundo o Ministério da Saúde.

Vegetais folhosos – consumo à vontade
Acelga, agrião, aipo, alface, alcachofra, almeirão, broto de bambu, cogumelo, couve, couve-de-bruxelas, escarola, mostarda, palmito, pimentão, chicória, rúcula, pepino, brócolis, repolho verde, repolho roxo, espinafre, couve-manteiga, cebola, broto de feijão ou de alfafa, rabanete, salsão

Legumes – 4 colheres de sopa (4 a 5 porções/dia)
Abóbora, berinjela, beterraba, cenoura, chuchu, couve-flor, jiló, moranga, nabo, palmito, picles, pimentão, quiabo, rabanete, tomate, vagem

Frutas (3 a 5 porções/dia)

Abacaxi	2 fatias médias
Acerola	20 unidades médias
Ameixa amarela	10 unidades médias
Ameixa vermelha	2 unidades médias
Amora	1/2 xícara
Banana comum	1 unidade
Banana-maçã	1 unidade
Banana-prata	1 unidade
Banana seca	1 unidade média
Caju	1 unidade pequena
Caqui	1 unidade média
Carambola	1 unidade média
Cereja	6 unidades
Damasco seco	4 unidades médias
Figo	2 unidades médias
Framboesa	1/2 xícara
Goiaba	1 unidade pequena
Jabuticaba	8 unidades
Jaca	8 gomas
Kiwi	2 unidades pequenas
Laranja	1 unidade média
Limão	À vontade
Lima	1 unidade média
Maçã	1 unidade média
Mamão	1 fatia média
Mamão-papaia	1/2 unidade média
Manga	1/2 unidade média
Maracujá	2 unidades médias
Melancia	1 fatia grande
Melão	2 fatias grandes
Mexerica	1 unidade grande
Morango	10 unidades grandes
Nectarina	2 unidades médias
Pera	1 unidade média
Pêssego	2 unidades médias
Romã	1 unidade média

(continua)

124 ALIMENTAÇÃO COLETIVA: TÉCNICA DIETÉTICA E SEGURANÇA ALIMENTAR

Quadro 4.18 Listas de substituição de alimentos segundo o Ministério da Saúde. (*continuação*)

Salada de frutas sem açúcar	1 xícara de chá
Suco de frutas com adoçante	1 copo médio
Suco concentrado	1/3 copo
Tangerina	1 unidade média
Tangerina-ponkan	1 unidade média
Uva	13 bagos médios
Uvas-passas	1/2 xícara de chá
Leguminosas (1 a 2 porções/dia)	
Feijão-preto	1 colher de sopa cheia
Feijão-carioca	1 colher de sopa cheia
Ervilha	1 colher de sopa rasa
Lentilha	1 colher de sopa média
Feijão-branco	1 colher de sopa rasa
Grão-de-bico	1 colher de sopa rasa
Soja	2 colheres de sopa rasas
Carnes e derivados (1 a 2 porções/dia)	
Almôndega	2 unidades médias
Atum/sardinha	3 colheres de sopa cheias
Bacalhau	1 pedaço médio
Bisteca de boi	1 pedaço pequeno
Bisteca suína assada ou grelhada	1 pedaço pequeno
Camarão cozido	1 porção média
Carne suína magra	1 pedaço pequeno
Costela cozida	1 pedaço pequeno
Carne de frango frita	1 pedaço pequeno
Carne assada magra	1 fatia média
Carne moída	4 colheres de sopa
Coxa de frango sem pele	1 unidade grande
Fígado	1 filé médio
Frango assado	1 pedaço médio
Frango grelhado	1 pedaço médio
Linguiça suína	2 pedaços médios
Lombo suíno	1 fatia fina
Merluza	1 pedaço pequeno
Mortadela	2 fatias médias
Hambúrguer	1 unidade
Ovo de galinha	2 unidades
Ovo de codorna	4 unidades
Peito de frango sem pele	1 filé médio
Peru	4 fatias
Peixe (grelhado ou assado)	1 filé
Salsicha	2 unidades
Presunto	4 fatias

(*continua*)

Quadro 4.18 Listas de substituição de alimentos segundo o Ministério da Saúde. (*continuação*)

Gorduras (uso limitado)

Creme de leite	1 colher de sopa rasa
Maionese *light*	1 colher de sopa cheia
Maionese regular	1 colher de chá rasa
Margarina *light*	1 colher de chá cheia
Margarina regular	1 colher de chá rasa
Torresmo	2 unidades
Amendoim	13 unidades
Semente de linhaça	2 colheres de sopa
Amêndoas ou castanha de caju	5 unidades
Azeite de oliva	1 colher de sobremesa
Manteiga	1 colher de chá rasa

Açúcares (uso limitado)

Açúcar branco ou mascavo	1 colher de chá
Bala de fruta	3 unidades
Bala de goma	3 unidades
Chocolate	2 cubinhos (15 g)
Doce de fruta em pasta	1 colher de sopa
Goiabada	1 fatia média
Gelatina	1 taça pequena
Geleia de fruta	1 colher de sopa
Melado	1 colher de chá
Mel	1 colher de chá
Nescau®	1 colher de sobremesa rasa
Picolé de fruta	1 unidade
Sorvete de massa	1 bola pequena

Oleaginosas

Abacate	1 colher de sopa
Amêndoas	4 unidades
Amendoim torrado	1/2 xícara de chá
Castanha de caju	3 unidades
Castanha-do-pará	3 unidades
Nozes	3 unidades
Pistache	5 unidades
Semente de abóbora	10 unidades

Pães e cereais (4 porções/dia)

Aveia em flocos	2 colheres de sopa cheias
Barra de cereal	1 unidade
Biscoito de água e sal	6 unidades
Biscoito *cream cracker*	6 unidades
Biscoito tipo maria/maisena	6 unidades
Biscoito recheado	2 unidades
Biscui	10 unidades

(*continua*)

126 ALIMENTAÇÃO COLETIVA: TÉCNICA DIETÉTICA E SEGURANÇA ALIMENTAR

Quadro 4.18 Listas de substituição de alimentos segundo o Ministério da Saúde. (*continuação*)

Bisnaguinha	1 unidade
Biscoito *waffer*	2 unidades
Bolo de milho/trigo	1 fatia média
Croissant	1 unidade
Farinha láctea	1 1/2 colher de sopa
Neston®	2 colheres de sopa
Pão de centeio	2 fatias
Pão francês	1 unidade
Pão integral	2 fatias
Pão de forma	2 fatias
Pão de milho caseiro	2 fatias
Pão de hambúrguer	1 unidade
Pão de cachorro-quente	1 unidade
Pão de batata	1 fatia
Pão de queijo	1 unidade grande
Pipoca	3 xícaras de chá
Sucrilhos® sem açúcar	1 xícara de chá
Sucrilhos® com açúcar	1/2 xícara de chá
Torradas	4 unidades
Granola	2 colheres de sopa cheias
Arroz, massas e farinhas (2 porções/dia)	
Arroz branco ou integral cozido	3 colheres de sopa
Batata-inglesa assada ou cozida	1 unidade pequena
Batata-doce	1 unidade pequena
Purê de batata	1 colher de sopa cheia
Inhame	1/2 unidade
Mandioca cozida	2 colheres de sopa cheias
Farinha de mandioca	2 colheres de sopa
Farofa pronta	1 colher de sobremesa rasa
Macarrão cozido	1 pegador
Bolinho de arroz	2 unidades
Nhoque	1 colher de sopa cheia
Polenta	1 colher de sopa cheia
Milho	2 colheres de sopa cheias
Milho de canjica	2 colheres de sopa cheias
Panqueca	1 unidade pequena
Leite e derivados (1 a 2 porções/dia)	
Leite desnatado	200 mℓ
Leite integral	100 mℓ
Leite em pó integral	2 colheres de sopa rasas
Iogurte *diet* ou *light*	200 mℓ
Iogurte natural	200 mℓ

(*continua*)

Capítulo 4 | Nutrição e Dietética: Elaboração de Plano Alimentar e Cardápio **127**

Quadro 4.18 Listas de substituição de alimentos segundo o Ministério da Saúde. (*continuação*)

Queijo magro sem sal	1 fatia grossa
Danoninho®	1 unidade
Queijo prato	1 fatia fina
Queijo muçarela	1 fatia
Coalhada	1/2 copo americano
Ricota	2 fatias grossas
Ricota cremosa	1 colher de sopa rasa
Yakult®	2 unidades
Requeijão	1 colher de chá rasa
Requeijão *light*	2 colheres de chá rasas

Quadro 4.19 Listas de substituição de alimentos segundo Philippi *et al*. (1999).

Alimento	Peso (g)	MC
Hortaliças (n = 50) **1 porção = 15 kcal**		
Abóbora cozida (menina, caseira, japonesa)	53,0	1 1/2 colher de sopa
Abobrinha cozida	81,0	3 colheres de sopa
Acelga cozida	85,0	2 1/2 colheres de sopa
Acelga crua (picada)	90,0	9 colheres de sopa
Agrião	130,0	22 ramos
Aipo cru	80,0	2 unidades
Alcachofra (coração) cozido	40,0	1/2 unidade
Alcachofra cozida	35,0	1/4 unidade
Alface	120,0	15 folhas
Almeirão	65,0	5 folhas
Aspargos em conserva	80,0	8 unidades
Aspargos frescos cozidos	73,0	6 1/2 unidades
Berinjela cozida	60,0	2 colheres de sopa
Beterraba cozida	30,0	3 fatias
Beterraba crua ralada	42,0	2 colheres de sopa
Brócolis cozido	60,0	1 1/2 colheres de sopa
Broto de alfafa cru	50,0	1 1/2 copo americano
Broto de bambu cru	60,0	3/4 unidade
Broto de feijão cozido	81,0	1 1/2 colher de servir
Cenoura cozida (fatias)	35,0	7 fatias
Cenoura cozida (picada)	36,0	3/4 colher de servir
Cenoura crua (picada)	36,0	1 colher de servir
Chuchu cozido	57,0	2 1/2 colheres de sopa
Cogumelo em conserva	63,0	9 unidades
Couve-de-bruxelas cozida	40,0	2 1/2 unidades
Couve-flor cozida	69,0	3 ramos

(*continua*)

128 ALIMENTAÇÃO COLETIVA: TÉCNICA DIETÉTICA E SEGURANÇA ALIMENTAR

Quadro 4.19 Listas de substituição de alimentos segundo Philippi *et al.* (1999). (*continuação*)

Alimento	Peso (g)	MC
Couve-manteiga cozida	42,0	1 colher de servir
Ervilha em conserva	13,0	1 colher de sopa
Ervilha fresca	19,5	1 1/2 colher de sopa
Ervilha-torta (vagem)	11,0	2 unidades
Escarola	83,0	15 folhas
Espinafre cozido	60,0	3 colheres de sopa
Jiló cozido	40,0	1 1/2 colher de sopa
Mostarda	83,0	8 folhas
Palmito em conserva	100,0	2 unidades
Pepino japonês	130,0	1 unidade
Pepino picado	116,0	4 colheres de sopa
Picles em conserva	108,0	5 colheres de sopa
Pimentão cru fatiado (vermelho/verde)	70,0	10 fatias
Pimentão cru picado (vermelho/verde)	72,0	3 colheres de sopa
Rabanete	102,0	3 unidades
Repolho branco cru (picado)	72,0	6 colheres de sopa
Repolho cozido	75,0	5 colheres de sopa
Repolho roxo cru (picado)	60,0	5 colheres de sopa
Rúcula	83,0	15 folhas
Salsão cru	38,0	2 colheres de sopa
Tomate caqui	75,0	2 1/2 fatias
Tomate cereja	70,0	7 unidades
Tomate comum	80,0	4 fatias
Vagem cozida	44,0	2 colheres de sopa
Frutas (n = 41) **1 porção = 35 kcal**		
Abacate	24,0	3/4 colher de sopa
Abacaxi	65,0	1/2 fatia
Acerola	128,0	1 xícara das de chá
Ameixa-preta	15,0	1 1/2 unidade
Ameixa vermelha	70,0	2 unidades
Banana-prata	43,0	1/2 unidade
Caju	81,0	1 unidade
Caqui	50,0	1/2 unidade
Carambola	110,0	1 unidade
Cereja	48,0	12 unidades
Damasco seco	63,0	9 unidades
Fruta-do-conde	35,0	1/4 unidade
Goiabada	50,0	1/4 unidade
Jabuticaba	68,0	17 unidades
Jaca	66,0	2 bagos
Kiwi	60,0	3/4 unidade

(*continua*)

Quadro 4.19 Listas de substituição de alimentos segundo Philippi *et al.* (1999). (*continuação*)

Alimento	Peso (g)	MC
Laranja-da-baía/seleta	80,0	4 gomos
Laranja-pera/lima espremida para chupar	75,0	1 unidade
Limão	126,0	2 unidades
Maçã	60,0	1/2 unidade
Mamão-formosa	110,0	1 fatia
Mamão-papaia	93,0	1/3 unidade
Manga-bordon	55,0	1/2 unidade
Manga-haden	55,0	1/4 unidade
Manga (polpa batida)	50,0	5 colheres de sopa
Maracujá (suco puro)	50,0	5 colheres de sopa
Melancia	115,0	1 fatia
Melão	108,0	1 fatia
Morango	115,0	9 unidades
Nectarina	69,0	3/4 unidade
Pera	66,0	1/2 unidade
Pêssego	85,0	3/4 unidade
Suco de abacaxi com açúcar	83,0	1/2 copo plástico*
Suco de laranja (puro)	79,0	1/2 copo plástico*
Suco de melão	85,0	1/2 copo de requeijão
Suco de tangerina	82,0	1/2 copo plástico*
Suco de uva (industrializado) com açúcar	133,0	1/2 copo plástico*
Tangerina	84,0	6 gomos
Uva comum	50,0	11 bagos
Uva itália	50,0	4 bagos
Uva rubi	50,0	4 bagos
Vitamina (mamão, maçã, banana, açúcar, leite)	70,0	1/2 copo plástico*
Leguminosas (n = 7) **1 porção = 55 kcal**		
Ervilha seca cozida	72,5	2 1/2 colheres de sopa
Feijão-branco cozido	48,0	1 1/2 colher de sopa
Feijão cozido (50% de caldo)	86,0	1 concha
Feijão cozido (somente grãos)	50,0	2 colheres de sopa
Grão-de-bico cozido	36,0	1 1/2 colher de sopa
Lentilha cozida	48,0	2 colheres de sopa
Soja cozida	43,0	1 colher de servir
Carne bovina, suína, peixe, frango, ovos (n = 31) **1 porção = 190 kcal**		
Atum enlatado tipo "desfiado"	80,0	2 colheres de sopa
Atum enlatado tipo "sólido"	90,0	2 colheres de sopa
Bacalhoada	75,0	1/2 porção
Bife à rolê	110,0	1 unidade
Bife grelhado	64,0	1 unidade

(*continua*)

130 ALIMENTAÇÃO COLETIVA: TÉCNICA DIETÉTICA E SEGURANÇA ALIMENTAR

Quadro 4.19 Listas de substituição de alimentos segundo Philippi *et al*. (1999). (*continuação*)

Alimento	Peso (g)	MC
Camarão cozido	160,0	20 unidades
Camarão frito	80,0	10 unidades
Carne cozida	80,0	1 fatia
Carne cozida de peru tipo "*blanquet*"	150,0	10 fatias
Carne cozida de peru tipo "rolê"	180,0	12 fatias
Carne moída refogada	90,0	5 colheres de sopa
Espetinho de carne	92,0	2 unidades
Frango assado inteiro	100,0	1 pedaço de peito ou 1 coxa grande ou 1 sobrecoxa
Frango filé à milanesa	80,0	1 unidade
Frango filé grelhado	100,0	1 unidade grande
Frango sobrecoxa cozida com molho	100,0	1 unidade
Hambúrguer caseiro	90,0	1 unidade
Hambúrguer industrializado	90,0	1 unidade
Linguiça suína cozida	50,0	1 gomo
Lombo suíno assado	80,0	1 fatia
Manjuba frita	106,0	10 unidades
Merluza cozida	200,0	2 filés médios
Merluza defumada	190,0	3 filés
Nugget de frango	72,0	4 unidades
Omelete simples	74,0	1 unidade
Ovo frito	100,0	2 unidades
Ovo pochê	100,0	2 unidades
Peixe-espada cozido	100,0	1 porção
Salame	75,0	11 fatias
Salsicha	60,0	1 1/2 unidade
Produtos lácteos (n = 23) **1 porção = 120 kcal**		
Cream cheese	77,5	2 1/2 colheres de sopa
Iogurte de frutas	140,0	1 pote
Iogurte natural	400,0	2 copos de requeijão
Iogurte polpa de frutas	120,0	1 pote
Iogurte polpa de frutas com geleia	130,0	1 pote
Iogurte polpa de frutas "Ninho Soleil®"	120,0	1 pote
Leite em pó integral	30,0	2 colheres de sopa
Leite semidesnatado "Molico®"	278,0	2 colheres de sopa
Leite tipo B	182,0	1 1/2 copo de requeijão
Molho branco com queijo	62,5	2 1/2 colheres de sopa
Queijo-de-minas	50,0	1 1/2 fatia
Queijo muçarela	45,0	3 fatias

(*continua*)

Quadro 4.19 Listas de substituição de alimentos segundo Philippi *et al.* (1999). (*continuação*)

Alimento	Peso (g)	MC
Queijo parmesão	30,0	3 colheres de sopa
Queijo pasteurizado tipo "polenguinho")	35,0	2 unidades
Queijo pasteurizado tipo "*sandwich in*"	40,0	2 fatias
Queijo *petit suisse* de morango	90,0	2 potes
Queijo prato	40,0	2 fatias
Queijo provolone	35,0	1 fatia
Requeijão cremoso	45,0	1 1/2 colher de sopa
Ricota	100,0	2 fatias
Sobremesa láctea tipo "pudim de leite"	90,0	1 pote
Suflê de queijo	50,0	1 fatia
Gorduras e óleos (n = 14) **1 porção = 73 kcal**		
Azeite de dendê	9,2	3/4 colher de sopa
Azeite de oliva	7,6	1 colher de sopa
Bacon (gordura)	7,5	1/2 fatia
Banha de porco	7,0	1/2 colher de sopa
Creme vegetal	14,0	1 colher de sopa
Halvarina	19,7	1 colher de sopa
Manteiga	9,8	1/2 colher de sopa
Margarina culinária	10,0	1/10 tablete
Margarina líquida	8,9	1 colher de sopa
Margarina vegetal	9,8	1/2 colher de sopa
Óleo vegetal composto de soja e oliva	8,0	1 colher de sopa
Óleo vegetal de girassol	8,0	1 colher de sopa
Óleo vegetal de milho	8,0	1 colher de sopa
Óleo vegetal de soja	8,0	1 colher de sopa
Açúcares (n = 8) **1 porção = 110 kcal**		
Açúcar mascavo fino	25,0	1 colher de sopa
Açúcar mascavo grosso	27,0	1 1/2 colher de sopa
Açúcar refinado	28,0	1 colher de sopa
Dextrosol	32,5	2 1/2 colheres de sopa
Doce industrializado tipo goiabada	45,0	1/2 fatia
Glicose de milho	40,0	2 colheres de sopa
Mel	37,5	2 1/2 colheres de sopa

*Copo plástico descartável para água (140 m*ℓ*). MC: medida caseira. Fonte: Philippi *et al.*, 1999.

Quadro 4.20 Exemplo de cálculo de custo e elaboração de lista de compras.

Ingredientes	Quantidade *per capita*/ Fcc PL cru × FC	Fcc	PL cru	FC*	PB	Preço unitário (como se compra no mercado) (R$)	Custo da quantidade utilizada (R$)	Lista de compras**	Lista de unidade de compra
Arroz cozido	120 g cozidos e líquidos	2,5	48 g crus e líquidos	–	48 g	kg = 7,15	1.000 g _ 7,15 48 g __ × R$ 0,34	PB × 30 48 g × 30 1.440 g	2 kg de arroz
Alface lisa***	30 g	_	30 g	1,2	36 g	1 pé de 200 g = 0,60	200 g ___ 0,60 36 g _____ × 0,11	1.080 g	6 pés de 200 g
Batata-inglesa****	90 g cozidos e líquidos	0,9	100 g crus e líquidos	1,16	116 g	kg = 4,99	1.000 g _ 4,99 116 g ___ × R$ 0,58	3.480 g	3,5 kg

*Se tiver resíduo. **Na lista de compras, pode-se colocar um valor mais arredondado, podendo sobrar ingrediente, nunca faltar ingrediente, nunca faltar. ***FC da alface: pesar antes de selecionar as folhas (PB) e após seleção (PL). Somente lavar folha a folha após calculado o FC, porque poderá ficar acumulada água nas folhas e assim aparentemente pesar mais. PB/PL = FC. O custo da alface também pode ser feito por kg, por exemplo:

1.000 g _____ R$ 2,50

36 g _____ X

X = R$ 0,09

****FC da batata-inglesa: pesar antes de descascar e retirar aparas (PB) e após (PL). PB/PL = FC. Na impossibilidade, recorrer às tabelas.

PL: peso líquido; PB: peso bruto; Fcc: fator de cocção; FC: fator de correção.

Avaliação da qualidade nutricional do plano alimentar

Relação cálcio/fósforo (Ca/P)

A saber:

$$Ca/P = 1 \text{ a } 0,7$$

O cálcio é o mineral mais abundante do corpo humano e desempenha o papel mais importante na saúde óssea, além de estar envolvido nas funções vascular e muscular, na transmissão nervosa e na secreção de hormônios. Suas principais fontes encontram-se no leite e derivados, e sua absorção é prejudicada por ácido oxálico e fitatos e favorecida pela vitamina D.

Já o fósforo fica majoritariamente armazenado nos ossos e dentes, tendo como principal função a agregação plaquetária. Encontra-se principalmente em cereais, leite e demais fontes proteicas.

Quanto à relação Ca/P, o importante é cuidar para que não ocorra excesso de fósforo em comparação ao cálcio, visto que a hiperfosfatemia pode interferir na absorção do cálcio. Além disso, mais importante que a própria relação Ca/P é sempre seguir as recomendações das DRI.

Contribuição energética das proteínas totalmente utilizáveis da dieta: NDPcal% (*net dietary protein percent*)

No cálculo do plano alimentar, estipula-se a quantidade de macronutrientes contida em cada alimento ofertado; porém, além da quantidade, torna-se importante também conhecer a biodisponibilidade de cada um deles, ou seja, quanto realmente será absorvido pelo organismo para desempenhar suas funções de maneira efetiva.

É dada uma atenção em particular às **proteínas** (PTN) por sua influência direta no crescimento das crianças e na manutenção da saúde dos adultos. As PTN são compostas por: aminoácidos essenciais (que precisam ser ingeridos na dieta), não essenciais (que podem ser sintetizados pelo organismo) e condicionalmente essenciais (que podem ser considerados essenciais em determinados estados fisiológicos ou patológicos).

Alimentos de origem animal (carne, ovos, leite e seus derivados) compõem as PTN consideradas completas em relação à composição de aminoácidos essenciais, favorecendo, portanto, sua disponibilidade. Alimentos de origem vegetal também são fonte significativa de PTN, mas apresenta composição incompleta de aminoácidos. As leguminosas normalmente apresentam mais PTN que os cereais, enquanto a metionina e cisteína são os aminoácidos mais deficientes. Já nos cereais, geralmente é a lisina que se encontra em *deficit*.

Para uma refeição ser saudável, não é necessário que seja de alto custo. Um nutriente pode vir de muitos alimentos, inclusive daqueles com custo mais acessível. As PTN dos vegetais são mais viáveis economicamente, apesar de não serem completas. Contudo, se forem oferecidas em uma alimentação variada, um alimento complementará o outro. Por exemplo, uma combinação de leguminosas (feijão, soja, ervilha) com cereais (arroz, milho, trigo) acaba sendo uma ótima opção.

Para calcular o total necessário de PTN, calcula-se o NDPcal%, que expressa a contribuição energética da **proteína totalmente utilizável** (PTU) em relação ao VET da dieta.

A PTU é definida a partir da quantidade de PTN da dieta, corrigida em função de sua qualidade, por meio da **utilização da proteína líquida** (NPU), decorrente do seu valor biológico.

$$NDPcal\% = \frac{PTU \text{ (proteína ingerida/bruta} \times NPU) \times 4}{VET} \times 100$$

Por ser um método biológico, é difícil estimar a NPU para cada tipo de dieta; portanto, na prática, considera-se a NPU das proteínas de origem animal, 70%; das leguminosas, 60%; e dos cereais, 50%. Em resumo:

$$NPU = (\text{proteína animal} \times 0,7) + (\text{proteína de leguminosas} \times 0,6) + (\text{proteína de cereais} \times 0,5)$$

Copiar os alimentos da folha de análise, que já estão na ordem solicitada, ou seja, copiar para fazer o NDPcal% somente alimentos de origem animal, leguminosas e cereais.

Um erro bastante comum consiste em confundir leguminosas com **oleaginosas** (amendoim, castanhas); derivados de leite com **gorduras** (manteiga); e cereais com **tubérculos** (batata, mandioca [aipim]).

Para simplificar o cálculo do NDPcal%, é apresentado um modelo (Quadro 4.21) e um exemplo (Quadro 4.22).

134 ALIMENTAÇÃO COLETIVA: TÉCNICA DIETÉTICA E SEGURANÇA ALIMENTAR

Quadro 4.21 Modelo para cálculo do NDPcal%.

Alimento	Quantidade (g)	PTN	NPU	PTU
Total	–	–	–	

PTN: proteína; PTU: proteína totalmente utilizável; NPU: utilização da proteína líquida.

Observação: aplicar, ao total, a fórmula:

$$NDPcal\% = \frac{PTU \times 4}{VCT} \times 100$$

Quadro 4.22 Exemplo de cálculo do NDPcal%.

Alimento	Quantidade (g)	PTN (g)	NPU	PTU (g)
Queijo	10	2,83	×0,7	2,0
Leite	10	2,64	×0,7	1,9
Carne bovina	80	17,20	×0,7	12
Carne de frango	50	11	×0,7	7,7
Presunto	40	6,68	×0,7	4,7
Feijão	40	7,72	×0,6	4,6
Arroz	70	5,04	×0,5	2,5
Pão francês	75	6,97	×0,5	3,5
Canjica	100	2,20	×0,5	1,1
Polenta	50	4,80	×0,5	2,4
TOTAL	–	67,08	–	42,4

PTN: proteína; PTU: proteína total utilizável; NPU: utilização da proteína líquida.

$$NDPcal\% = \frac{42,4 \times 4}{VCT} = \frac{168}{2.100 \text{ (exemplo)}} = 0,08 \times 100 = 8\%$$

Justificativa: 10%, dieta com PTN de boa qualidade; ≥ 6%, recomendado para grupos não vulneráveis; ≤ 9%, recomendado para grupos vulneráveis.

O NDPcal% é usado desde 1976, quando se implantou o Programa de Alimentação do Trabalhador (PAT) como meio de avaliar a alimentação do trabalhador. A FAO sugere o valor de 6 a 8 do NDPcal% aplicado à população com limitado poder econômico.

Pesquisadores ressaltam que um valor acima de 8% indicaria gasto desnecessário, ou faria parte da alimentação com uso abundante de carne, leite e ovos.

Além do NDPcal%, outros métodos químicos ou biológicos podem ser recomendados para avaliar a qualidade proteica, como cômputo aminoacídico, digestibilidade da PTN, digestibilidade de aminoácidos e escore de digestibilidade de aminoácidos indispensáveis.

Na prática, porém, o que se percebe é uma indicação de PTN para atender a demanda metabólica e alcançar o equilíbrio nitrogenado (Quadro 4.23), além de atenção em fatores que podem contribuir ou dificultar seu aproveitamento, como conformação estrutural (menor a complexidade, mais fácil a ação das enzimas que contribuem para a absorção), fatores antinutricionais (taninos) e reação de Maillard, que pode reduzir o valor nutricional da PTN.

Cálculo do ferro absorvível segundo método de Monsen

Mais uma vez precisamos nos preocupar não só com a quantidade de nutrientes ingeridos, mas também com a qualidade, para que ele seja mais bem absorvido pelo organismo. O ferro dietético se divide em ferro heme (carne), com melhor absorção, e ferro não heme (demais alimentos), com menor absorção. O ferro heme não sofre influência de fatores da dieta; já o ferro não heme é mais bem absorvido na presença de vitamina C e de alimentos ricos em PTN, e prejudicado pela presença de fitatos, polifenóis, taninos e cálcio.

Para calcular a quantidade de ferro absorvido, deve-se:

- Mensurar o ferro disponível nos alimentos da dieta
- Calcular a vitamina C da dieta
- Aplicar nos dados de ferro disponíveis, segundo absorção:
  - Absorção de ferro para carnes:
    - 40% de ferro heme = 23% de absorção
    - 60% de ferro não heme = absorção varia conforme a biodisponibilidade de ferro (3, 5 ou 8%)
  - Absorção dos demais alimentos de origens animal e vegetal: 100% de ferro não heme = com absorção variando entre 3, 5 ou 8%, de acordo com o tipo de dieta, ou seja, dos fatores estimulantes (vitamina C, quantidade de carne).

De acordo com Monsen, para refeições, é possível calcular o percentual de absorção do ferro não heme segundo o tipo de refeição e o *status* de ferro do indivíduo. O Quadro 4.24 indica como realizar esse cálculo.

Uma proposta mais sucinta para facilitar o cálculo é apresentada no Quadro 4.25. No Quadro 4.26, encontra-se um exemplo de cálculo de ferro absorvível; e no Quadro 4.27, as doses recomendadas de ferro em diferentes estágios da vida.

Quadro 4.23 Recomendações diárias de proteína para homens e mulheres com 19 anos de idade ou mais e incremento proteico durante períodos de gestação e lactação.

Idade (anos)	FAO/OMS/ONU (2007)			DRI (2005)		
	EAR (g/kg/dia)	RDA (g/kg/dia)	RDA (g/dia)	EAR (g/kg/dia)	RDA (g/kg/dia)	RDA (g/dia)
Sexo masculino						
19 a 50	0,66	0,83	–	0,66	0,8	56
≥ 51	0,66	0,83	–	0,66	0,8	56
Sexo feminino						
19 a 50	0,66	0,83	–	0,66	0,8	46
≥ 51	0,66	0,83	–	0,66	0,8	46
Gestação						
1º trimestre	–	–	+ 1	0,66	0,8	+ 0
2º trimestre	–	–	+ 9	0,88	1,1	+ 25
3º trimestre	–	–	+ 31	0,88	1,1	+ 25
Lactação						
< 0,5	–	–	+ 19	1,05	1,3	+ 25
≥ 0,5	–	–	+ 12,5	1,05	1,3	+ 25

Fonte: Philippi e Aquino, 2017. Adaptado de FAO/WHO, 2007; FAO, 2005, 2007. EAR: necessidade média estimada; RDA: ingestão dietética recomendada; FAO: Organização das Nações Unidas para a Alimentação e a Agricultura; OMS: Organização Mundial da Saúde; ONU: Organização das Nações Unidas; DRI: ingestão diária de referência.

136 ALIMENTAÇÃO COLETIVA: TÉCNICA DIETÉTICA E SEGURANÇA ALIMENTAR

Quadro 4.24 Percentual de absorção do ferro não heme segundo o tipo de refeição e o *status* de ferro do indivíduo.

Tipo de refeição	Estoques de ferro (mg)			
Fatores dietéticos*	0	250	500**	10.000
Biodisponibilidade baixa: < 30 g de carne (bovina, aves, peixe etc.) ou < 25 mg de ácido ascórbico	5	4	3	2
Biodisponibilidade média: 30 a 90 g de carne ou 25 a 75 mg de ácido ascórbico	10	7	5	3
Biodisponibilidade alta: > 90 g de carne ou > 75 mg de ácido ascórbico ou 30 a 90 g de carne + 25 a 75 mg de ácido ascórbico	20	12	8	4

Fonte: Monsen, 1978. *Considera-se o valor correspondente ao somatório dos fatores (p. ex., refeição com 15 g de carne e 20 mg de ácido ascórbico – biodisponibilidade média). **Estoques normais de ferro. Sugerem-se esses percentuais para a maioria dos cálculos da dieta. **Observação:** os fatores da dieta influenciam somente a absorção do ferro não heme.

Quadro 4.25 Exemplo de cálculo para absorção do ferro heme e ferro não heme.

Disponibilidade de ferro conforme refeição	Percentual de absorção do ferro heme	Percentual de absorção do ferro não heme
Baixa disponibilidade < 30 g de carne e < 25 mg de vitamina C	23%	3%
Média disponibilidade 30 a 90 g de carne ou 25 a 75 mg de vitamina C	23%	5%
Alta disponibilidade > 90 g de carne e > 75 mg de vitamina C ou 30 a 90 g de carne + 25 a 75 mg de vitamina C	23%	8%
Carne	40% de ferro heme – 23%	60% de ferro não heme 3, 5, 8%
Alimentação vegetariana*	–	3, 5, 8%

*A pessoa vegetariana deve fazer um monitoramento constante, já que a biodisponibilidade de ferro é baixa e, mesmo com altas concentrações de ferro não heme, a absorção é menor em decorrência do aumento de fitatos na dieta.

Capítulo 4 | Nutrição e Dietética: Elaboração de Plano Alimentar e Cardápio 137

Quadro 4.26 Quantidade de ferro absorvível.

Alimentos	Quantidade(g)	Ferro (mg)	Fator heme*	Ferro heme**	Ferro não heme***	Vitamina C
Queijo	10	0,06			0,06	
Leite	10	0,05			0,05	0,60
Carne bovina	80	2,60	×0,4	1,04	1,56	
Carne de frango	50	0,65	×0,4	0,26	0,39	
Presunto	40	1,00	×0,4	0,40	0,60	
Feijão	40	2,90			2,90	
Arroz	70	0,90			0,90	
Pão francês	75	0,90			0,90	
Canjica	100	0,20			0,20	
Polenta	50	0,90			0,90	
Mandioca/aipim/macaxeira	85	0,90			0,90	33,15
Beterraba	65	0,50			0,50	3,225
Cebola	100	1,00			1,00	10
Alface	40	0,50			0,50	4,80
Almeirão	50	0,85			0,85	5,50
Repolho	47	0,30			0,30	20,20
Tomate	205	1,20			1,20	47,15
Abacaxi	156	0,80			0,80	95,20
Manga	48	0,40			0,40	25,40
Pera	85	0,40			0,40	4,25
Açúcar	25	0,02			0,02	
Total	–	–	–	1,7	15,33	249,50
% de ferro absorvível				**23**	**8**	
Ferro absorvível				0,39	1,23	
Total de ferro absorvível				**1,62 mg**		

*40% = 0,4. **Calcular 40% para carnes. ***Calcular 60% para carnes e 100% para demais elementos.
Observação: exemplo para mulher em idade fértil:
Resultado: 1,62 mg/dia.
Interpretação: adequado para mulher em idade fértil, já que ficou entre 1,25 e 2,38 mg/dia.

Quadro 4.27 Doses diárias para ferro absorvido.

Necessidade nutricional				
Grupo	Idade (anos)	Peso médio (kg)	Mediana (mg/dia)	Percentil 95 (mg/dia)
Lactente	0,25 a 1	8	0,77	0,96
Criança	1 a 2	11	0,49	0,61
	2 a 6	16	0,56	0,70
	6 a 12	29	0,94	1,17
Menino	12 a 16	53	1,46	1,82
Menina	12 a 16	51	1,62	2,02
Adulto				
Sexo masculino	16+	65	0,91	1,14
Sexo feminino*				
	Idade fértil	55	1,25	2,38
	Pós-menopausa	55	0,77	0,96
	Nutriz	55	1,05	1,31

*Durante a gestação, a necessidade média de ferro absorvido é de: 1º trimestre, 0,8; 2º trimestre, 4,4; 3º trimestre, 6,3 mg/dia. Fonte: FAO, 1988.

138 ALIMENTAÇÃO COLETIVA: TÉCNICA DIETÉTICA E SEGURANÇA ALIMENTAR

▶ Prática de indicadores no preparo de alimentos

Objetivo: facilitar o entendimento de conceitos como *per capita*, PL, PB, FC e Fcc, bem como o momento de usar cada um deles nas preparações.

▶ Prato de entrada: caldo verde

A. Ingredientes

Batata-inglesa	2 unidades médias
Ervilha	4 colheres de sopa
Couve-manteiga	4 colheres de sopa
Óleo	1 colher de sopa
Água	6 xícaras de chá (aproximadamente)
Sal	1 colher de sopa

B. Modo de preparo

1. Pese, lave e descasque as batatas. Pese-as novamente.
2. Cozinhe as batatas com água, óleo e sal.
3. Acrescente por último a ervilha que foi pesada e a couve cortada bem fininha e pesada.
4. Deixe a couve ficar macia.
5. Liquidifique e porcione.

▶ Salada: salada mista

A. Ingredientes

Alface	1/2 pé pequeno
Agrião	1/2 maço pequeno
Repolho roxo	1/2 unidade pequena
Tomate	1 unidade grande
Cenoura	1 unidade grande
Pepino japonês	1 unidade grande

B. Modo de preparo

1. Pese todos os ingredientes.
2. Lave bem a alface, o agrião e as folhas do repolho.
3. Retire os talos mais grossos do agrião.
4. Pese novamente todos os ingredientes, da forma como serão consumidos.
5. Deixe todos os ingredientes imersos em água e hipoclorito, conforme rotulagem do produto.
6. Pique o repolho em tiras bem finas.
7. Corte o tomate e o pepino em rodelas.
8. Cozinhe e fatie a cenoura.
9. Organize todas as hortaliças em uma travessa.
10. Pese e porcione.

▶ Prato principal: espetinho de fígado

A. Ingredientes

Fígado	500 g
Bacon	100 g
Cebola	1 unidade média
Pimentão verde	1 unidade
Pimentão vermelho	1 unidade
Tomate	2 unidades
Sal	Pimenta-do-reino
Espetinho de madeira	Quantos forem desejados

Capítulo 4 | Nutrição e Dietética: Elaboração de Plano Alimentar e Cardápio **139**

B. Modo de preparo
1. Lave muito bem o fígado.
2. Deixe o fígado de molho no limão ou leite por 15 minutos.
3. Tempere o fígado com sal e pimenta-do-reino.
4. Pese e lave os outros ingredientes.
5. Descasque a cebola e os pimentões. Pese-os novamente.
6. Corte todos os outros ingredientes em cubos.
7. Monte os espetinhos intercalando o fígado com os demais ingredientes.
8. Pese o equivalente a uma porção (de acordo com consenso do grupo para porção do prato principal) e a identifique.
9. Coloque para assar.
10. Pese a porção selecionada depois de assada.

▶ **Guarnições/complementos:** couve-flor gratinada

A. Ingredientes

Para o cozimento da couve-flor	
Couve-flor	1 unidade grande
Água	Suficiente para cobrir a couve-flor
Sal	1 colher de sopa
Para o molho branco	
Manteiga	3 colheres de sopa
Farinha de trigo	5 colheres de sopa
Sal	1 colher de chá
Leite	5 xícaras de chá
Queijo ralado	4 colheres de sopa

B. Modo de preparo
Couve-flor:
1. Pese a couve-flor.
2. Lave e separe a couve-flor em pequenos buquês.
3. Cozinhe com sal e pouca água, até ficar levemente macia.
4. Escorra a água e arrume os buquês em uma travessa.
5. Pese e porcione a couve-flor cozida.

Molho branco:
1. Aqueça a manteiga até derreter.
2. Acrescente a farinha e o sal lentamente, mexendo bem.
3. Retire a panela do fogo e adicione 1 xícara de leite, mexendo até a mistura ficar homogênea.
4. Leve novamente ao fogo e acrescente lentamente o restante do leite.
5. Quando começar a ferver, cozinhe em fogo brando durante 3 minutos, mexendo constantemente para evitar a formação de grumos.
6. Espalhe o molho sobre a couve-flor cozida e polvilhe o queijo ralado.
7. Leve ao forno para gratinar por 10 minutos.
8. Pese a preparação e porcione.

▶ **Guarnições/complementos:** arroz

A. Ingredientes

Arroz	1 xícara de chá
Óleo	1 colher de sopa
Água fervida	2 xícaras
Sal	1 colher de sopa

140 ALIMENTAÇÃO COLETIVA: TÉCNICA DIETÉTICA E SEGURANÇA ALIMENTAR

B. Modo de preparo
1. Pese o arroz.
2. Aqueça o óleo em uma panela.
3. Junte o arroz e refogue.
4. Adicione a água quente e o sal.
5. Deixe cozinhar em fogo médio, por aproximadamente 20 minutos ou até o arroz ficar seco e soltinho.
6. Pese a preparação cozida e porcione.

► **Bebida:** suco vitaminado

A. Ingredientes

Laranja	5 unidades
Cenoura	1 unidade pequena
Tomate	1 unidade pequena
Mamão-formosa	1 fatia
Água	Suficiente para a quantidade de ingredientes

B. Modo de preparo:
1. Pese todos os ingredientes.
2. Lave as laranjas, corte ao meio e esprema para retirar o suco.
3. Lave bem e pique a cenoura e o tomate.
4. Descasque e pique o mamão.
5. Pese novamente todos os ingredientes.
6. Coloque todos os ingredientes no liquidificador com água e bata bem.
7. Coe, se necessário.

► **Sobremesa:** sagu de uva

A. Ingredientes

Suco de uva	1/2 ℓ
Água	3 xícaras de chá
Cravo-da-índia	6 unidades
Sagu	1 xícara de chá
Açúcar	1/2 xícara de chá

Modo de preparo:
1. Pese cada ingrediente.
2. Ferva o suco, a água e o cravo-da-índia.
3. Acrescente o sagu, mexa e deixe-o cozinhar em fogo baixo até ficar transparente (aproximadamente 40 minutos).
4. Desligue o fogo e acrescente o açúcar.
5. Mexa para ficar homogêneo.
6. Pese a preparação pronta e porcione.

C. Relatório da aula prática

Nome da preparação:

Categoria:

Quadro de avaliação

Alimento	PB cru	PL cru	FC	Peso cozido	Fcc

Alimento	PB cru	PL cru	FC	Peso cozido	Fcc

Peso inicial da preparação (soma de todos os ingredientes crus – PL):

Rendimento (peso final da preparação pronta):

Peso da porção (*per capita*):

Número de porções (rendimento dividido pelo peso da porção):

Tempo de pré-preparo:

Tempo de preparo:

A preparação hidratou ou desidratou (se Fcc > 1, hidratou; se < 1, desidratou)?

PB: peso bruto; PL: peso líquido; FC: fator de correção; Fcc: fator de cocção.

Bibliografia

Brasil. Conselho Federal de Nutricionistas (CFN). Resolução CFN nº 600, de 25 de fevereiro de 2018. Dispõe sobre a definição das áreas de atuação do nutricionista e suas atribuições, indica parâmetros numéricos mínimos de referência, por área de atuação, para a efetividade dos serviços prestados à sociedade e dá outras providências. Brasília: Diário Oficial da União 23 maio 2018, Seção 1 [acesso em 25 maio 2021]. Disponível em: <https://www.cfn.org.br/wp-content/uploads/resolucoes/Res_600_2018.htm>.

Cozzolino SMF. Biodisponibilidade de nutrientes. 5. ed. São Paulo: Manole; 2016.

Food and Agriculture Organization of the United Nations (FAO). Food and Nutrition Technical Report Series. Human energy requirements. Report of a joint FAO/WHO/UNU Expert consultation. Rome; 2001.

Food and Agriculture Organization of the United Nations (FAO). World Health Organization (FAO/WHO). United Nations of University. Protein and amino acid requirements in human nutrition. WHO Technical Report Series 935. World Health Organization; 2007.

Institute of Medicine. Dietary reference intakes for energy, carbohydrate, fiber, fat, fatty acids, cholesterol, protein, and amino acids. Washington, D.C.: National Academy Press; 2005 [acesso em 4 maio 2021]. Disponível em: <https://www.nal.usda.gov/sites/default/files/fnic_uploads/energy_full_report.pdf>.

Philippi ST *et al.* Pirâmide alimentar adaptada: guia para escolha dos alimentos. Revista de Nutrição, Campinas. 1999; pp. 65-80 [acesso em 4 maio 2021]. Disponível em: <https://www.scielo.br/pdf/rn/v12n1/v12n1a06.pdf>.

Philippi ST, Aquino RDC. Recomendações nutricionais nos estágios de vida e nas doenças crônicas não transmissíveis. São Paulo: Manole; 2017.

Instituto Brasileiro de Geografia e Estatística (IBGE). Pesquisa de orçamentos familiares 2008-2009 – Tabelas de composição nutricional dos alimentos consumidos no Brasil. Rio de Janeiro, 2011 [acesso em jul 2020]. Disponível em: <http://biblioteca.ibge.gov.br/visualizacao/livros/liv50002.pdf>.

Monsen ER *et al.* Estimation of available dietary iron. American Journal of Clinical Nutrition. 1978;31:134-41.

Núcleo de Estudos e Pesquisas em Alimentação (NEPA). Tabela brasileira de composição de alimentos (TACO). 4. ed. São Paulo: Unicamp; 2011 [acesso em 4 maio 2021]. Disponível em: <https://www.cfn.org.br/wp-content/uploads/2017/03/taco_4_edicao_ampliada_e_revisada.pdf>.

CAPÍTULO 5
Gestão de Qualidade e Segurança de Alimentos

Conceitos importantes

Gestão. Compreende os princípios e as normas que controlam a produtividade e a eficácia organizacional por meio de processos que devem ser normatizados, a fim de espelhar o verdadeiro desempenho da atividade empresarial. Assim, a informação corretamente apurada torna-se de vital importância para a tomada de decisões.

Qualidade. Indica o nível de excelência do que é produzido (produtos ou serviços) e implica a busca de melhorias constantes. O conceito literal de "qualidade" se refere à característica de um objeto ou de um indivíduo; é atributo que designa uma qualidade de algo ou alguém.

Liderança. Representa a capacidade de agrupar, comover, inspirar e mobilizar pessoas em torno de princípios comuns, exercendo uma comunicação participativa e interativa, de modo a caminharem juntos na busca de um objetivo comum.

Produtividade. Medida ou nível de rendimento da produção e dos serviços em relação aos insumos, com base nos recursos utilizados.

Segurança dos alimentos. Necessidade de o alimento ser seguro durante toda a cadeia produtiva, do campo à mesa do consumidor, correspondendo a todas as expectativas, desde a produção justa e sustentável, passando pela fabricação, distribuição e exposição, até a venda, levando saúde à mesa sem nenhum risco físico, químico ou biológico.

Indicadores de qualidade. Modo de mensurar a efetividade das ferramentas utilizadas no controle de qualidade.

O Código de Proteção e Defesa do Consumidor, promulgado em 11 de setembro de 1990 pela Lei nº 8.078/1991, mudou completamente a relação entre fornecedores e consumidores no país, levando o setor de alimentação coletiva a se preocupar e rever práticas de manipulação de alimentos.

Nesse contexto, foram aprovadas mais portarias e regulamentos que determinavam a adoção de **boas práticas de produção (BPP)** e/ou prestação de serviços e de seus programas de qualidade e o atendimento aos padrões estabelecidos na legislação pelos estabelecimentos relacionados com a alimentação.

Surgiu, então, o **manual de boas práticas (MBP)**, descrevendo cada um dos processos operacionais realizados nos **serviços de alimentação (SA)**. A legislação nos âmbitos federal, estadual e municipal vem inserindo cada vez mais requisitos para que o sistema de gestão de qualidade seja implantado e implementado na rotina desses serviços e para possibilitar que as empresas consigam garantir sua certificação nesse mercado cada vez mais competitivo.

As **boas práticas de fabricação (BPF)**, os **procedimentos operacionais padronizados (POP)** e os **procedimentos padrão de higiene operacional (PPHO)** constituem a base higiênico-sanitária para implantação do sistema de gestão de segurança de alimentos. A **análise de perigos e pontos críticos de controle (APPCC)** é reconhecida como o melhor método de garantia de segurança de produtos alimentícios, que possibilita identificar riscos específicos e tomar medidas preventivas.

Considerando todos esses fatores, o profissional precisa compreender a gestão da qualidade como algo vital ao sucesso da empresa, que irá guiá-la por meio de princípios e normas para a eficácia organizacional e, por consequência, para o nível de excelência em seus produtos e serviços, buscando sempre melhorias.

Atenção!

As empresas que buscam a certificação precisarão fazer alguns investimentos, como:
- Atendimento às questões legais: edificações do local; especificação e frequência de uso dos produtos de higienização (ambiental, pessoal, equipamentos e utensílios); pessoal (exames médicos e laboratoriais periódicos e equipamentos de proteção individual [EPI])
- Calibração periódica de equipamentos de monitoramento e medição
- Manutenção preventiva de equipamentos
- Realização de cursos para qualificação de pessoas, pelo menos de formação de auditor interno
- Contratação de empresa de consultoria, se necessário
- Contratação da empresa de certificação.

Para sobreviver e se manter competitiva nesse mundo globalizado, a empresa precisa de acompanhamento periódico de indicadores da qualidade. Isso possibilita a análise de dados, além de demonstrar a eficácia do sistema de gestão e avaliar ações preventivas e de melhorias a serem adotadas.

 Atenção!

É importante ressaltar que a obtenção de certificação em normas é uma opção da organização como ISO 9000, ISO 18000, ISO 22000 e outras, é uma opção de organização, ou seja, a empresa é quem decide fazer. Por isso, são chamadas de normas, e não de regulamentos.

Legislações

Existem várias legislações voltadas aos alimentos: algumas delas direcionadas às BPF ou às BPM, objetivando sempre a segurança.

As legislações fornecem embasamento para os diversos setores se adequarem às normas vigentes (Figura 5.1).

 Atenção!

BP são normas que definem a maneira correta de desempenhar várias atividades, tais como:
- **BP para SA**: boas práticas para serviços de alimentação
- **BPA**: boas práticas agrícolas ou agropecuárias
- **BPC**: boas práticas de comercialização
- **BPD**: boas práticas de distribuição
- **BPE**: boas práticas de elaboração
- **BPF**: boas práticas de fabricação
- **BPH**: boas práticas de higiene
- **BPM**: boas práticas de manipulação
- **BPP**: boas práticas de produção
- **BPS**: boas práticas de sustentabilidade
- **BPT**: boas práticas no transporte
- **BPV**: boas práticas veterinárias.

Os princípios das BPF para os estabelecimentos produtores de alimentos estão definidos na Portaria nº 326/1997, da Secretaria de Vigilância Sanitária, do Ministério da Saúde, e na Portaria nº 368/1997, do Ministério da Agricultura e do Abastecimento. Ambas aprovam o regulamento técnico sobre as condições higiênico-sanitárias e de BPF para estabelecimentos produtores/industrializadores de alimentos, exigindo o **manual de boas práticas de fabricação (MBPF)**.

As legislações podem ser em níveis nacional, estadual e municipal; portanto, é muito importante o profissional estar sempre atento à sua realidade, ou seja, se em seu município e estado existem legislações específicas além da nacional. A seguir estão duas legislações nacionais que devem nortear o profissional: uma referente às BPF e outra relacionada com as BP para SA.

Resolução de Diretoria Colegiada (RDC) nº 275/2002

Dispõe sobre o regulamento técnico de procedimentos operacionais padronizados aplicados aos estabelecimentos produtores/industrializadores de alimentos e a lista de verificação das BPF. Seu objetivo é estabelecer POP que contribuam para a garantia das condições higiênico-sanitárias necessárias ao processamento e à industrialização de alimentos, complementando as BPF.

O âmbito de aplicação engloba os estabelecimentos nos quais sejam realizadas algumas das seguintes atividades: produção e industrialização, fracionamento, armazenamento e transporte de alimentos industrializados.

 Atenção!

A RDC nº 275/2002 traz a lista de verificação das BPF em estabelecimentos produtores e industrializadores de alimentos e a classificação do estabelecimento em grupos 1, 2 ou 3:
- Grupo 1: 76 a 100% de atendimento dos itens
- Grupo 2: 51 a 75% de atendimento dos itens
- Grupo 3: 0 a 50% de atendimento dos itens.

Essa lista serve como um diagnóstico preliminar das condições higiênico-sanitárias do estabelecimento, possibilitando a identificação de inadequações e, a partir daí, a definição de prioridades e ações corretivas.

Resolução de Diretoria Colegiada (RDC) nº 216/2004

Dispõe sobre o regulamento técnico de BP para SA, com o objetivo de estabelecer procedimentos que irão garantir as condições higiênico-sanitárias do alimento preparado. Aplica-se aos SA que realizam algumas das seguintes atividades: manipulação, preparação, fracionamento, armazenamento, distribuição, transporte, exposição à venda e entrega de alimentos preparados ao consumo, tais como cantinas, bufês, comissarias, confeitarias, cozinhas industriais, cozinhas institucionais, delicatéssens, lanchonetes, padarias, pastelarias, restaurantes, rotisserias e congêneres. As comissarias instaladas em portos, aeroportos, fronteiras e terminais alfandegados devem ainda obedecer aos regulamentos técnicos específicos.

Capítulo 5 | Gestão de Qualidade e Segurança de Alimentos 145

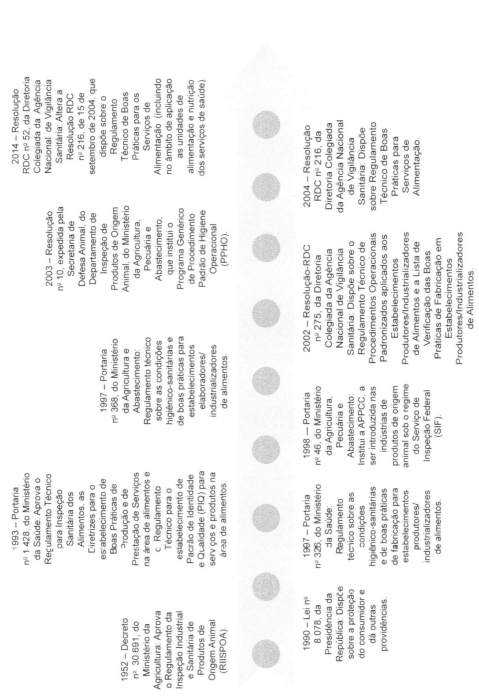

Figura 5.1 Linha do tempo das principais legislações de qualidade e segurança de alimentos. APPCC: análise de perigos e pontos críticos de controle; RDC: Resolução de Diretoria Colegiada.

Excluem-se deste regulamento os lactários, as unidades de **terapia de nutrição enteral** (TNE), os bancos de leite humano, as cozinhas dos estabelecimentos assistenciais de saúde[1] e os estabelecimentos industriais abrangidos no âmbito do Regulamento Técnico sobre as Condições Higiênico-Sanitárias e de Boas Práticas de Fabricação para Estabelecimentos Produtores/Industrializadores de Alimentos.

Para facilitar o entendimento, o Quadro 5.1 apresenta um esquema resumindo toda a RDC nº 216/2004.

Atenção!

A Portaria nº 78/2009 do estado do Rio Grande do Sul, considerando a RDC nº 216/2004, aprovou a lista de verificação em BP para SA, ou seja, adequou e adaptou toda a parte descritiva da RDC nº 216/2004 em forma de lista de verificação, em que o item 1 é a identificação da empresa, seguida dos outros 12 itens da legislação, que contêm, para cada subitem, as alternativas "sim", "não" e "não se aplica". Entretanto, foi alterada pela Portaria nº 1.224/2014, que revogou o anexo II sobre a regulamentação do curso de capacitação em BP para SA, redigindo como art. 3º: "O curso de capacitação em Boas Práticas para os Serviços de Alimentação, Cozinhas Institucionais e Unidades de Alimentação e Nutrição dos Serviços de Saúde deve ser ministrado por instituição de ensino de graduação ou nível técnico e por órgãos públicos". Além disso, incluiu no âmbito de aplicação UAN dos serviços de saúde.

A Portaria nº 78/2009 não apresenta classificação, devendo ser usada a da RDC nº 275/2002 ou outra classificação pertinente. Ela traz como motivos de inspeção as alternativas: (a) solicitação de alvará sanitário ou licença sanitária; (b) programas específicos de vigilância sanitária; (c) verificação ou apuração de denúncia; ou (d) renovação de alvará sanitário ou licença sanitária. Porém, sugiro aos docentes incluir a aplicação dessa lista em estágios de SA, além de recomendar para profissionais da área como atividade facilitadora de diagnóstico inicial do estabelecimento, para, a partir daí, traçar um plano de ações voltado as prioridades.

Outro estado brasileiro que criou sua portaria própria foi o de São Paulo, com a CVS nº 6/1999, que estabelece os parâmetros e critérios para o controle higiênico-sanitário em estabelecimentos de alimentos, mas que foi alterada pela Portaria CVS nº 18/2008. Por sua vez, a CVS nº 5/2013 revogou as portarias CVS nº 6/1999 e nº 18/2008, aprovando o regulamento técnico sobre boas práticas para estabelecimentos comerciais de alimentos e para SA e o roteiro de inspeção, também com alternativas "sim", "não" ou "não se aplica" (o qual avalia o risco sanitário, classificado em "satisfatório" ou "insatisfatório", conforme a conclusão da autoridade sanitária autoridade sanitária frente às condições de funcionamento do estabelecimento inspecionado).

---
[1] A RDC nº 52/2014 incluiu as unidades de alimentação e nutrição dos serviços de saúde.

Quadro 5.1 Resumo da RDC nº 216/2004.

- Alcance
  - Objetivo: segurança do alimento e regularização do local
  - Abrangência: RDC 52/2014 – inclui unidades de alimentação e nutrição (UAN) dos serviços de saúde
- Definições
- Referências
- Boas práticas para serviços de alimentação (12 exigências):
  - Edificações, instalações, equipamentos, móveis e utensílios
  - Higienização de instalações, equipamentos, móveis e utensílios
  - Controle integrado de vetores e pragas urbanas
  - Abastecimento de água
  - Manejo dos resíduos
  - Manipuladores
  - Matérias-primas, ingredientes e embalagens
  - Preparação do alimento
  - Armazenamento e transporte do alimento preparado
  - Exposição ao consumo do alimento preparado
  - Documentação e registro
  - Responsabilidade.

Atenção!

De acordo com a CVS nº 5/2013, a conformidade se refere a:

- S (sim): o estabelecimento inspecionado atende a todos os quesitos do item de avaliação
- N (não): o estabelecimento inspecionado não atende a um ou mais quesitos do item de avaliação
- NA (não se aplica): o item de avaliação não se aplica ao estabelecimento inspecionado.

Atenção!

Para evidenciar as prioridades e partir para planos de ação, é recomendável usar listas ou roteiros também como forma de diagnóstico assim que um nutricionista assume um novo local ou acadêmicos ingressam em um local de estágio.

Sugere-se, ainda, complementar com as informações:

- NO (não observado): a resposta precisa ser muito fiel; portanto, somente se responde se realmente o item todo tiver sido observado
- Inadequação: em caso da opção Não, descrever quando o quesito é inadequado em atendimento parcial ao item (Quadro 5.2).

Após aplicado o diagnóstico em forma de lista de verificação, estipulam-se prioridades e faz-se o plano de ação, o qual deverá sanar qualquer inadequação. Para esse plano, a sugestão é utilizar a ferramenta de qualidade 5W2H (Quadro 5.3).

Quadro 5.2 Exemplo de roteiro de inspeção de acordo com a legislação própria.

2. Edificação, instalações, equipamentos, móveis e utensílios	Sim	Não	NO	NA	Inadequação
2.1. Edificação e instalações projetadas de forma a possibilitar o fluxo ordenado e sem cruzamentos, em todas as etapas de preparação de alimentos					
2.2. Acesso às instalações independente, não comum a outros usos					

NA: não se aplica; NO: não observado.

Quadro 5.3 Plano de ação para as inadequações encontradas no estabelecimento.

Inadequação: (descrição do item que se pretende adequar)							
What?	Why?	Where?	When?	Who?	How?	How much?	
O que será feito?	Por que será feito?	Onde será feito?	Quando será feito?	Quem fará?	Como será feito?	Quanto custará?	

Manual de boas práticas de fabricação e de manipulação

Segundo a RDC nº 275/2002, o MBPF é um documento que descreve as operações que devem ser realizadas pelo estabelecimento, incluindo, no mínimo, os requisitos sanitários dos edifícios, a manutenção e higienização das instalações, dos equipamentos e dos utensílios, o controle da água de abastecimento, o controle integrado de vetores e pragas urbanas, o controle da higiene e saúde dos manipuladores e o controle e a garantia da qualidade do produto final. A definição da RDC nº 216/2004, é semelhante, somando-se apenas a capacitação profissional e o manejo de resíduos.

Além dos itens obrigatórios que devem constar no manual, é importante também detalhar de maneira fidedigna toda a estrutura e execução das atividades, tendo como suporte os POP e mais uma série de registros e controles que deverão estar em anexo, como instruções de trabalho, formulários, documentos externos, registros etc.

Cabe salientar também que esse documento deverá ser elaborado após terem sido realizadas as adequações mais urgentes do estabelecimento e que necessita de acompanhamento e revisão constantes. Caso ainda haja, as inadequações deverão ser citadas no manual, ressaltando que as medidas para adequação estão sendo providenciadas e, de preferência, já indicando um cronograma de execução.

Cada estabelecimento deve criar seu manual, já que ele irá detalhar cada atividade com suas particularidades. Não há, portanto, um modelo padrão a ser seguido, somente sugestões de estruturação, conforme a Figura 5.2. Além desse esquema, há um formulário que pode ser utilizado como modelo para elaboração do MBP (Figura 5.3).

Deve fazer parte dos anexos e apêndices, na parte final do formulário, todos os registros e controles recomendados pela RDC nº 275 de 2002 (para MBPF) ou RDC nº 216 de 2004 (para MBPM), cujas sugestões de modelos são apresentadas nos Quadros 5.4 a 5.7.

Recomenda-se que cartazes, instruções técnicas e lembretes sejam colocados em locais estratégicos para que os manipuladores de alimentos possam ter sempre à vista tópicos abordados em capacitações, de modo a facilitar a adesão de medidas simples, porém indispensáveis, para garantir a higiene e a qualidade do alimento produzido (Figuras 5.4 e 5.5).

Atenção!

A intenção é que a rotina adequada se torne um hábito.

Cartazes sobre a correta higienização das mãos devem ser colocados sob cubas específicas para esse fim, tanto em sanitários de funcionários quanto em diversos setores do SA. Lembretes sobre a uniformização correta e a higiene pessoal devem ser colocados nos sanitários e vestiários dos funcionários, assim como a forma correta do uso obrigatório de EPI deve estar no setor em que farão uso.

A Agência Nacional de Vigilância sanitária (Anvisa) elaborou a *Cartilha sobre boas práticas para serviços de alimentação* (Figura 5.6), muito útil para ser usada especialmente em capacitações ou formações de funcionários, visto que é um documento bastante ilustrativo e de fácil interpretação. Nela são apresentados 16 capítulos, tratando de **doenças transmitidas por alimentos** (DTA), RDC nº 216/2004, contaminação, micróbios e sua multiplicação, local de trabalho, água, lixo, manipulador de alimentos, lavagem das mãos, ingredientes, higiene no preparo de alimentos, preparo, transporte e distribuição de alimento, MBP, POP e supervisão.

CAPA
Nome do documento/nome da empresa/logotipo da empresa.

CABEÇALHO
Nome do documento/nome e logotipo da empresa/data da elaboração/nº da revisão/nº da página/código opcional (MBP/POP/PPHO etc.).

IDENTIFICAÇÃO DA EMPRESA
Razão social e nome fantasia/endereço/CNPJ/contatos/inscrições estadual e municipal, responsável técnico/responsável legal/ramo de atividade/nº de colaboradores/turnos de funcionamento/nº de refeições ou produtos produzidos.

SUMÁRIO
Todo conteúdo que será abordado no manual.

ORGANOGRAMA FUNCIONAL
Posicionamento na empresa, com funções e/ou nomes (se a rotatividade for baixa)/descrição de cargos. A intenção sempre de quem gerencia o setor de recursos humanos de uma empresa é que o *turnover*/rotatividade seja o menor possível, porém, ainda assim alguns preferem não colocar o nome dos funcionários no fluxograma, e sim somente o cargo, para evitar revisões constantes.

BASE LEGAL/DOCUMENTOS DE REFERÊNCIA
Documentos utilizados para elaboração/legislações/padrões/normas.

OBJETIVOS
Estratégias e ações que assegurarão a segurança alimentar/objetivos, metas e visão da empresa.

METODOLOGIA UTILIZADA
Informações *in loco*/observação visual/entrevistas com colaboradores/questionários/auditorias/inspeções (caso seja elaborado por um consultor de alimentos).

DEFINIÇÕES
Termos técnicos/símbolos/siglas.

DESCRITIVO
Programa de saúde dos manipuladores/higiene pessoal/procedimento para entrega e uso de uniformes e EPI/capacitações de manipuladores/procedimento em caso de visitantes/condições ambientais externas e internas/estrutura física e funcional/instalações elétricas, hidráulicas, esgoto e gás/recebimento, armazenamento, preparo e distribuição de alimentos/coleta de amostras/destino das sobras/manutenção e higienização de equipamentos, utensílios e móveis/controle de vetores e pragas urbanas/abastecimento de água/higienização e desinfecção; além de algum outro item obrigatório segundo a legislação vigente.

RESPONSABILIDADES E APROVAÇÃO DO MANUAL
Na última página do manual ou nos rodapés de todas as páginas do manual, deve constar nome e assinatura do RT, responsável legal, responsável pela elaboração do manual.

ANEXOS E APÊNDICES
Documentos que comprovem tudo o que está no manual/alvarás/planta baixa/POP/registros/formulários/planilhas/instruções de trabalho/certificados de execução de serviços terceirizados etc.

Figura 5.2 Sugestões de estruturação para o manual de boas práticas. POP: procedimento operacional padronizado; PPHO: procedimento padrão de higiene operacional; CNPJ: cadastro nacional de pessoa jurídica.

Manual de Boas Práticas

(Nome do SA)
(logotipo)

Empresa (logotipo)	**MANUAL DE BOAS PRÁTICAS**	Data:
		Revisão:
		Página:

Razão social:
Nome fantasia:
Endereço:
Contatos/nome/cargo/telefone/e-mail:
CNPJ: Inscrições estadual e municipal:
Responsável legal: CPF: RG: Contato:
Responsável técnico: Contato:
Ramo de atividade:
Número de colaboradores: Turnos de funcionamento: Horário de funcionamento:
Número de refeições/produtos produzidos:
SUMÁRIO

Figura 5.3 Modelo de formulário para elaboração de manual de boas práticas. SA: serviço de alimentação; RDC: Resolução de Diretoria Colegiada; BPF: boas práticas de fabricação; BPM: boas práticas de manipulação; BP: boas práticas. (*continua*)

Organograma Funcional

Organograma com cargo e nome

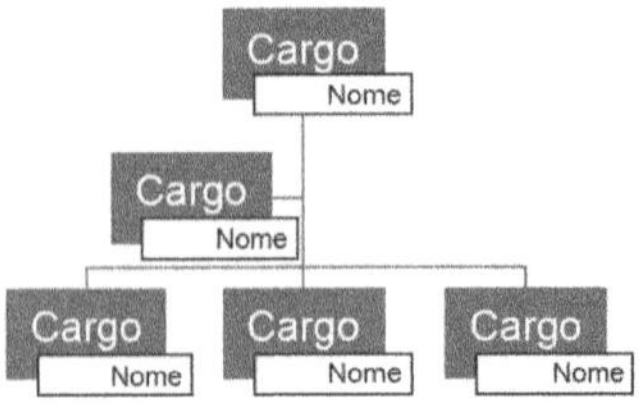

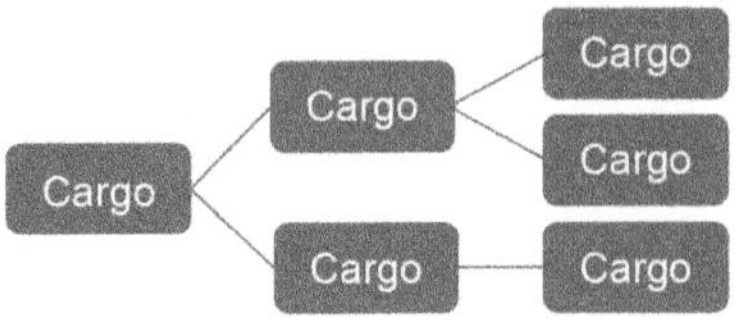

[Organograma com blocos "Cargo"/"Nome" em estrutura hierárquica, seguido de estrutura somente com "Cargo"]

Ou organograma somente com cargos

Descrição de cargos:

Documentos de referência

- RDC nº 275/2002 (se for BPF – Indústria)
- RDC nº 216/2004 (se for BPM – SA)
- Legislações estaduais/municipais (se houver)
- Demais legislações pertinentes

Objetivos

Objetivos/motivos para implantar e implementar as BP:

Objetivos da empresa:

Metas:

Visão:

Figura 5.3 (*continuação*) Modelo de formulário para elaboração de manual de boas práticas. SA: serviço de alimentação; RDC: Resolução de Diretoria Colegiada; BPF: boas práticas de fabricação; BPM: boas práticas de manipulação; BP: boas práticas. (*continua*)

Metodologia Utilizada

Definições

- BPF = boas práticas de fabricação
- BPM = boas práticas de manipulação
- SA = serviços de alimentação
- Implantar = criar
- Implementar = pôr em prática
- Demais definições que constarem no decorrer do Manual

Descritivo

Parte mais importante e detalhada do Manual, descrevendo todas as operações realizadas pelo estabelecimento, incluindo no mínimo:

- Requisitos higiênico-sanitários dos edifícios
- Manutenção e higienização das instalações, dos equipamentos e dos utensílios
- Controle da água de abastecimento
- Controle integrado de vetores e pragas urbanas
- Capacitação profissional
- Controle da higiene e saúde dos manipuladores
- Manejo de resíduos
- Controle e garantia de qualidade do alimento preparado

Sugestão: incluir demais itens constantes no esquema anterior e qualquer outra operação específica do local, tornando-o o mais completo possível.

Responsabilidade e Aprovação do Manual

Elaborado por: _____   Responsável técnico: _____

(nome)   (nome)

_____   _____

(assinatura)   (assinatura)

Aprovado por responsável legal: _____

(nome)

_____

(assinatura)

Anexos e Apêndices

Figura 5.3 (*continuação*) Modelo de formulário para elaboração de manual de boas práticas. RDC: Resolução de Diretoria Colegiada; BP: boas práticas.

152 ALIMENTAÇÃO COLETIVA: TÉCNICA DIETÉTICA E SEGURANÇA ALIMENTAR

Quadro 5.4 Modelo de registros exigidos pela RDC nº 216/2004.

Equipamentos/ serviços	Recomendação	Empresa responsável	Data da última realização	Registro da prestação de serviço em anexo	Data da próxima manutenção/ serviço	Verificação e assinatura do RT
Limpeza dos componentes do sistema de climatização/troca de filtros e manutenção	Seguir legislação específica (sugestão: Lei nº 13.589/2018) Obs.:			( ) Sim ( ) Sim ( ) Sim ( ) Sim ( ) Sim ( ) Sim ( ) Sim ( ) Sim		
Instrumentos ou equipamentos de medição	Manutenção programada e periódica (Inmetro) Obs.: (p. ex., 1. balança 2. termômetro)			( ) Sim ( ) Sim ( ) Sim ( ) Sim ( ) Sim ( ) Sim ( ) Sim ( ) Sim		
Caixas de gordura	Periodicamente limpas (depende do porte da caixa e do estabelecimento) Obs.:			( ) Sim ( ) Sim ( ) Sim ( ) Sim ( ) Sim ( ) Sim ( ) Sim ( ) Sim		
Operações de limpeza/desinfecção das instalações e equipamentos	Quando não forem realizadas rotineiramente devem ser registradas Obs.: (p. ex., 1. coifa 2. exaustor)			( ) Sim ( ) Sim ( ) Sim ( ) Sim ( ) Sim ( ) Sim ( ) Sim ( ) Sim		
Controle químico contra vetores e pragas urbanas	Quando medidas de prevenção adotadas não forem eficazes Obs.:			( ) Sim ( ) Sim ( ) Sim ( ) Sim ( ) Sim ( ) Sim ( ) Sim		

(continua)

Capítulo 5 | Gestão de Qualidade e Segurança de Alimentos **153**

Quadro 5.4 Modelo de registros exigidos pela RDC nº 216/2004. (*continuação*)

Equipamentos/ serviços	Recomendação	Empresa responsável	Data da última realização	Registro da prestação de serviço em anexo	Data da próxima manutenção/ serviço	Verificação e assinatura do RT
Higienização do reservatório de água	Semestral Obs.:			( ) Sim		
				( ) Sim		
				( ) Sim		
				( ) Sim		
				( ) Sim		
				( ) Sim		
				( ) Sim		
				( ) Sim		
Capacitações de funcionários	Periodicamente (em higiene pessoal, manipulação higiênica dos alimentos e doenças transmitidas por alimentos) Obs.:			( ) Sim		
				( ) Sim		
				( ) Sim		
				( ) Sim		
				( ) Sim		
				( ) Sim		
				( ) Sim		
				( ) Sim		
Controle da saúde dos manipuladores	Seguir legislação específica* Obs.:			( ) Sim		

*Programas obrigatórios: Programa de Prevenção dos Riscos Ambientais e Programa de Controle Médico de Saúde Ocupacional, conforme legislação do Ministério do Trabalho NR7 e NR9. O médico do trabalho definirá quais exames serão solicitados (comumente hemograma, coprocultura, coproparasitológico) na admissão, no periódico, no retorno ao trabalho, na troca de função e na demissão. Entretanto, a rotina de exames depende da legislação específica de cada região. RT: responsável técnico.

Quadro 5.5 Modelo de registro de capacitações.

Data	Local	Horário de início Horário de término
Tema abordado		
Ministrado por (nome, assinatura e carimbo)		
Metodologia aplicada		
Recursos utilizados		
Verificado por (nome, assinatura e carimbo)		
Nome dos participantes	**Assinatura dos participantes**	

154 ALIMENTAÇÃO COLETIVA: TÉCNICA DIETÉTICA E SEGURANÇA ALIMENTAR

Quadro 5.6 Modelo de registro de dados para controle de saúde dos manipuladores.

Nome do funcionário	Data da consulta	Motivo da consulta	Exames solicitados	Laudo médico	Conduta ou previsão de retorno	Observações	Verificação e assinatura do RT

RT: responsável técnico.

Quadro 5.7 Modelo de verificação diária das condições de saúde, uniformização e uso de equipamento de proteção individual de funcionários.

Nome do funcionário	Uniformização completa	Sem uso de adornos	Uso de EPI corretamente	Alguma lesão aparente, micoses, fungos	Algum sintoma de doença infecciosa, gastrintestinal	Conduta adotada em caso de alguma inadequação	Verificação e assinatura do RT

EPI: equipamento de proteção individual; RT: responsável técnico.

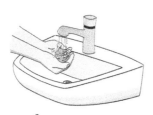
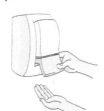

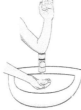
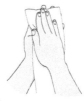
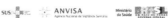

Figura 5.4 Modelo de cartaz sobre higiene que deve estar distribuído em locais estratégicos.

Cabelos devem estar presos e protegidos

Não é permitido uso de barba

Unhas devem ser curtas e sem esmalte

Não é permitido nenhum adorno pessoal e maquiagem

Lave de forma correta suas mãos:

– ao chegar ao trabalho
– antes e após manipular alimentos
– após qualquer interrupção do serviço
– após tocar materiais contaminados
– após usar os sanitários
– sempre que se fizer necessário

Por favor lembre-se de usar uniforme compatível com suas funções, conservado e limpo. Suas roupas e objetos pessoais devem ficar no armário do vestiário

Figura 5.5 Exemplos de lembretes.

 Atenção!

A Organização Mundial da Saúde (OMS) criou as cinco chaves para uma alimentação mais segura, a saber:
- Chave 1: mantenha a higiene
- Chave 2: mantenha alimentos crus e cozidos separados
- Chave 3: cozinhe bem os alimentos
- Chave 4: mantenha os alimentos a temperaturas seguras
- Chave 5: use água potável e matérias-primas seguras.

Procedimento operacional padronizado

A RDC nº 275/2002 define o POP como um "procedimento escrito de forma objetiva que estabelece instruções sequenciais para a realização de operações rotineiras e específicas em produção, armazenamento e transporte de alimentos". Entretanto, pode apresentar outras nomenclaturas, desde que obedeça ao conteúdo estabelecido na resolução.

Já a definição de POP segundo a RDC nº 216/2004 é a seguinte: "Procedimento escrito de forma objetiva que estabelece instruções sequenciais para a realização de operações rotineiras e específicas na manipulação de alimentos."

 Atenção!

O profissional que for elaborar os POP precisa ficar atento porque não se trata de oito documentos, conforme a RDC nº 275/2002, ou de quatro documentos, de acordo com a RDC nº 216/2004, visto que cada um dos POP citados poderá gerar vários outros. Por exemplo, a higiene e a saúde dos manipuladores podem ser divididas em um POP para abordar as questões de uniformização e uso de EPI, um para descrever os dados referentes à saúde (exames admissionais, periódicos, de troca de função, volta de laudo, demissionais), um para supervisão diária das condições de saúde, um para cuidados com a higiene pessoal, um para capacitações de manipuladores de alimentos, e assim por diante.

Além dos POP obrigatórios por legislação, que devem ficar em anexo ao MBPF ou MBPM (Figura 5.7), vários outros podem e devem ser elaborados no estabelecimento, com o propósito de facilitar a execução das diversas atividades e promover os seguintes objetivos:

- Sequência
- Padronização
- Educação e formação
- Segurança
- Continuidade
- Minimização de falhas
- Aumento da produtividade
- Aumento da lucratividade.

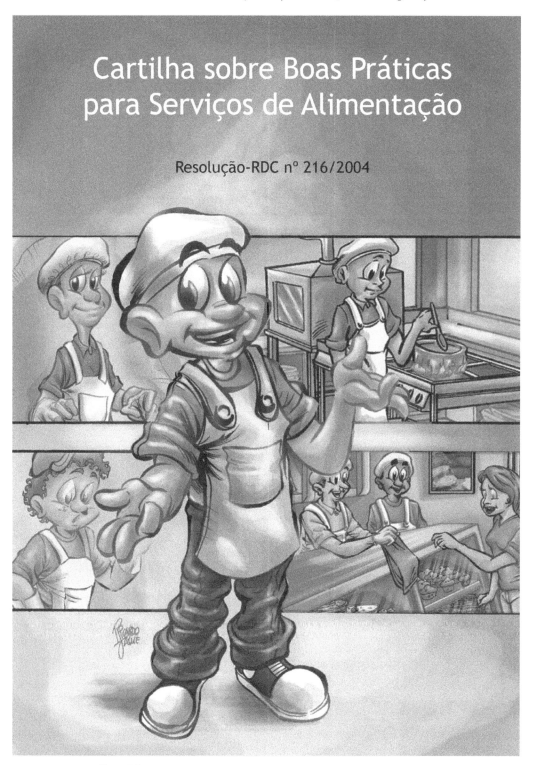

Figura 5.6 Cartilha da Anvisa sobre boas práticas para serviços de alimentação.

ALIMENTAÇÃO COLETIVA: TÉCNICA DIETÉTICA E SEGURANÇA ALIMENTAR

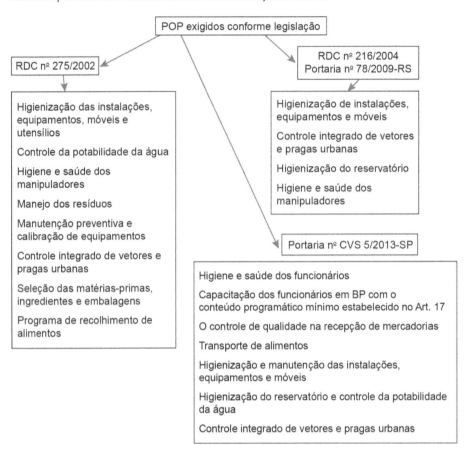

Figura 5.7 Definições de procedimento operacionais padronizados exigidos por diferentes legislações. BP: boas práticas.

Resumindo, o POP deve ser um documento específico para uma atividade, escrito de maneira clara, sequencial, objetiva e acessível, podendo incluir imagens, esquemas, fotografias e fluxogramas. Ele deve ser acessível aos colaboradores e fiscais sanitários, padronizar tarefas, indicar capacitações aos funcionários, atender integralmente a legislação vigente e colaborar com a segurança alimentar. O POP precisa ainda ser monitorado, avaliado, ajustado e revisado constantemente.

Nas Figuras 5.8 e 5.9 há, respectivamente, um esquema para servir como base de elaboração dos POP e um resumo das principais características. No Quadro 5.8, há um modelo de formulário para sua elaboração.

 Atenção!

Existe também o procedimento do sistema de qualidade (PSQ), que é diferente do POP. Enquanto o POP é definido pela ótica de nível operacional, para manipuladores de alimentos, o PSQ é definido pela ótica de nível gerencial, para administradores ou gestores.

Procedimento padrão de higiene operacional

De acordo com a Resolução nº 10/2003, os procedimentos padrão de higiene operacional (PPHO) são definidos como "procedimentos descritos, desenvolvidos, implantados e monitorados, visando estabelecer a forma rotineira pela qual o estabelecimento industrial evitará a contaminação direta ou cruzada e a adulteração do produto, preservando sua qualidade e integridade por meio da higiene antes, durante e depois das operações industriais". O PPHO é considerado como pré-requisito da APPCC, junto com as BPF.

A estruturação do plano PPHO se dá conforme a seguir.

PPHO 1. Segurança da água.

PPHO 2. Condições e higiene das superfícies de contato com o alimento.

PPHO 3. Prevenção contra a contaminação cruzada.

PPHO 4. Higiene dos empregados.

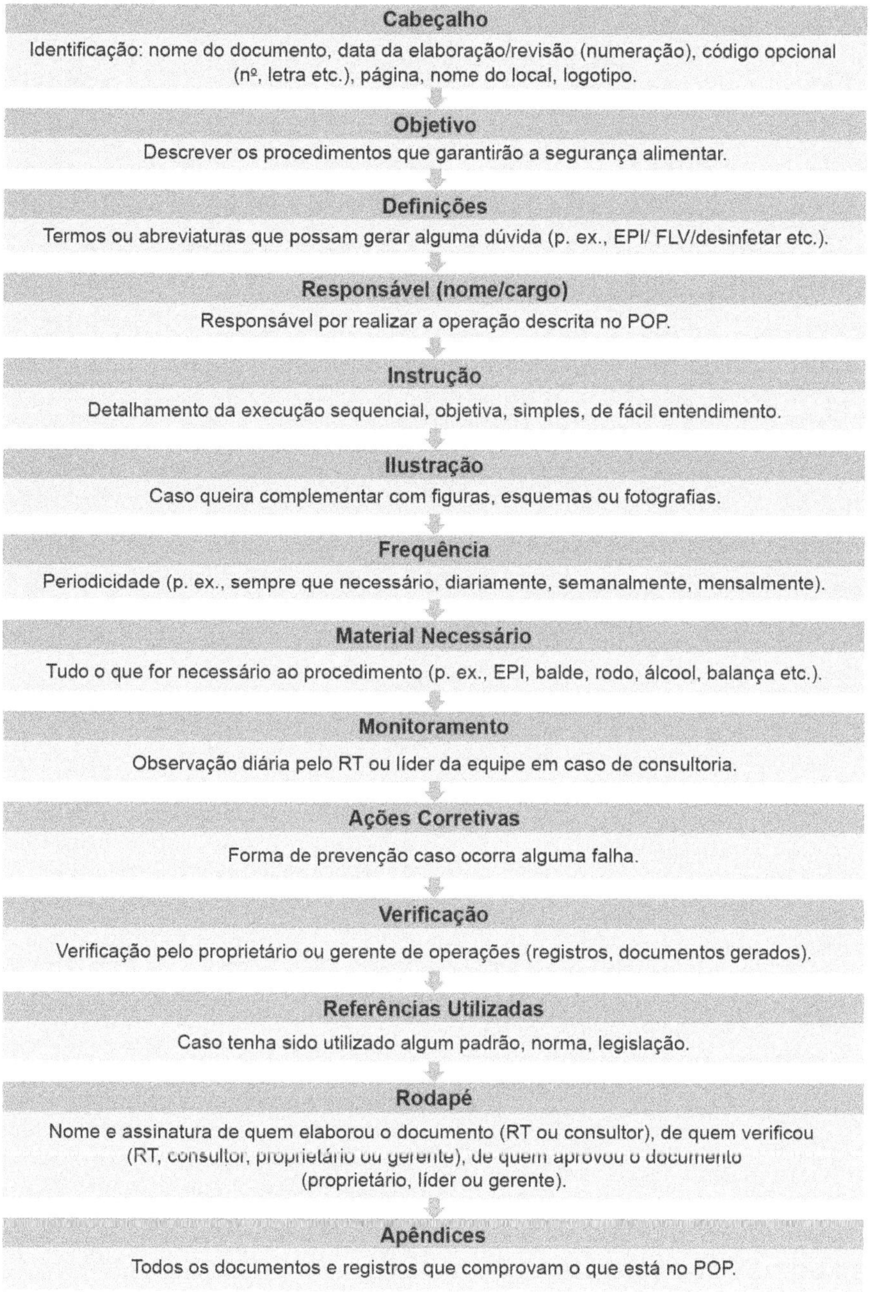

Cabeçalho
Identificação: nome do documento, data da elaboração/revisão (numeração), código opcional (nº, letra etc.), página, nome do local, logotipo.

Objetivo
Descrever os procedimentos que garantirão a segurança alimentar.

Definições
Termos ou abreviaturas que possam gerar alguma dúvida (p. ex., EPI/ FLV/desinfetar etc.).

Responsável (nome/cargo)
Responsável por realizar a operação descrita no POP.

Instrução
Detalhamento da execução sequencial, objetiva, simples, de fácil entendimento.

Ilustração
Caso queira complementar com figuras, esquemas ou fotografias.

Frequência
Periodicidade (p. ex., sempre que necessário, diariamente, semanalmente, mensalmente).

Material Necessário
Tudo o que for necessário ao procedimento (p. ex., EPI, balde, rodo, álcool, balança etc.).

Monitoramento
Observação diária pelo RT ou líder da equipe em caso de consultoria.

Ações Corretivas
Forma de prevenção caso ocorra alguma falha.

Verificação
Verificação pelo proprietário ou gerente de operações (registros, documentos gerados).

Referências Utilizadas
Caso tenha sido utilizado algum padrão, norma, legislação.

Rodapé
Nome e assinatura de quem elaborou o documento (RT ou consultor), de quem verificou (RT, consultor, proprietário ou gerente), de quem aprovou o documento (proprietário, líder ou gerente).

Apêndices
Todos os documentos e registros que comprovam o que está no POP.

Figura 5.8 Modelo de esquema para elaboração de procedimento operacional padronizado. EPI: equipamento de proteção individual; FLV: frutas, legumes e verduras; POP: procedimento operacional padronizado; RT: responsável técnico.

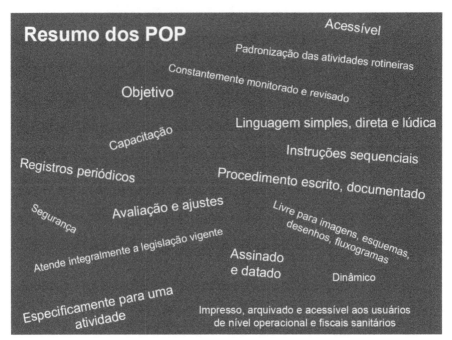

Figura 5.9 Resumo das características do procedimento operacional padronizado. POP: procedimento operacional padronizado.

PPHO 5. Proteção contra contaminantes e adulterantes do alimento.
PPHO 6. Identificação e estocagem adequadas de substâncias químicas e de agentes tóxicos.
PPHO 7. Saúde dos empregados.
PPHO 8. Controle integrado de pragas.
PPHO 9. Registros.

Após elaborado, o plano PPHO é encaminhado ao **Serviço de Inspeção de Produtos de Origem Animal (SIPA)** a que estiver vinculado, para avaliar se está suficientemente documentado para fornecer evidências objetivas de atendimento aos requisitos do PPHO. Para comprovar se os requisitos estabelecidos estão sendo fielmente observados, são desenvolvidas auditorias de conformidade pelo **Departamento de Inspeção de Produtos de Origem Animal (DIPOA)**.

Análise de perigos e pontos críticos de controle

Os mercados nacional e internacional, preocupados em produzir alimentos seguros – evitando contaminação tanto física quanto química ou biológica – e, ao mesmo tempo, proporcionar vantagens competitivas comerciais, investem cada vez mais em ferramentas de qualidade como a APPCC e seus pré-requisitos (MBP, POP e PPHO).

O Ministério da Agricultura e do Abastecimento, por meio da Portaria nº 46/1998, instituiu o sistema de APPCC, a ser implantado, gradativamente, nas indústrias de produtos de origem animal sob o regime do **Serviço de Inspeção Federal (SIF)**.

O sistema de APPCC é uma ferramenta de caráter preventivo, que controla os riscos em todas as etapas de produção, ou seja, desde a colheita até o consumo, identificando e controlando possíveis problemas antes que eles ocorram.

A Comissão do *Codex Alimentarius* define APPCC como um sistema que possibilita identificar, avaliar e controlar os perigos significativos para a segurança do alimento. Por sua vez, a Portaria nº 46/1998 define como um sistema de análise que identifica perigos específicos e medidas preventivas para seu controle, objetivando a segurança do alimento. Contempla para aplicação as indústrias sob SIF, considerando os aspectos de garantia da qualidade e integridade econômica. A Portaria nº 46/1998 define como um sistema de análise que identifica perigos específicos e medidas preventivas para seu controle, objetivando a segurança do alimento, e contempla para a aplicação, nas indústrias sob SIF, também os aspectos de garantia da qualidade e integridade econômica. Baseia-se na prevenção, eliminação ou redução dos perigos em todas as etapas da cadeia produtiva.

Segundo a definição da Portaria nº 1.428/1993, do Ministério da Saúde (MS), a APPCC é uma

Quadro 5.8 Modelo de formulário para elaboração de procedimento operacional padrão.

Empresa (logotipo)	Nome do POP	Data: Revisão: Página:

Objetivo:
(objetivos/motivos para implantar e implementar o POP)

Definições:

Responsável pela operação:

Instrução detalhada:

Ilustração do padrão esperado:

Frequência a ser realizada:

Materiais necessários:

Ações corretivas, se necessário:

Referências utilizadas:
- RDC nº 275 de 2002 (se for POP para indústria)
- RDC nº 216 de 2004 (se for POP para SA)
- Legislações estaduais/municipais (se houver)
- Demais legislações pertinentes

Responsabilidade e aprovação do POP

Elaborado por: _____ (nome)   Revisado por: _____ (nome)

_____ (assinatura)   _____ (assinatura)

Aprovado por responsável legal: _____ (nome)   _____ (assinatura)

Apêndices
Devem fazer parte os registros que comprovam o que está no POP.

POP: procedimento operacional padronizado; RDC: Resolução de Diretoria Colegiada; SA: serviço de alimentação.

metodologia sistemática de identificação, avaliação e controle de perigos de contaminação dos alimentos.

O sistema de APPCC deverá ser aplicado a cada operação separadamente e deverá ser reformulado toda vez que ocorrer alguma modificação no processo.

Para garantir a implementação da APPCC, é necessário a adesão de toda a equipe envolvida, desde a gerência até o operacional, contando também com diversos especialistas que darão cunho multiprofissional ao sistema. À equipe deverão ser disponibilizadas capacitações e ferramentas apropriadas para a implantação, além de todos os pré-requisitos à APPCC estarem devidamente funcionantes para só então iniciar o plano.

Os benefícios da APPCC são os seguintes:

- Conferir caráter preventivo às operações do processo de industrialização
- Oferecer atenção aos pontos críticos de controle
- Sistematizar e documentar os pontos críticos do processo
- Orientar e facilitar as tarefas desenvolvidas
- Reduzir a perda de matéria-prima e produto acabado
- Garantir a produção de alimentos seguros
- Oportunizar o incremento de produtividade, competitividade e credibilidade da empresa
- Promover o comércio internacional
- Facilitar a inspeção por parte das autoridades reguladoras.

O objetivo da APPCC é fornecer às indústrias sob o SIF as diretrizes básicas para apresentação, implantação, manutenção e verificação do plano APPCC, assegurando que os produtos:

- Sejam elaborados sem perigos à saúde pública
- Tenham padrões uniformes de identidade e qualidade

- Atendam às legislações nacionais e internacionais
- Sejam elaborados sem perdas de matérias-primas
- Sejam mais competitivos nos mercados nacional e internacional.

Os âmbitos de aplicação da APPCC são os estabelecimentos de produtos de origem animal que realizam o comércio interestadual e/ou internacional, inspecionados pelo Ministério da Agricultura, por intermédio do seu órgão especializado (DIPOA). Já o comércio intermunicipal/municipal é inspecionado pelas unidades da federação e dos municípios.

 Atenção!

Embora a legislação se refira à aplicação da APPCC para estabelecimentos de produtos de origem animal, atualmente tem-se ampliado o seu uso em segmentos de sucos de frutas, chocolates, cozinhas industriais e comerciais, por exemplo. Assim, serve como uma importante ferramenta de qualidade para promover a segurança do alimento produzido tanto na indústria quanto nos serviços de alimentação, devendo ser usada em toda a cadeia produtiva de alimentos.

Há sete princípios básicos da APPCC:

1. Identificação do perigo.
2. Identificação do ponto crítico.
3. Estabelecimento do limite crítico.
4. Monitoramento.
5. Ações corretivas.
6. Procedimentos de verificação.
7. Registros de resultados.

Por fim, a APPCC exige alguns procedimentos preliminares, que são:

- Comprometimento da gerência
- Formação da equipe multiprofissional
- Designação de um coordenador
- Disponibilidade de recursos e equipamentos apropriados
- Capacitação da equipe.

Na Figura 5.10, há um modelo de APPCC para servir como base no momento de elaboração. Na Figura 5.11 há um modelo de passo a passo para identificação dos **pontos críticos de controle** (PCC), e na Figura 5.12, um exemplo de folha de trabalho.

 Atenção!

Além da preocupação e do cuidado quanto a *food safety* (segurança dos alimentos), em que o método APPCC é usado como uma ótima ferramenta de qualidade, o método TACCP (avaliação de ameaças e pontos críticos de controle) se propõe a prevenir adulteração intencional, relacionada com *food defense* (defesa dos alimentos).

Outras ferramentas de qualidade

As ferramentas de qualidade são utilizadas para definir, mensurar, analisar e propor soluções para problemas que interferem no bom desempenho dos processos de trabalho. Entre estas, vale a pena mencionar:

- Diagrama de Pareto: gráfico de frequência que realça problemas prioritários
- Diagrama de causa e efeito: possibilita identificação das causas mais prováveis dos problemas
- Folhas de verificação: fornecem informações para monitoramento de decisões gerenciais
- Histograma: apresenta a variabilidade dos dados em um determinado período
- Diagrama de dispersão: verifica a relação causal entre variáveis, contribuindo para a determinação da causa raiz de problemas
- Gráfico de controle: estabelece referências que mostram se o processo está ocorrendo ou não dentro dos limites esperados, através de variações estatísticas
- Fluxograma: possibilita a visualização global e localização de eventuais lapsos
- Ciclo PDCA (do inglês, *plan*, *do*, *check*, *act*): funciona em quatro bases – planejar (define o objetivo), fazer (põe em prática o plano), checar (avalia se o plano foi satisfatório) e agir (dá continuidade ao processo ou o corrige) (Figura 5.13).

 Atenção!

Outro programa para a melhoria da qualidade é o programa 5S, que consiste em:

- Senso de organização/utilização: elimina objetos desnecessários
- Senso de ordem/arrumação: organiza os utensílios em seus devidos locais, de fácil acesso
- Senso de limpeza/zelo: mantém ambiente, equipamentos e utensílios limpos
- Senso de saúde/integridade: mantém o ambiente de trabalho saudável
- Senso de disciplina: consolida atitudes positivas, mantendo todos os sensos.

Algumas empresas, focando em sua expansão e competitividade, se dedicam ao alcance do certificado ISO (International Organization for Standardization, ou Organização Internacional para Padronização,

Capítulo 5 | Gestão de Qualidade e Segurança de Alimentos — 163

Constituição da Equipe

Formação de uma equipe multidisciplinar, se necessário recorrer à assessoria técnica externa; identificar o âmbito do plano, ou seja, segmento da cadeia alimentar e as classes de perigos que serão abordadas (toda a classe de perigos ou alguns específicos).

Descrição do Produto

Informações importantes para a segurança, como composição físico/química, tratamento bactericida (calor, salmoura, refrigeração), embalagem, durabilidade, forma de armazenar e distribuir.

Uso a que se Destina

Previsão de consumidor final (público infantil, vulnerável, idoso).

Diagrama de Fluxo

Elaborado pela equipe do sistema, detalhando todas as fases da operação para um produto.

Confirmação do Diagrama de Fluxo

Uma pessoa ou mais, qualificadas no processo, deverão executá-lo para confirmar se vai ao encontro do diagrama ou se precisa fazer algum ajuste.

Enumeração dos Possíveis Riscos de cada Fase, Análise de Perigos e Estudo para Controlar os Perigos Identificados

Equipe enumera os riscos que podem ser previstos em cada etapa de acordo com o âmbito (produção primária, elaboração, fabricação, distribuição); analisa quais perigos são indispensáveis de eliminar ou reduzir para níveis aceitáveis para produzir um alimento seguro; identifica quais as medidas de controle serão tomadas caso necessário.

Determinação dos PCC

Uma árvore de decisão ou diagrama pode facilitar e orientar a determinação dos PCC (apresentada a seguir). Se for identificado um perigo e não puder ser aplicada nenhuma medida de controle, nessa fase o produto ou processo deverá ser modificado para se introduzir um controle.

Estabelecimento de Limites Críticos para cada PCC

Os limites devem poder ser mensuráveis. Exemplos de limites: temperatura, tempo, umidade, pH, parâmetros sensoriais.

Estabelecimento de um Sistema de Monitorização para cada PCC

A monitorização é a medida de um PCC em comparação com seu limite crítico, e deve fornecer essa informação rápida para dar tempo de efetuar correções, assegurando o controle e impedindo que se ultrapasse os limites críticos. Os dados obtidos da monitorização devem ser avaliados por uma ou mais pessoas que possuam conhecimento para aplicar medidas corretivas onde for indicado.

Estabelecimento de Medidas Corretivas

Medidas corretivas para cada PCC, para o caso de ocorrer algum desvio. As medidas relativas a desvios e eliminação do produto devem ser documentadas nos registros do APPCC.

Estabelecimento de Procedimentos de Verificação

Para verificar se o sistema APPCC está funcionando bem poderão ser utilizados métodos, procedimentos, ensaios de comprovação e verificação incluindo a amostragem aleatória e a análise. A frequência das verificações deve ser suficiente para garantir o bom funcionamento do sistema e deve ser realizada por pessoa ou pessoas que não sejam responsáveis pela execução da monitorização e das ações corretivas, devendo ser feita por pessoas externas ou empresas terceirizadas caso determinadas atividades de avaliação não possam ser executadas pela empresa. Exemplos de verificações: avaliação do sistema APPCC e seus registros; avaliação dos desvios e sistemas de eliminação de produto; confirmação de que os PCC são mantidos sob controle.

Estabelecimento de um Sistema de Documentação e Registro

Indispensável registros eficazes e precisos, além de documentos de todos os procedimentos. Exemplos de documentos: análise de perigos; determinação dos PCC; determinação dos limites críticos. Exemplos de registros: atividades de monitorização dos PCC; desvios e corresponentes ações corretivas; procedimentos de verificação executados; modificações introduzidas no sistema APPCC.

Figura 5.10 Modelo de esquema para elaboração do sistema de análise de perigos e pontos críticos de controle. APPCC: análise de perigos e pontos críticos de controle; PCC: pontos críticos de controle.

em português). A ISO é um conjunto de normas e padronizações aderidas por cerca de 160 países, sendo as a seguir as mais conhecidas nos SA.

ISO 9000. Sistema de gestão da qualidade

ISO 14000. Sistema de gestão ambiental

ISO 22000. Gestão de segurança de alimentos.

164 ALIMENTAÇÃO COLETIVA: TÉCNICA DIETÉTICA E SEGURANÇA ALIMENTAR

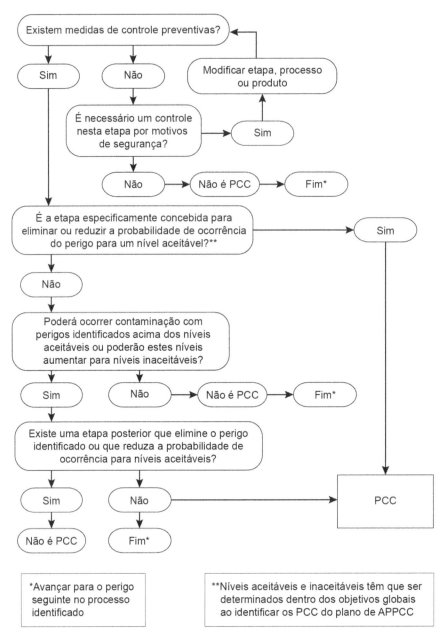

Figura 5.11 Modelo de árvore de decisão para identificar pontos críticos de controle. Responder as perguntas sequencialmente. PCC: pontos críticos de controle; APPCC: análise de perigos e pontos críticos de controle. Fonte: Organização Pan-Americana da Saúde, 2006.

No Brasil, a **Associação Brasileira de Normas Técnicas (ABNT)** dita as padronizações a serem seguidas.

Apoderada de todas essas ferramentas, a organização só tem a ganhar com a previsibilidade dos resultados dos processos e a qualificação da equipe, que trabalha mais motivada e segura, exigindo menos do gestor. Este consequentemente terá mais tempo para aprimorar processos, fidelizar clientes e inovar.

Capítulo 5 | Gestão de Qualidade e Segurança de Alimentos 165

```
┌─────────────────────────────┐
│   1. Descrição do produto   │
└─────────────────────────────┘

┌─────────────────────────────────┐
│ 2. Diagrama de fluxo do processo│
└─────────────────────────────────┘
```

Etapa	Perigos	Medidas preventivas	PCC	Limite(s) crítico(s)	Procedimentos e monitorização	Ação/ações corretivas	Registros

3. Lista

4. Verificação

Figura 5.12 Modelo de folha de trabalho do sistema de análise de perigos e pontos críticos de controle. PCC: pontos críticos de controle. Fonte: Organização Pan-Americana da Saúde, 2006.

Consultoria, assessoria e auditoria

Para que as empresas possam se expandir, competir ou até mesmo se manter no mercado, torna-se cada vez mais imprescindível a busca por estratégias que viabilizem esses propósitos, por meio de instrumentos, ferramentas e recursos com competência técnica e humana eficaz. Alguns motivos que possivelmente levam o cliente a procurar um serviço especializado de consultoria, assessoria e auditoria são o crescente aumento de DTA, a busca por um diferencial e o atendimento às legislações.

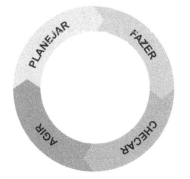

Figura 5.13 Ciclo planejar, fazer, checar e agir.

Consultoria e assessoria

O profissional precisa, em um primeiro momento, deixar claro ao cliente qual seu papel na empresa: consultoria, assessoria ou ambos. O consultor de alimentos identifica os problemas e sugere soluções, mas não participa de maneira ativa na implantação de resoluções. Ele fornece auxílio no diagnóstico de problemas e propostas para melhor solucioná-los e um atendimento personalizado e pontual ao seu cliente. Já o assessor auxilia no processo, identifica o problema e participa da implantação das soluções. Ele propõe soluções e resolve impasses junto aos demais funcionários da empresa. Quando o profissional realiza os dois papéis, ele diagnostica os problemas e propõe e executa a solução deles.

A Resolução CFN nº 600/2018 conceitua as funções da seguinte maneira:

- Consultoria em nutrição: é o "serviço realizado por nutricionista habilitado que abrange o exame e a emissão de parecer sobre assunto relacionado à área de alimentação e nutrição humana, com prazo determinado, sem, no entanto, assumir a responsabilidade técnica"
- Assessoria em nutrição: é o "serviço realizado por nutricionista habilitado que, embasado em seus conhecimentos, habilidades e experiências, assiste tecnicamente pessoas físicas ou jurídicas, planejando, implantando e avaliando programas e projetos em atividades específicas na área de alimentação e nutrição humana, bem como oferecendo solução para situações relacionadas com a sua especialidade".

A consultoria e a assessoria atuam em diversos nichos. Os principais são: restaurantes étnicos, *à la carte* e com rodízio ou bufê; lancherias; padarias; confeitarias; cafeterias; docerias; lojas de conveniência; *food trucks*; açougues ou butiques de carnes; praça de alimentação de *shoppings*; supermercados; hotéis (serviço diário, banquetes, eventos); indústrias de alimentos e rotulagem; transportadoras e distribuidoras de alimentos; e minimamente processados.

Quanto aos serviços oferecidos, a consultoria e a assessoria se destacam em: implantação de ferramentas de qualidade: MBP, POP, PPHO, APPCC; capacitações à equipe; planejamento físico e funcional; supervisão de obras e reformas; projeto de redimensionamento; seleção de equipamentos; propostas de sustentabilidade; adequação da ambiência; elaboração e custo de cardápio; valor calórico de produtos; elaboração de fichas técnicas; controle de custos e de estoque; acompanhamento e monitoramento de etapas de produção; elaboração de planilhas e registros para monitoramento; padronização de processos; recrutamento e seleção de funcionários; gestão e manutenção de recursos humanos; cuidados em relação a saúde, ergonomia e segurança do trabalho; seleção de fornecedores; seleção, recebimento e armazenamento de matéria-prima e insumos; *marketing*; captação de clientes; técnicas de cocção, congelamento, descongelamento, cortes, finalização ou decoração de pratos, receitas etc.; e rotulagem de alimentos.

Entre as vantagens da consultoria e assessoria, vale destacar as seguintes ações: oferecem ao cliente um serviço pontual; contribuem para a segurança do alimento; auxiliam na competitividade e expansão da empresa contratante; oferecem serviço especializado; e seguem a legislação vigente.

Possíveis causas de resistência do cliente:
- Medo da mudança e do desconhecido
- Dispêndio de energia para a mudança
- Receio em sair de sua zona de conforto
- Receio em perder sua identidade
- Aversão a usar novas tecnologias e novos meios de comunicação e divulgação.

Para evitar todos esses receios que o cliente pode ter, o consultor precisa estar preparado para explicar, argumentar, motivar, mostrar a mudança que trará melhores resultados, realizar reuniões periódicas para apresentar os avanços e estimular e evidenciar as potencialidades.

É preciso esclarecer que o consultor é um agente que exerce influência sobre uma pessoa ou organização, mas ele apenas diagnostica, sugere e orienta. Quem realmente tem a competência para efetivar as mudanças é o proprietário ou gestor da empresa.

É muito importante divulgar os serviços de consultoria e assessoria. Alguns meios são:

- *Marketing on-line*: Facebook, Twitter, Instagram
- Cartões de visita
- *Flyers*
- Palestras relacionadas com a área, que podem gerar fotos, publicações em jornais, *sites* etc.

Por fim, são necessárias algumas explicações iniciais aos possíveis clientes, que podem ser feitas por meio de questionamentos como:

- A contratação é de consultoria, assessoria ou ambos?
- Reconhece as vantagens desses serviços?
- Entende que o recomendado é iniciar com um diagnóstico, em que o consultor acompanhará todos os setores e processos, identificando os problemas?
- Compreende que problemas necessitam de mudanças para se chegar aos resultados esperados?
- Compromete-se a ser um agente de mudança junto à equipe e ao consultor?
- Responsabiliza-se junto à equipe para delimitar tarefas: quem fará o quê? Quando? Como?

Após explanadas todas as dúvidas, deve ser elaborada e entregue uma proposta ao cliente. Se ele aceitar, ou após alguma negociação, será formalizada a prestação de serviço com um contrato.

Atenção!

Na proposta de serviço de consultoria e assessoria, devem constar:
- Capa com dados do cliente
- Objetivos e vantagens do serviço
- Detalhamento do serviço proposto
- Cronograma de execução
- Investimento e condições de pagamento
- Validade da proposta.

Após o aceite do cliente, a proposta será transformada em contrato, que deve incluir considerações gerais, como as providências a serem tomadas em caso de atraso, cumprimento de exigências contratuais, termos de rescisão ou cancelamento do contrato e demais cláusulas julgadas pertinentes, além das assinaturas do cliente e do contratado.

Após a conclusão do contrato, começam as etapas da prestação de serviço, que são:

- Diagnóstico: dependendo do ramo, poderá ser usada a lista de verificação da RDC nº 275/2002, ou a da RDC nº 216/2004, ou ainda alguma portaria específica, como a nº 78/2009, do estado do Rio Grande do Sul, ou a CVS nº 5/2013, do estado de São Paulo
- Classificação do estabelecimento por meio de avaliação
- Descrição das inconformidades ou inadequações
- Sugestão de plano de ações para cada inconformidade

- Delegação da equipe responsável pelo trabalho
- Entrega do relatório de prestação de serviço.

Aqui se encerra o trabalho de consultoria. Caso a assessoria também tenha sido contrata, continuam as etapas de:

- Execução do plano de ações
- Capacitação de funcionários
- Elaboração de registros, planilhas, instruções técnicas e cartazes educativos
- Elaboração de documentos exigidos pela legislação (se fizer parte do contrato), como MBP, POP, PPHO, APPCC
- Reaplicação do diagnóstico inicial para comprovar eficiência ou rever algum ponto
- Entrega do relatório de prestação de serviço.

Auditoria

Após implantadas e implementadas todas as ferramentas de qualidade julgadas pelo proprietário como importantes e, principalmente, recomendadas pela legislação vigente, chega-se à etapa de verificação da conformidade dessa gestão de qualidade.

A Resolução CFN nº 600/2018 conceitua auditoria em nutrição como "exame analítico ou pericial feito por nutricionista, contratado para avaliar, dentro da sua especialidade, as operações e os controles técnico-administrativos inerentes à alimentação e nutrição humana, finalizando com um relatório circunstanciado e conclusivo, sem, no entanto, assumir a responsabilidade técnica".

De maneira mais clara, as etapas da auditoria são:

1. Avaliar ou testar se um procedimento está adequado.
2. Validar o procedimento.
3. Implementar o procedimento.
4. Verificar o procedimento.

O **sistema de gestão de segurança de alimentos (SGSA)** que será auditado deve ser pautado em norma ou regulamento existente. As diferenças, segundo definições da ABNT, são:

- Normas: são documentos estabelecidos por consenso entre especialistas e aprovados por um organismo reconhecido, que fornece regras, diretrizes ou características mínimas para ótimos resultados, mas é de uso voluntário (com exceção, no Brasil, do Código de Defesa do Consumidor)
- Regulamentos: são documentos que contêm regras de caráter obrigatório, como portarias e resoluções, que as empresas precisam cumprir por exigência de órgãos, como Agência Nacional de Vigilância

Sanitária (Anvisa) e Ministério da Agricultura, Pecuária e Abastecimento (MAPA).

A auditoria propriamente dita pode ser definida, segundo a ABNT, como um processo sistemático, documentado e independente para obtenção de evidências de auditoria e avaliação objetiva delas a fim de determinar a extensão dos critérios a serem atendidos.

Já a certificação é um processo no qual uma entidade independente avalia uma empresa com base em normas ou resoluções, levando à concessão da certificação se o resultado for satisfatório.

Atenção!

A Portaria nº 2.619/2011, do município de São Paulo, define que a empresa deve executar periodicamente auditorias internas de boas práticas e sistemas de qualidade, utilizando um roteiro ou uma lista de verificação, e elaborar planos de ações corretivos com prazos e responsáveis definidos. Já o fornecedor deve ser selecionado por meio de auditoria e avaliação de especificação técnica e de sistema de qualidade, como subsídio para a qualificação, triagem e cadastramento.

Entre os objetivos e benefícios da auditoria de nutrição, vale destacar as seguintes ações:

- Avaliar se o sistema está adequado para garantir a qualidade e a segurança dos alimentos
- Promover comprometimento com a qualidade
- Introduzir novos produtos no mercado
- Reduzir perdas no processo produtivo
- Verificar se tudo foi elaborado com base científica, como procedimentos e documentos
- Atender as normas técnicas
- Propiciar à empresa auditada oportunidade de melhoria contínua
- Identificar a necessidade de capacitação de pessoal.

Um bom auditor deve ter os seguintes princípios:

- Conduta ética
- Capacidade de atestar fatos e conclusões com veracidade e exatidão (em caso de dúvida, procurar mais evidências ou consultar a opinião de outros especialistas)
- Competência
- Boa comunicação
- Experiência
- Educação

- Linguagem, apresentação pessoal e postura adequadas
- Imparcialidade
- Confiabilidade
- Integridade
- Objetividade nas conclusões
- Independência, ou seja, não deve auditar seu próprio local de trabalho
- Busca de amostragem significativa.

Por fim, é importante citar os tipos de auditoria:

- Auditoria de adequação: primeira avaliação, que verifica se a documentação está em conformidade com a norma apropriada
- Auditoria de conformidade: verifica se os requisitos do sistema estão sendo colocados em prática e se as atividades operacionais estão em conformidade com os documentos
- Quanto à finalidade:
  - Auditoria de sistema: abrangente, que verifica se os requisitos do SGSA estão sendo aplicados na prática; também avalia documentação, processo e produto
  - Auditoria de processo e produto: avalia eficácia do processo e segurança do produto
- Quanto à empresa que a realiza:
  - Auditoria interna ou de primeira parte: realizada por iniciativa da própria organização, verifica a conformidade da organização com auditor externo contratado por ela ou alguém que não faça parte do setor que será auditado, garantindo a total independência
  - Auditoria externa ou de segunda ou terceira parte: de segunda parte quando é realizada por partes que têm interesse na organização (p. ex., um cliente quer avaliar seus fornecedores); de terceira parte quando é realizada por organizações independentes (p. ex., realizada por um organismo de certificação). Podem envolver auditoria certificadora de sistema, de processo ou de produto, como a certificação de selo orgânico para alimentos ou de selo sustentável para indústria.

Para resumir:

- Consultoria:
  - Diagnóstico
  - Planejamento
- Assessoria
  - Execução
- Auditoria
  - Avaliação.

Atenção!

A efetividade do sistema de gestão é o que garante que todos os processos estejam de acordo com os requisitos legais e regulamentares, devendo ser entendido como um processo contínuo de melhoria. É importante enfatizar também que a obtenção de certificação em normas, como ISO 9001, 22000 e outras, é uma opção da empresa, por isso a nomenclatura de normas e não de regulamentos.

Bibliografia

Brasil. Agência Nacional de Vigilância Sanitária (Anvisa). Resolução da Diretoria Colegiada (RDC) nº 216, de 15 de setembro de 2004. Dispõe sobre Regulamento Técnico de Boas Práticas para Serviços de Alimentação. Diário Oficial da União 16 set 2004; Seção 1 [acesso em 26 maio 2021]. Disponível em: <https://bvsms.saude.gov.br/bvs/saudelegis/anvisa/2004/res0216_15_09_2004.html>.

Brasil. Código de Proteção e Defesa do Consumidor. Lei nº 8.078, de 11 de setembro de 1990. Dispõe sobre a proteção do consumidor e dá outras providências. Brasília: Diário Oficial da União 12 set 1990, Seção 1.

Brasil. Conselho Federal de Nutricionistas (CFN). Resolução CFN nº 600, de 25 de fevereiro de 2018. Dispõe sobre a definição das áreas de atuação do nutricionista e suas atribuições, indica parâmetros numéricos mínimos de referência, por área de atuação, para a efetividade dos serviços prestados à sociedade e dá outras providências. Brasília: Diário Oficial da União 23 maio 2018, Seção 1 [acesso em 25 maio 2021]. Disponível em: <https://www.cfn.org.br/wp-content/uploads/resolucoes/Res_600_2018.htm>.

Brasil. Ministério da Saúde. Agência Nacional de Vigilância Sanitária (Anvisa). Resolução de Diretoria Colegiada – RDC nº 52, de 29 de setembro de 2014. Altera a Resolução RDC nº 216, de 15 de setembro de 2004, que dispõe sobre o Regulamento Técnico de Boas Práticas para os Serviços de Alimentação [acesso em 26 maio 2021]. Diário Oficial da União 16 set 2004; Seção 1. Disponível em: <https://bvsms.saude.gov.br/bvs/saudelegis/anvisa/2004/res0216_15_09_2004.html>.

Brasil. Ministério da Saúde. Agência Nacional de Vigilância Sanitária (Anvisa). Portaria nº 1.428, de 26 de novembro de 1993 [acesso em 26 maio 2021]. Diário Oficial da União 02 dez 1993. Disponível em: <http://bvsms.saude.gov.br/bvs/saudelegis/gm/1993/prt1428_26_11_1993.html>.

Brasil. Ministério da Saúde. Agência Nacional de Vigilância Sanitária (Anvisa). Resolução de Diretoria Colegiada – RDC nº 275, de 21 de outubro de 2002. Dispõe sobre o Regulamento Técnico de Procedimentos Operacionais Padronizados aplicados aos Estabelecimentos Produtores/Industrializadores de Alimentos e a Lista de Verificação das Boas Práticas de Fabricação em Estabelecimentos Produtores/Industrializadores de Alimentos. Diário Oficial da União 23 out 2002 [acesso em 26 maio 2021]. Disponível em: <http://bvsms.saude.gov.br/bvs/saudelegis/anvisa/2002/anexos/anexo_res0275_21_10_2002_rep.pdf>.

Brasil. Ministério da Saúde/Secretaria de Vigilância Sanitária. Portaria nº 326, de 30 de julho de 1997. Aprova o Regulamento Técnico Condições Higiênicos-Sanitárias e de Boas Práticas de Fabricação para Estabelecimentos Produtores/Industrializadores de Alimentos. Brasília: Diário Oficial da União 01 ago 1997, Poder Executivo.

Junior CJS. Manual de BPF, POP e registros em estabelecimentos alimentícios: guia técnico para elaboração. Rio de Janeiro: Rubio; 2011.

Ministério da Agricultura e do Abastecimento. Portaria nº 46, de 10 de fevereiro de 1998. Diário Oficial da União 16 mar 1998, Seção 1 [acesso em 26 maio 2021]. Disponível em: <https://www.defesa.agricultura.sp.gov.br/legislacoes/portaria-ma-46-de-10-02-1998,687.html>.

Ministério da Agricultura e do Abastecimento. Resolução nº 10, de 22 de maio de 2003. Diário Oficial da União 28 maio 2003, Seção 1 [acesso em 26 maio 2021]. Disponível em: <https://www.defesa.agricultura.sp.gov.br/legislacoes/resolucao-dipoa-10-de-22-05-2003,744.html>.

Organização Pan-Americana da Saúde. Agência Nacional de Vigilância Sanitária. Food and Agriculture Organization of the United Nations. Higiene dos alimentos: textos básicos. Brasília: Organização Pan-Americana da Saúde; 2006.

Rio Grande do Sul. Secretaria da Saúde do Estado do Rio Grande do Sul Adjunta. Portaria nº 78, de 30 de janeiro de 2009. Aprova a Lista de Verificação em Boas Práticas para Serviços de Alimentação. Diário Oficial do Estado 30 jan 2009.

São Paulo. Centro de Vigilância Sanitária. Portaria CVS nº 5, de 09 de abril de 2013. Aprova o regulamento técnico sobre boas práticas para estabelecimentos comerciais de alimentos e para serviços de alimentação, e o roteiro de inspeção. Diário Oficial do Estado de São Paulo 19 abr 2013.

São Paulo. Secretaria Municipal da Saúde de São Paulo. Portaria nº 2.619, de 6 de dezembro de 2011. Diário Oficial da Cidade de São Paulo 06 dez 2011 [acesso em 26 maio 2021]. Disponível em: <https://www.prefeitura.sp.gov.br/cidade/secretarias/upload/chamadas/portaria_2619_1323696514.pdf>.

CAPÍTULO 6

Segurança Alimentar e Sustentabilidade

Perspectiva da segurança alimentar e sustentabilidade

Várias organizações e entidades se estruturaram com a intenção de garantir a segurança alimentar. A **Organização das Nações Unidas para a Alimentação e a Agricultura (FAO)** foi instituída em 1945; o comitê *Codex Alimentarius* foi estabelecido em 1963; o de Segurança Alimentar Mundial, em 1974; o de Segurança dos Alimentos no Comércio, em 1978; e o Sistema Nacional de Segurança Alimentar e Nutricional foi criado em 2006.

A segurança alimentar e nutricional consiste na garantia a todos de acesso regular e permanente a alimentos de qualidade, em quantidade suficiente, sem comprometer o direito a outras necessidades essenciais, tendo como base práticas alimentares promotoras de saúde que respeitem a diversidade cultural e sejam ambiental, cultural, econômica e socialmente sustentáveis.

A Constituição Brasileira de 1988, em seu artigo 6º, expõe que são direitos sociais: a educação, a saúde, a alimentação, o trabalho, a moradia, o lazer, a segurança, a previdência social, a proteção à maternidade e à infância e a assistência aos desamparados.

Por sua vez, o artigo 4º da Lei nº 11.346/2006, que cria o **Sistema Nacional de Segurança Alimentar e Nutricional (SISAN)**, com vistas a assegurar o direito humano à alimentação adequada e a segurança alimentar e nutricional, estabelece:

I. a ampliação das condições de acesso aos alimentos por meio da produção, em especial da agricultura tradicional e familiar, do processamento, da industrialização, da comercialização, incluindo-se os acordos internacionais, do abastecimento e da distribuição dos alimentos, incluindo-se a água, bem como da geração de emprego e da redistribuição da renda;
II. a conservação da biodiversidade e a utilização sustentável dos recursos;
III. a promoção da saúde, da nutrição e da alimentação da população, incluindo-se grupos populacionais específicos e populações em situação de vulnerabilidade social;

IV. a garantia da qualidade biológica, sanitária, nutricional e tecnológica dos alimentos, bem como seu aproveitamento, estimulando práticas alimentares e estilos de vida saudáveis que respeitem a diversidade étnica e racial e cultural da população;
V. a produção de conhecimento e o acesso à informação;
VI. a implementação de políticas públicas e estratégias sustentáveis e participativas de produção, comercialização e consumo de alimentos, respeitando-se as múltiplas características culturais do País.

Por sua vez, o relatório Brundtland da Comissão Mundial sobre o Meio Ambiente e Desenvolvimento da **Organização das Nações Unidas (ONU)**, em 1987, melhor define sustentabilidade como: "Desenvolvimento que satisfaz as necessidades presentes sem comprometer a capacidade das gerações futuras de suprir suas próprias necessidades."

Linha do tempo

Em 1972, a ONU organizou, na Suécia, a primeira conferência para tratar assuntos relacionados com o meio ambiente, contando com a participação de 113 países e mais de 400 instituições governamentais e não governamentais. Nessa conferência, não houve muito acordo entre os países desenvolvidos e os em desenvolvimento.

Em 1982, no Quênia, foi realizado um novo encontro, para recapitular a declaração feita em Estocolmo dez anos antes.

Vinte anos depois do grande evento em Estocolmo, o Brasil sediou a Rio-92 (ou Eco-92), na qual se concluiu ser indispensável considerar o tripé econômico, ambiental e social (Figura 6.1). Foi, então, ressaltado que, se todos quisessem continuar com o mesmo modelo de desenvolvimento acelerado, não haveria recursos naturais suficientes no futuro.

Em 2002, aconteceu a Rio+10, na África do Sul, com 189 países participantes, além de centenas de **organizações não governamentais (ONG)**, porém com resultados pouco significativos, já que os países

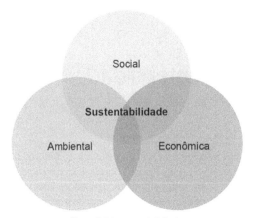

Figura 6.1 Sustentabilidade.

desenvolvidos não cancelaram as dívidas das nações mais pobres, e os países exportadores de petróleo, com os EUA, não assinaram o acordo para uso de parte de fontes energéticas renováveis, como a solar e a eólica. A resolução positiva foi a concordância em diminuir o número de pessoas sem acesso à água potável e ao saneamento básico.

Em 2012, foi realizada a Conferência das Nações Unidas sobre Desenvolvimento Sustentável (Rio+20), em que foram discutidos diversos assuntos, dentre os quais foram determinadas diretrizes para as empresas de alimentação, com a intenção de criar referencial de boas práticas de sustentabilidade para empresas de alimentação, minimização de impactos negativos das empresas sobre o meio ambiente – especialmente quanto ao consumo de água, energia e produção de resíduos sólidos (Figura 6.2).

Em consonância com esses eventos, em 2000 foi realizada a Declaração do Milênio das Nações Unidas, na sede da ONU em Nova York, com a criação dos **objetivos de desenvolvimento do milênio (ODM)**, que deveriam ter sido cumpridos até 2015 (Figura 6.3).

 Atenção!

Nos EUA, mais precisamente em Nova York, local que serve de modelo de abastecimento de água, foi elaborada a Declaração do Milênio das Nações Unidas. Vale ressaltar que a água nova-iorquina não precisa de tratamento, apenas inclusão de cloro e flúor, dada a conservação dos mananciais pelos agricultores que recebem por seus serviços ambientais.

Sob essa perspectiva, outro movimento que tem se preocupado com a soberania e segurança alimentar e nutricional é o movimento *Slow Food*, criado em 1986 como uma associação enogastronômica, a qual defendia a boa comida, o prazer gastronômico e um ritmo de vida mais lento. Evoluiu posteriormente para a ecogastronomia, mais voltada à liberdade de escolha, educação do paladar e nova abordagem sobre comida, que permitem viver melhor, utilizando os recursos disponíveis para oferecer o melhor alimento para consumidores, produtores e meio ambiente.

1972 – Conferência de Estocolmo-Suécia

1992 – Evento no Brasil-Rio de Janeiro – Rio-92

2012 – Evento no Brasil-Rio de Janeiro – Rio+20

1982 – Encontro em Nairóbi-Quênia

2002 – Encontro em Johanesburgo-África do Sul – Rio+10

Figura 6.2 Linha do tempo.

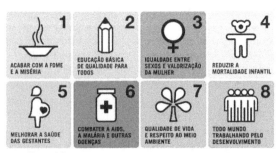

Figura 6.3 Objetivos de desenvolvimento do milênio.

Esse movimento incentiva o alimento bom, limpo e justo para todos por meio de um sistema alimentar que respeite a biodiversidade, mantenha vivas as tradições e transmita os conhecimentos para as novas gerações, encurtando o processo produtivo e aproximando produtor e consumidor. Ademais, esse movimento atua como uma associação internacional sem fins lucrativos, mantida por seus associados, que se empenham em mudar o sistema atual de produção e distribuição de alimentos.

Por sua vez, em 2015, foi elaborada a Agenda 2030, que incluía os **objetivos de desenvolvimento sustentável (ODS)**, com 17 objetivos e 169 metas a serem alcançados até 2030 (Figura 6.4).

É notável que a preocupação com a sustentabilidade tenha ganhado destaque, em razão de muitos de nossos

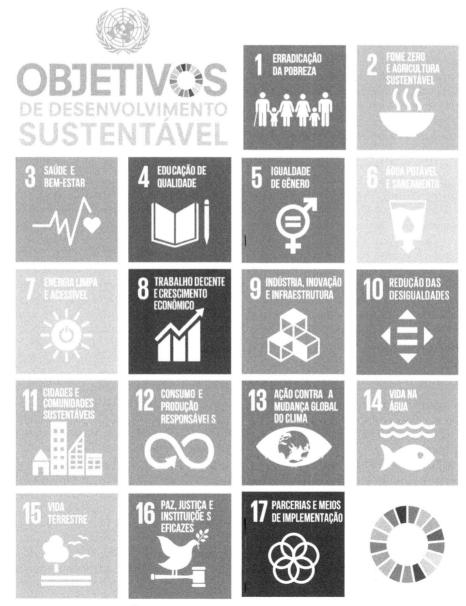

Figura 6.4 Objetivos de desenvolvimento sustentável.

174 ALIMENTAÇÃO COLETIVA: TÉCNICA DIETÉTICA E SEGURANÇA ALIMENTAR

recursos poderem ser finitos. Por outro lado, ainda que o desenvolvimento econômico seja crescente e desenfreado, há a necessidade de preservação, otimização, economia, reaproveitamento e reposição desses recursos.

Além disso, concomitantemente ao aumento da quantidade de refeições realizadas fora de casa, ocorre um crescente impacto ambiental decorrente de toda a produção de alimentos. Dentre as diversas áreas de nossa economia, o ramo da alimentação se apresenta, então, como um dos maiores impactantes ambientais, com alta pegada hídrica e de carbono (especialmente da carne), causada por indústrias que poluem o meio ambiente, contaminam o solo com fertilizantes na produção de alimentos, produzem alimentos transgênicos, desmatam grandes áreas para agropecuária, utilizam energia não renovável para a produção de alimentos, excedem o uso irracional da água e energia elétrica, geram resíduos em demasia, muitas vezes com descarte inadequado, dentre outros diversos problemas que agridem o meio ambiente. Assim, novas medidas devem ser adotadas na tentativa de melhor preservar nossos recursos naturais, com o crescimento exponencial da agricultura regenerativa.

Nesse contexto, a legislação brasileira (Resolução CFN nº 600/2018) envolve o nutricionista, que, como cidadão e profissional, deve se comprometer a participar desse conjunto de ações em prol da sustentabilidade. Dentre as atribuições obrigatórias do nutricionista que trabalha na área de Nutrição em Alimentação Coletiva, estão: reduzir sobras, restos e desperdícios, criar outras ações de incentivo ao desenvolvimento sustentável, fomentar projetos de educação alimentar e nutricional para a comunidade escolar, que promovam a consciência social, ecológica e ambiental.

Martinelli e Cavalli (2019) propõem que, para uma alimentação ser saudável, é necessário também que seja sustentável. Nessa dimensão, o cuidado vai desde o sistema de produção, o processamento e a comercialização até o consumo sustentável. As citadas autoras preconizam, ainda, uma produção agroecológica diversificada, de preferência orgânica e que respeite a sazonalidade, com processamento mínimo, ao encontro do que prioriza também o *Guia Alimentar para a População Brasileira* (MS, 2015), com maior consumo de alimentos *in natura* ou minimamente processados, comercializados com menos intermediários, aproximando produtor e consumidor. Por fim, um consumo sustentável que considere a disponibilidade e o incentivo à aquisição de produtos frescos e diversificados, de preferência os da agricultura familiar.

A Figura 6.5 esquematiza a diferença entre sistemas insustentáveis e sustentáveis da produção de alimentos até a mesa do consumidor, e uma hierarquização de práticas para uma alimentação mais saudável e sustentável (Figura 6.6).

Preocupados com os rumos em relação ao meio ambiente, pesquisadores da Universidade de São Paulo (USP), após debate sobre alguns relatórios relevantes na área, também criaram, em 2019, um Grupo de Estudos em Saúde Planetária, que abordava a urgência de se "compreender, quantificar e agir para reverter os efeitos do crescimento da população humana e da aceleração das atividades socioeconômicas sobre o ambiente que, ao gerar perturbações dos ecossistemas naturais da Terra, por sua vez, impactam, retroativamente, a saúde e o bem-estar humanos" (USP, 2015).

Os principais problemas levantados se referem a mudanças no clima e no uso da terra; alterações no ciclo de nitrogênio e fósforo; poluição química do solo, água e ar; redução na disponibilidade de água potável; perda da biodiversidade; destruição da camada de ozônio; e acidificação dos oceanos. Como consequência de todos esses agravos, tornam-se visíveis o surgimento de novas doenças, agravamento de doenças infecciosas, aumento de doenças crônicas não transmissíveis, deixando óbvia a percepção de que a saúde humana depende de diversas dimensões e recursos planetários.

Também Preiss *et al.*, em 2020, trouxeram a questão alimentar para um patamar mais amplo, enfatizando a alimentação adequada por meio da esfera de sustentabilidade ambiental, econômica, social e cultural, ou seja, respeitando e incentivando a diversidade cultural.

Sob essa perspectiva de incentivo à diversidade cultural, o **Instituto Brasileiro de Geografia e Estatística (IBGE)** em parceria com o **Instituto Nacional de Propriedade Industrial (INPI)** lançou o selo de **indicação geográfica (IG)**, o qual remete à localização de origem e às condições especiais da fabricação do produto, que possibilita que aos consumidores tenham certeza de que estão adquirindo um produto com valor cultural agregado, diferenciado pela qualidade e conhecimento de sua procedência, valorizando a cultura local e fomentando atividades turísticas na região.

Como exemplos de IG brasileira, podem-se citar: vinhos e espumantes do Vale dos Vinhedos; carne bovina do Pampa Gaúcho; queijo de Minas Gerais; chocolate do sul da Bahia; café, goiaba, erva-mate e mel do Paraná; abacaxi e farinha de mandioca de Uarini, no Amazonas; capim dourado do Jalapão, no Tocantins; própolis de Alagoas; algodão da Paraíba; bordados de Caicó, no Rio Grande do Norte.

	PRODUÇÃO	PROCESSAMENTO	COMERCIALIZAÇÃO	CONSUMO
SISTEMAS INSUSTENTÁVEIS	**Agricultura convencional** Patronal Monocultura Transgênicos Agrotóxicos Criação intensiva de animais	**Elevado processamento** Retirada de nutrientes Refinamento Adição de gordura trans Adição de aditivos e conservantes Aditivos baseados em subprodutos de soja e milho Elevado desperdício: alimentos, energia, água	**Cadeias longas** Grande número de intermediários Longas distâncias Desvalorização dos produtos locais Preços elevados Valorização de grandes redes varejistas	**Consumo não sustentável** Hábitos não saudáveis Indisposição para comprar produtos sustentáveis Elevado consumo de alimentos ultraprocessados Busca por alimentos de rápido preparo Alimentação não diversificada
SISTEMAS SUSTENTÁVEIS	**Agroecologia** Agricultura familiar Diversificada Orgânicos Sazonais Integração lavoura-pecuária-floresta	**Baixo processamento** Manutenção dos nutrientes Processamento mínimo Sem adição de gordura trans Sem adição de conservantes Sem outros aditivos alimentares Baixo desperdício: alimentos, energia, água	**Cadeias curtas** Nenhum ou pequeno número de intermediários Proximidade do produtor e do consumidor Comércio justo e economia solidária Valorização do produto e do produtor Confiança no produtor	**Consumo sustentável** Alimentos frescos, agroecológicos Disponibilidade para comprar produtos sustentáveis Compra direta de agricultores familiares Alimentos regionais, tradicionais, diversificados Habilidades culinárias

Figura 6.5 Principais contrapontos de sistemas alimentares insustentáveis e sustentáveis observados na revisão de literatura. Fonte: Martinelli e Cavalli, 2019.

176 ALIMENTAÇÃO COLETIVA: TÉCNICA DIETÉTICA E SEGURANÇA ALIMENTAR

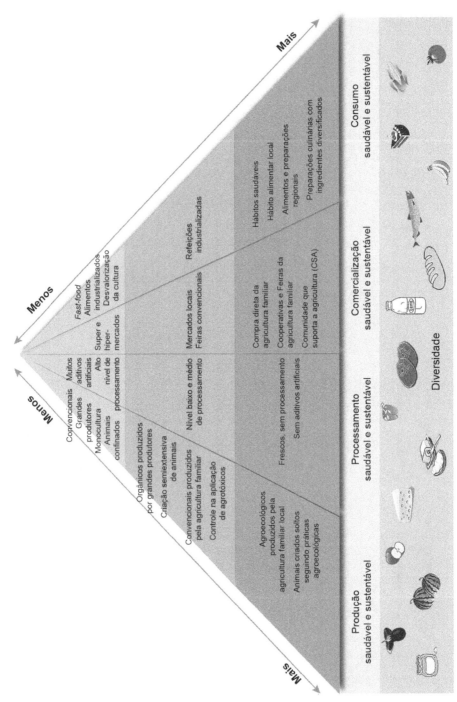

Figura 6.6 Representação gráfica de orientação e operacionalização para uma alimentação mais saudável e sustentável. (Adaptada de Martinelli e Cavalli, 2019.)

Na prática

Algumas medidas de boas práticas de sustentabilidade que podem ser adotadas por empresas preocupadas em diminuir o impacto ambiental são:

- Lançamento de produtos concentrados – maior quantidade do produto em embalagem menor
- Alimentos, como cereais, embalados em caixas de papelão feito de madeira certificada
- Bandejas de biopolímero, que podem ser compostadas, em substituição às de isopor
- *Ecobags* (sacolas ecológicas retornáveis) em substituição a sacolas plásticas
- Reciclagem de PET, para transformar garrafas em fibras para cobertores, roupas, novas garrafas etc
- Coleta de embalagens pós-consumo para reciclagem
- Substituição de plástico comum por bioplástico
- Reúso do óleo de cozinha para fabricação de sabão, tinta, biodiesel
- Redução no valor de alimentos com prazo próximo ao vencimento e fora do padrão (grau de maturação ou tamanho, mas perfeitos para consumo).

Atenção!

A ISO 14000 – sistema de gestão ambiental (SGA) – compreende uma série de normas, sendo de forma efetiva a ISO 14001 aplicável à certificação de qualquer tipo de organização que busca obter um desempenho ambiental adequado, minimizando o impacto ambiental gerado por seus resíduos poluentes.

Sustentabilidade em serviços de alimentação

Pessoas que pensam no coletivo, sem narcisismo ou egocentrismo, conseguem ter um estilo de vida saudável, agradável e serem compromissadas com o meio ambiente, bastando para isso algumas atitudes que possam impactar de maneira favorável no seu dia a dia, seja em casa, seja no trabalho. Assim, em **serviços de alimentação (SA)**, por exemplo, citamos diversos fatores, a saber: o uso adequado e racional da água e da energia elétrica, a redução de resíduos e seu correto descarte, o incentivo à agricultura familiar, a aquisição de produtos orgânicos, os sistemas de produção sustentáveis, além de alguns estilos de vida que têm aumentado em prol do meio ambiente, como o veganismo.

Água

A RDC nº 216/2004 exige, quanto ao abastecimento de água, que seja usada somente água potável para manipulação de alimentos, que a água seja atestada semestralmente mediante laudo quando utilizada solução alternativa de abastecimento (como poços artesianos), que o gelo e o vapor utilizados em contato com alimentos devam ser produzidos de água potável, e que o reservatório de água deva ser edificado e/ou revestido de modo que não comprometa a qualidade da água, sendo higienizado em intervalo máximo de 6 meses; não referindo nada em relação ao uso racional da água.

No entanto, como é de conhecimento de todos, as reservas de água de nosso planeta se compõem de menos de 3% de água doce. Então, além da preocupação com sua qualidade, seria importante questionar também a possibilidade de sua finitude, perante o uso abusivo de nossos recursos hídricos, e pensar como evitar isso.

Assim, algumas medidas oportunas, direcionadas aos SA, a serem seguidas seriam:

- Manutenção de torneiras sem vazamento ou gotejamento
- Adoção de torneiras com dispositivo de economia, como redutores de vasão e arejadores
- Uso de torneiras com acionamento automático
- Orientação para que a lava-louças somente seja ligada quando estiver com sua capacidade máxima preenchida
- Certificação de que, ao lavar a louça manualmente, o excesso de resíduos seja retirado anteriormente à lavagem
- Verificação de que, enquanto os utensílios são esfregados e ensaboados, a torneira permaneça fechada
- Uso e diluição corretos de produtos para higienização
- Na higienização de frutas, verduras e legumes, proceder à lavagem um a um somente após seleção criteriosa
- Captação da água da chuva para higienização de área externa e/ou uso em vasos sanitários (cisternas para captação da água da chuva)
- Nos lavatórios exclusivos para higienização das mãos, emprego de papel-toalha ou outro sistema higiênico e seguro de secagem das mãos (não usar toalha de tecido).

Energia elétrica

A RDC nº 216/2004 recomenda que as instalações elétricas devam ser embutidas ou protegidas em tubulações externas e íntegras para permitir a higienização adequada. Luminárias sob a área de preparo de alimentos devem ser apropriadas e estar protegidas contra explosão e quedas acidentais.

Outros cuidados se referem à pintura na cor indicada pelo responsável pela segurança da empresa, com base em normas internacionais, tomadas individualizadas para cada equipamento, caixas de força identificadas e dispositivos de segurança para evitar descarga elétrica.

Em relação à iluminação natural, o que deve ser observado diz respeito às aberturas, de preferência, com janelas paralelas ou perpendiculares para facilitar a iluminação e ventilação no terço superior das paredes, impedindo a incidência de raios solares sob as bancadas e em uma proporção aproximada de 15 a 20% em relação à área.

No que diz respeito à sustentabilidade, as seguintes medidas também podem ser adotadas:

- Boa iluminação natural no serviço
- Uso de lâmpadas econômicas e com acionamento automático quando em locais menos movimentados, como escritórios, sanitários, corredores
- Cuidado na seleção dos equipamentos elétricos, para aquisição dos menos dispendiosos, e manutenção periódica desses
- Certificação de que os equipamentos de frio (refrigeradores) estejam afastados de fontes de calor (fogões, fornos etc.) e bem vedados
- Utilização de fonte de energia alternativa
- Conferência de que, após o uso, os equipamentos foram devidamente desligados da tomada elétrica
- Uso de ar-condicionado em temperatura adequada.

Destino dos resíduos

A RDC nº 216/2004 recomenda que o estabelecimento disponha de recipientes identificados e íntegros, de fácil higienização e transporte, em número e capacidade suficientes, dotados de tampas acionadas sem contato manual, devendo os resíduos serem frequentemente coletados e estocados em local fechado e isolado da área de preparação e armazenamento dos alimentos, de modo a evitar focos de contaminação e atração de vetores e pragas urbanas.

Quanto à produção de lixo no Brasil, a **Associação Brasileira de Empresas de Limpeza Pública e Resíduos Especiais (Abrelpe)** informou que, em 2018, foram gerados 79 milhões de toneladas de resíduos no Brasil (380 kg de **resíduos sólidos urbanos [RSU]** por pessoa anualmente), dos quais 92% foram coletados e 8% foram depositados em locais inadequados, lixões

ou aterros controlados, onde o chorume (líquido originado pela decomposição) não é tratado e pode contaminar os lençóis d'água. O restante foi provavelmente espalhado pelas ruas, terrenos baldios ou jogados nos rios.

A Abrelpe e o IBGE divulgaram, por região do país, o nível de cobertura da coleta dos RSU em 2017 e 2018, bem como a iniciativa, ainda que não muito abrangente entre bairros, de coleta seletiva dos resíduos; além do tipo de destinação destes (Figuras 6.7 a 6.9).

A Abrelpe faz, ainda, referência a outros tipos de resíduos, como os de construção e demolição, além dos **resíduos de serviços de saúde (RSS)**. Os de demolição não trazem dados reais quanto à coleta porque normalmente os gestores das obras se responsabilizam pelo destino, reciclando normalmente grande parte. Por outro lado, em relação aos RSS, a Abrelpe reuniu dados de 2017 e 2018 (Figuras 6.10 e 6.11).

Em contraponto à sustentabilidade, o desperdício de alimentos traz dados alarmantes, ocorrendo em toda a cadeia produtiva, ou seja, há perdas no campo, por falhas na infraestrutura da propriedade; no manuseio dos produtos; no transporte, através de longas distâncias percorridas, veículos impróprios, estradas mal pavimentadas, embalagens inadequadas; na comercialização – normalmente por falta de gerenciamento e fiscalização mais eficazes, produtos vencem –, empilhamento excessivo de produtos, descuido no manuseio e na organização; e outras falhas que se estendem até a casa do consumidor, na qual pode faltar planejamento ao fazer compras, descuido com prazo de validade ou rotulagem, armazenamento inadequado, retirada excessiva de partes que poderiam ser aproveitadas.

A FAO estima que até um terço de toda a produção de alimentos seja perdida todos os anos. Tais perdas refletem totalmente no tripé da sustentabilidade, com abalo tanto social quanto econômico e ambiental. Há incoerência entre o que é produzido, o que é desperdiçado e a questão social da fome no mundo, além do quesito ambiental, no que se refere à emissão de gases metano e óxido nitroso liberados na degradação de alimentos, e do fator econômico, com a perda proporcional de recursos financeiros e mão de obra, e com o desperdício de alimentos.

Assim, conclui-se que a geração de resíduos é muito grande e o descarte muitas vezes impróprio. De todo o lixo produzido no Brasil, a maior parte é de alimentos, e grande parcela dos resíduos, sejam orgânicos, recicláveis ou não recicláveis, é jogada de maneira negligente em terrenos baldios, rios e lixões, o que implica sérios

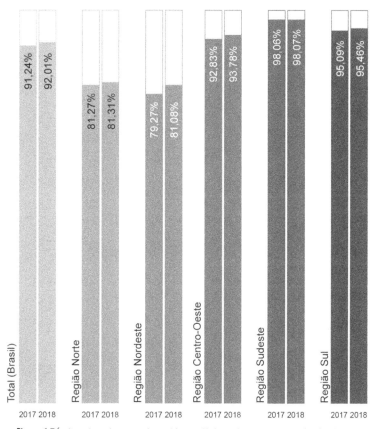

Figura 6.7 Índice de cobertura de resíduos sólidos urbanos. Fonte: Abrelpe/IBGE.

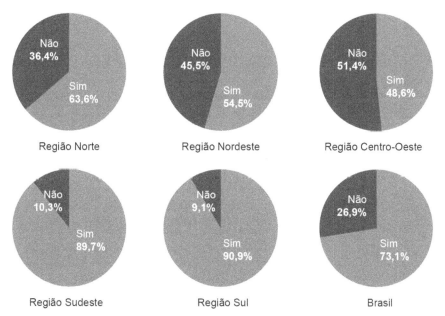

Figura 6.8 Distribuição dos municípios com iniciativas de coleta seletiva. Fonte: Abrelpe/IBGE.

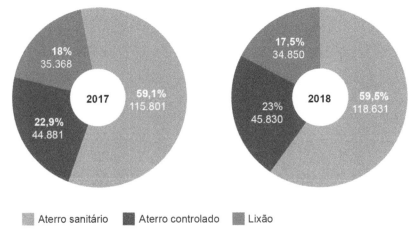

Figura 6.9 Disposição final de resíduos sólidos urbanos, por tipo de destinação. Fonte: Abrelpe/IBGE.

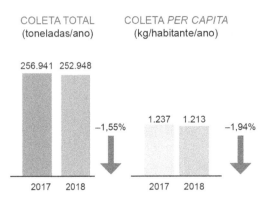

Figura 6.10 Quantidade de resíduos de serviços de saúde coletada pelos municípios. Fonte: Abrelpe/IBGE.

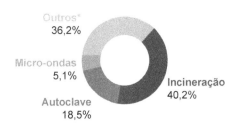

*Outros compreendem a destinação, sem tratamento prévio, em aterros, valas sépticas, lixões etc.

Figura 6.11 Tipo de destinação final dos resíduos de serviços de saúde coletados pelos municípios. Fonte: Abrelpe/IBGE.

agravos, como enchentes, doenças disseminadas por vetores, poluição, bem como o desperdício de muitos materiais, que, em vez de ficarem no solo por anos, poderiam ser reaproveitados. Sem contar o fato de que a produção de novos produtos utiliza muitos recursos naturais, os quais seriam poupados com a reciclagem adequada; atividade que poderia servir como fonte de renda para inúmeras famílias. Em resumo:

- Reduzir = prevenir
- Reutilizar = economizar
- Resilir = conscientizar
- Reciclar = reparar
- Reinventar = inovar.

A recomendação vista como alternativa atualmente é em relação à economia circular em detrimento à economia linear, ou ainda, à logística reversa e reciclagem (Figura 6.12A e B).

Ainda sobre os SA, no que se refere às medidas de sustentabilidade, é importante considerar estas medidas:

- Aproveitamento integral do alimento
- Quando existir a necessidade de retirar algum resíduo, ter cuidado para se desperdiçar o mínimo possível (fator de correção baixo)
- Adoção de fichas técnicas de preparações, para minimizar desperdícios
- Verificação diária de resto/ingesta
- Controle de sobras
- Elaboração do cardápio respeitando o hábito alimentar da clientela
- Elaboração de cardápio regionalizado
- Respeito à sazonalidade na aquisição de produtos
- Aquisição de alimentos da agricultura familiar
- Aquisição de alimentos da biodiversidade ou orgânicos, ou **produtos alimentícios não convencionais (PANC)**

Capítulo 6 | Segurança Alimentar e Sustentabilidade

- Não adoção de ultraprocessados, os quais usam excesso de embalagens
- Orientação aos manipuladores de alimentos para serem criteriosos no recebimento de gêneros
- Armazenamento adequado de alimentos quanto a ventilação, temperatura e umidade
- Verificação da validade tanto no recebimento quanto no armazenamento de produtos
- Obediência ao sistema **primeiro que vence primeiro que sai (PVPS)** ou **primeiro que entra primeiro que sai (PEPS)**
- Separação seletiva do lixo
- Redução do uso de papel, recorrendo-se mais a meios digitais ou, se necessário, ao emprego de papel reciclado
- Encaminhamento de lixo orgânico para compostagem
- Utilização de embalagens biodegradáveis
- Destino adequado de resíduos recicláveis
- Preferência por uso de copos, louças e utensílios de metal em vez de descartáveis
- Emprego de máquinas de bebidas no lugar de latas
- Disposição de talheres em recipientes com o cabo para cima, evitando colocá-los em sacos plásticos
- No caso de necessidade de uso de descartáveis, laváveis e recicláveis devem ser a opção
- Não adoção de sachês e embalagens individuais
- Recolhimento, por empresa competente, de resíduos graxos (óleos vegetais e gorduras) resultantes de frituras.

- Não geração, redução, reutilização, reciclagem e tratamento dos resíduos sólidos, bem como disposição final ambientalmente adequada dos rejeitos
- Estímulo à adoção de padrões sustentáveis de produção e consumo de bens e serviços
- Adoção, desenvolvimento e aprimoramento de tecnologias limpas como meio de minimizar impactos ambientais
- Redução do volume e da periculosidade dos resíduos perigosos
- Incentivo à indústria da reciclagem, tendo em vista fomentar o uso de matérias-primas e insumos derivados de materiais recicláveis e reciclados
- Gestão integrada de resíduos sólidos
- Articulação entre as diferentes esferas do poder público e destas com o setor empresarial, com vistas à cooperação técnica e financeira para a gestão integrada de resíduos sólidos
- Capacitação técnica continuada na área de resíduos sólidos
- Regularidade, continuidade, funcionalidade e universalização da prestação dos serviços públicos de limpeza urbana e de manejo de resíduos sólidos, com adoção de mecanismos gerenciais e econômicos que assegurem a recuperação dos custos dos serviços prestados, como forma de garantir sua sustentabilidade operacional e financeira
- Prioridade, nas aquisições e contratações governamentais, para:
  - Produtos reciclados e recicláveis
  - Bens, serviços e obras que considerem critérios compatíveis com padrões de consumo social e ambientalmente sustentáveis
- Integração dos catadores de materiais reutilizáveis e recicláveis nas ações que envolvam a responsabilidade compartilhada pelo ciclo de vida dos produtos
- Estímulo à implementação da avaliação do ciclo de vida do produto
- Incentivo ao desenvolvimento de sistemas de gestão ambiental e empresarial voltados para a melhoria dos processos produtivos e ao reaproveitamento dos resíduos sólidos, incluídos a recuperação e o aproveitamento energético
- Estímulo à rotulagem ambiental e ao consumo sustentável.

 Atenção!

Para resíduos sólidos existe, porém, uma legislação específica, a Lei nº 12.305/2010, que instituiu a Política Nacional de Resíduos Sólidos, a qual tem como objetivos:
- Proteção da saúde pública e da qualidade ambiental

 Atenção!

É sempre imprescindível seguir a legislação vigente em seu município. Em caso de dúvida, consulte a prefeitura para verificar se há coleta seletiva ou cooperativas ou associações de catadores de recicláveis, e quais empresas fazem o recolhimento do óleo.

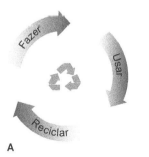
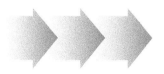

Figura 6.12 Economia circular (**A**) e economia linear (**B**).

Atenção!

Os resíduos graxos, quando descartados adequadamente, podem ser usados na fabricação de sabão, detergente, resina para tinta, ração para animais, lubrificantes para carros e máquinas agrícolas e biodiesel.

Agricultura familiar

A Lei nº 11.326/2006, em seu artigo 3º, conceitua agricultor familiar e empreendedor familiar rural aquele que pratique atividades no meio rural, não detenha área maior que quatro módulos fiscais, utilize predominantemente mão de obra da própria família nas atividades econômicas de seu estabelecimento ou empreendimento, tenha percentual mínimo da renda familiar originada de atividades econômicas de seu estabelecimento ou empreendimento, nos moldes definidos pelo Poder Executivo, e dirija seu estabelecimento ou empreendimento com sua família.

 Atenção!

São também beneficiários da Lei nº 11.326/2006: silvicultores, agricultores, extrativistas, pescadores, povos indígenas e integrantes de comunidades remanescentes de quilombos rurais que atendam simultaneamente a todos os requisitos do artigo 3º dessa lei.

O Decreto nº 9.064/2017 define **unidade familiar de produção agrária (UFPA)** como um conjunto de indivíduos composto por família que explore uma combinação de fatores de produção, com a finalidade de atender à própria subsistência e à demanda da sociedade por alimentos e por outros bens e serviços, e que resida no estabelecimento ou próximo a este. Esse decreto institui o **Cadastro Nacional da Agricultura Familiar (CAF)**, sendo cadastrados:

- Os beneficiários que se enquadrarem nos requisitos estabelecidos na Lei nº 11.326/2006
- Os assentados do **Programa Nacional de Reforma Agrária (PNRA)**
- Os beneficiários do **Programa Nacional de Crédito Fundiário (PNCF)**
- As demais **unidades familiares de produção agrária (UFPA)** e os empreendedores familiares rurais que explorem imóvel agrário em área urbana.

O CAF substitui a Declaração de Aptidão ao **Programa Nacional de Fortalecimento da Agricultura Familiar (PRONAF)**, para fins de acesso às ações e às políticas públicas destinadas à UFPA e aos empreendimentos familiares rurais.

 Atenção!

Dados do Censo Agro 2017, realizado pelo IBGE, mostraram que a agricultura familiar tem:
- Área de 80,9 milhões de hectares, correspondente a 23% da área de todos os estabelecimentos agropecuários do país
- Maior ocupação em Pernambuco, no Ceará e Acre
- Menor ocupação nos estados do Centro-Oeste e São Paulo
- Em valor monetário, uma fração correspondente a 23% de toda produção agropecuária nacional.

Ademais, o Decreto nº 8.473/2015 estabelece como 30% o percentual mínimo a ser observado pelos órgãos e entidades da Administração Pública Federal direta, autárquica e fundacional para aquisição de gêneros alimentícios de agricultores familiares e suas organizações, empreendedores familiares rurais e demais beneficiários que se enquadrem na Lei nº 11.326/2006. A aquisição desses gêneros pode ser, para alguns órgãos e entidades específicos, por meio de chamada pública, com dispensa de licitação.

No entanto, recomenda-se a formação de cooperativas de agricultores, para que não ocorram alguns inconvenientes que poderão impedir o cumprimento do percentual previsto de 30% de aquisição de gêneros da agricultura familiar, como:

- Impossibilidade de emissão de documento fiscal
- Inviabilidade de fornecimento regular e constante dos gêneros alimentícios
- Condições higiênico-sanitárias inadequadas.

A Resolução CD/FNDE nº 26/2013 dispõe sobre o atendimento da alimentação escolar aos alunos da educação básica no âmbito do **Programa Nacional de Alimentação Escolar (PNAE)** e relata que, do total dos recursos financeiros repassados pelo **Fundo Nacional de Desenvolvimento da Educação (FNDE)**, no âmbito do PNAE, no mínimo, 30% deverão ser utilizados na aquisição de gêneros alimentícios diretamente da agricultura familiar e do empreendedor familiar rural, ou suas organizações, priorizando os assentamentos da reforma agrária, as comunidades tradicionais indígenas e comunidades quilombolas.

Considerando a necessidade constante de aperfeiçoamento do PNAE, foram estabelecidas normas para a execução técnica, administrativa e financeira em 2020, com a Resolução nº 6/2020, dispondo de diretrizes que compreendem:

- Emprego de alimentação saudável e adequada, com alimentos seguros, que respeitem a cultura, as tradições e os hábitos alimentares saudáveis

- A inclusão da educação alimentar e nutricional no processo de ensino e aprendizagem
- A universalidade do atendimento aos alunos matriculados na rede pública de educação básica
- A participação da comunidade no controle social, no acompanhamento das ações realizadas para garantir a oferta da alimentação escolar saudável e adequada
- O apoio ao desenvolvimento sustentável, com incentivos para a aquisição de gêneros alimentícios diversificados, produzidos em âmbito local e preferencialmente pela agricultura familiar e pelos empreendedores familiares rurais
- O direito à alimentação escolar, visando garantir a segurança alimentar e nutricional dos alunos com acesso de maneira igualitária, respeitando as diferenças biológicas entre idades e condições de saúde dos alunos que necessitem de atenção específica e aqueles que se encontram em vulnerabilidade social.

Quanto à aquisição de alimentos pelo PNAE, no mínimo, 75% devem ser destinados à aquisição de alimentos *in natura* ou minimamente processados (recomenda-se que, no mínimo, 50 diferentes tipos de alimentos *in natura* ou minimamente processados sejam adquiridos anualmente pelos municípios); no máximo, 20% podem ser destinados à aquisição de alimentos processados e de ultraprocessados; e, no máximo, 5% podem ser destinados à compra de ingredientes culinários processados.

Sob essa perspectiva, as compras públicas causam impacto positivo no modo de produção, na distribuição, no consumo e na educação nutricional, com repercussões em nível ambiental, de saúde, segurança alimentar e desenvolvimento regional.

O meio ambiente é favorecido pelo fato de a agricultura familiar possibilitar maior biodiversidade, inclusive com o incentivo à produção e ao consumo de PANC e alimentos da sociobiodiversidade; produção em menor escala; comercialização em circuitos curtos; respeito à sazonalidade; além de alguns agricultores estarem lentamente investindo na produção orgânica.

Em relação a PANC, alguns alimentos se referem a plantas nativas, espontâneas, não precisando de manejo, sendo, por isso, muitas vezes considerados como mato ou plantas daninhas, com pouca pesquisa sobre seu valor nutritivo e possibilidade de uso. Deve, porém, haver sua maior valorização, pelo fato de estarem disponíveis, aumentando a biodiversidade por meio de alimentos nutritivos e com potencial econômico como: azedinha, bertalha, cará-moela, capuchinha, hibisco, vinagreira, jambu, mangarito, ora-pro-nóbis, taioba, araruta, vinagreira, almeirão-de-árvore,

amaranto, caruru, anredera, beldroega, bertalha, fisális, major-gomes, serralha, inhame, bardana e muitos outros PANC regionais.

Ainda em relação à biodiversidade, de acordo com o Ministério do Meio Ambiente, por ser um país de grande proporção territorial e com várias zonas climáticas, que leva a uma variedade de biomas, o Brasil viabiliza uma riqueza da flora e da fauna, abrigando, assim, a maior biodiversidade do planeta.

Alguns exemplos de espécies nativas brasileiras são: açaí, butiá, guaraná, abacaxi, amendoim, castanha-do-brasil, mandioca, caju, carnaúba, goiaba, moringa, jatobá, cagaita, araticum, pitanga, pequi, camu-camu, grumixama.

Muitos outros alimentos e produtos nativos são cultivados por agricultores familiares, quilombolas, caiçaras e seringueiros, levando a vantagens adicionais, que vão além da diversidade de produtos, como a sociobiodiversidade e a melhoria da saúde humana e planetária, pelo reduzido impacto ambiental.

Alguns desses atores envolvidos na agrobiodiversidade também fazem o cultivo de sementes crioulas/nativas, favorecendo uma questão muito mais abrangente, relacionada com soberania e segurança alimentar e nutricional.

Por isso, há a necessidade de mais informação, conscientização, projetos eficazes em prol de um objetivo único: a preservação do planeta e da vida. Em contrapartida, o que se tem acompanhado atualmente é o contrário, ou seja, a extinção de várias espécies afetadas pelas atividades humanas.

Produtos orgânicos

Como já referido, a contaminação do solo e da água pelo uso de fertilizantes agrícolas é mais um dos problemas que impactam no meio ambiente; além de resultarem diretamente na saúde da população, o que é considerado atualmente um problema de saúde pública, que prejudica agricultores, trabalhadores que fazem a aplicação, pessoas que vivem próximas a essas áreas e consumidores finais desses alimentos.

Os agrotóxicos/defensivos agrícolas são produtos e agentes de processos físicos, químicos ou biológicos utilizados na produção, armazenamento e beneficiamento de produtos agrícolas, pastagens, florestas e outros ecossistemas e de ambientes urbanos, hídricos e industriais, com a intenção de preservação contra ação danosa de seres vivos considerados nocivos, cujo objetivo principal é o aumento da produtividade agrícola.

Concomitantemente ao aumento da produtividade, diminui-se, porém, a saúde de todos os envolvidos e agravam-se os riscos ao meio ambiente. Uma alternativa para a minimização desses impactos provocados pelos defensivos pode ser a produção e consumo de alimentos orgânicos. Embora seu custo seja muitas vezes mais elevado, trazem benefícios a saúde e ao meio ambiente.

A Lei nº 10.831/2003, que aprova a cultura e comercialização de orgânicos no Brasil, conceitua sistema orgânico de produção agropecuária como:

> [...] todo aquele em que se adotam técnicas específicas, mediante a otimização do uso dos recursos naturais e socioeconômicos disponíveis e o respeito à integridade cultural das comunidades rurais, tendo por objetivo a sustentabilidade econômica e ecológica, a maximização dos benefícios sociais, a minimização da dependência de energia não renovável, empregando, sempre que possível, métodos culturais, biológicos e mecânicos, em contraposição ao uso de materiais sintéticos, a eliminação do uso de organismos geneticamente modificados e radiações ionizantes, em qualquer fase do processo de produção, processamento, armazenamento, distribuição e comercialização, e a proteção do meio ambiente.

A regulamentação da produção orgânica no Brasil se deu, no entanto, com o Decreto nº 6.323/2007, que regulariza como responsável pela:

- Acreditação: o Instituto Nacional de Metrologia, Normalização e Qualidade Industrial (Inmetro), que realiza processo de credenciamento dos organismos de avaliação da conformidade, realizado pelo **Ministério da Agricultura, Pecuária e Abastecimento (MAPA)**
- Auditoria de credenciamento: a equipe oficial de auditores avalia a solicitação de uma entidade para verificação de conformidade com o regulamento
- Certificação orgânica: o organismo de avaliação credenciado dá garantia de que a produção está em conformidade com as normas de produção orgânica vigente.

O MAPA estabelece as regras que devem ser cumpridas para produção vegetal, produção animal, extrativismo sustentável, processamento de produtos de origem vegetal e de origem animal.

Na sequência, a certificação por auditoria estabelece que uma certificadora credenciada pelo MAPA e creditada pelo Inmetro avalie se os requisitos para a produção orgânica estão sendo cumpridos.

Caso todos os requisitos estejam sendo cumpridos integralmente, concede-se a certificação, que poderá, dependendo da complexidade, passar por avaliação da manutenção da certificação.

Outra maneira de formalizar a produção orgânica é por meio do cadastramento de **organizações de controle social (OCS)** para garantia da qualidade orgânica na venda direta por agricultores familiares, possibilitando ao agricultor comercializar seus produtos diretamente ao consumidor e participar de programas governamentais, como o PNAE e **Programa de Aquisição de Alimentos (PAA)**.

Para se cadastrar, o agricultor familiar deverá ter a **declaração de aptidão da agricultura familiar (DAP)** e estar organizado em uma OCS, que poderá ser constituída de um grupo informal de produtores ou de uma associação ou cooperativa.

 Atenção!

Dados sobre a produção orgânica mundial
A tendência é de que tanto a produção quanto a comercialização de produtos orgânicos continuem em expansão, visto estarem associadas tanto a maiores níveis de segurança e saúde para consumidores quanto a menores impactos sociais e ambientais.
O **Instituto de Pesquisa Econômica Aplicada (IPEA)** publicou um texto intitulado "Produção e consumo de produtos orgânicos no mundo e no Brasil" (2020), mostrando a expansão desse segmento com aumento de quase 10%, de 2000 a 2017, sendo a maior parte de área destinada à produção orgânica na Oceania, seguida pela Europa, América Latina, Ásia, América do Norte e África; porém, essa expansão ainda é pequena, representando 1,4% de área agrícola utilizada para esse fim.
A seguir o IPEA mostra a posição dos 20 países com maiores extensões de área e sua ocupação pela produção orgânica.

Evolução das áreas destinadas à produção orgânica, entre 2007 e 2017, dos 20 países com as maiores extensões de área em 2017

Colocação (em 2017)	País	Área destinada à produção orgânica em 2007 (ha)	Área destinada à produção orgânica em 2017 (ha)	Aumento da área total agricultável destinado à produção orgânica entre 2007 a 2017 (ha)	Taxa média anual de crescimento da área destinada à produção orgânica entre 2007 a 2017 (%)
1º	Austrália	11.988.044	35.645.038	23.656.994	11,51
2º	Argentina	2.777.959	3.385.827	607.868	2,0

Evolução das áreas destinadas à produção orgânica, entre 2007 e 2017, dos 20 países com as maiores extensões de área em 2017

Colocação (em 2017)	País	Área destinada à produção orgânica em 2007 (ha)	Área destinada à produção orgânica em 2017 (ha)	Aumento da área total agricultável destinada à produção orgânica entre 2007 a 2017 (ha)	Taxa média anual de crescimento da área destinada à produção orgânica entre 2007 a 2017 (%)
3º	China	1.553.000	3.023.000	1.470.000	6,9
4º	Espanha	804.884	2.082.173	1.277.289	10,0
5º	EUA	1.736.084	2.031.318	295.234	1,6
6º	Itália	1.150.253	1.908.653	758.400	5,2
7º	Uruguai	930.965	1.882.178	951.213	7,3
8º	Índia	1.030.311	1.780.000	749.689	5,6
9º	França	557.133	1.744.420	1.187.287	12,1
10º	Alemanha	865.336	1.373.157	507.821	4,7
11º	Canadá	556.237	1.191.739	635.466	7,9
12º	Brasil	932.120	1.136.857	204.737	2,0
13º	México	393.461	673.968	280.507	5,5
14º	Rússia	33.801	656.933	623.132	34,5
15º	Áustria	520.070	620.764	100.694	1,8
16º	Suécia	308.273	576.845	268.572	6,5
17º	Turquia	124.263	520.886	396.623	15,4
18º	República Tcheca	312.890	520.032	207.142	5,2
19º	Reino Unido	660.200	497.742	−162.458	−2,8
20º	Polônia	285.878	494.979	209.101	5,6

Fonte: FiBL Statistics. Disponível em <https://tinyurl.com/y4reopdq> e Willer e Lernoud (2019). Acesso em: fev. 2019.

Quanto aos produtos orgânicos, a Austrália exportou nesse período grande percentual de carne bovina, seguida de alimentos infantis, vinho, produtos lácteos, cereais, frutas e vegetais. A Áustria aparece como grande produtora de cereais, leguminosas secas, frutas temperadas e soja. A Itália surge com maior predominância na área de frutas cítricas, frutas temperadas, uvas, oliveiras e vegetais.

Em relação ao Brasil, o IBGE mostrou em seu Censo Agropecuário que o número de estabelecimentos agropecuários com certificação de produção orgânica cresceu mais de 1.000%, saltando de 5.106 para 68.716; porém, há muito ainda o que crescer, visto que isso significa 1,4% de propriedades certificadas em 2017.

O IPEA ressalta que, mesmo em ritmo lento, o Brasil está expandindo sua produção orgânica, e enfatiza que um aliado nesse processo têm sido as compras institucionais, tanto para alimentação escolar quanto para alguns órgãos governamentais, que adquirem produtos da agricultura familiar, priorizando os orgânicos.

Vantagens da produção orgânica

Entre as vantagens dos produtos orgânicos, destacam-se:

- Qualidade nutricional superior aos de produção convencional, apresentando maior concentração de polifenóis, isoflavonas, antocianinas, antioxidantes etc.
- Técnicas de cultivo que utilizam alternativas naturais para adubar o solo e combater pragas (p. ex., plantio alternado de duas culturas na mesma área), preservando a saúde do agricultor
- Manutenção de matéria orgânica no solo
- Maior biodiversidade de produtos

Na prática

- Sequência de estados brasileiros com mais estabelecimentos agropecuários de agricultura orgânica: Minas Gerais, Pernambuco, Paraná, São Paulo e Rio Grande do Sul
- Principais alimentos produzidos: café, cacau, soja, açúcar, frutas tropicais e arroz, além de produtos de pecuária.

186 ALIMENTAÇÃO COLETIVA: TÉCNICA DIETÉTICA E SEGURANÇA ALIMENTAR

- Geração de empregos e desenvolvimento regional, reduzindo o êxodo rural
- Produtos de qualidade que não agridem o meio ambiente
- Produção ambiental, econômica e socialmente sustentável
- Certificação orgânica, que permite ao consumidor a garantia de uma boa procedência.

No entanto, apesar de inúmeras vantagens, a produção orgânica ainda apresenta desafios para sua expansão, principalmente na ausência de um padrão de certificação, cujo custo é embutido no preço final do produto orgânico, tornando-o indisponível para grande parcela da população, o que contraria tudo o que se espera em relação à segurança alimentar no que tange o acesso de alimentação a todos em quantidade e qualidade.

Cardápio sustentável

Diversos fatores devem ser levados em consideração nesse aspecto de cardápio sustentável, dentre eles:

- Compra direta do agricultor familiar
- Aquisição de produtos orgânicos e/ou agroecológicos
- Aquisição de espécies nativas da sociobiodiversidade brasileira
- Diversificação agrícola
- Respeito à sazonalidade
- Compra de produtos da cultura local
- Elaboração de receitas típicas
- Aproveitamento integral de alimentos
- Cálculo adequado de *per capita*, evitando sobras
- Em caso de sobras, acondicionamento seguro para reaproveitamento
- Respeito aos hábitos alimentares dos comensais
- Preferência por alimentos *in natura* ou minimamente processados
- Sistema de produção com baixo impacto ambiental
- Segurança desde a produção até o consumo
- Não consumo de alimentos embalados
- Quando necessário, uso de embalagens recicláveis, atóxicas ou biodegradáveis
- Aquisição de produtos frescos, com estoque pequeno de gêneros
- Inclusão de carne com moderação.

Todos esses itens nos levam a pensar sobre a importância de existir uma conexão entre meio rural e urbano, com o objetivo de promover a todos alimentação adequada e saudável por meio de um sistema alimentar sustentável e socialmente incluso, além da reintegração da agricultura com o meio ambiente, com o uso de sistemas agroecológicos que nutram o ecossistema, maximizem a biodiversidade e recuperem a fertilidade do solo.

Assim, a integração lavoura-pecuária-floresta é vista como uma possibilidade para um sistema produtivo mais sustentável, já que envolve produção animal e vegetal na mesma área, em cultivo consorciado, em sucessão ou rotacionado, contemplando adequação ambiental, valorização do ser humano e viabilidade econômica.

O selo "Carne Carbono Neutro" se refere à criação de gado no pasto em meio a árvores, com o objetivo de neutralizar as emissões de metano, para colaborar com algumas das metas dos ODS, neutralizando o carbono (embora sejam necessárias várias árvores para neutralizar a produção de metano de poucas cabeças de gado), levando ao bem-estar animal (pelo conforto térmico) e melhorando a qualidade da carne (o animal não gasta tanta energia regulando sua temperatura e pode ser abatido mais novo).

Outras iniciativas são o Pacto Sinal Verde e o programa de Novilho Precoce, os quais têm como objetivo comercializar carne de melhor qualidade, abatendo animais mais jovens, com melhor acabamento das carcaças, ganhando em produtividade, qualidade sensorial, sustentabilidade econômica e ambiental.

Ainda, quanto à produção animal, vale ressaltar a questão dos impactos ambientais, o que leva pesquisadores a sugerir que uma dieta sem produtos animais poderia levar à redução de até 50% da emissão de gases e uso da terra. Sob essa perspectiva, a publicação *Alimento, Planeta, Saúde* recomenda que, até o ano de 2050, o consumo de frutas, vegetais, nozes e legumes terá de ser duplicado e o consumo de alimentos como carne vermelha e açúcar terá de ser reduzido em mais de 50%, beneficiando a saúde e o meio ambiente. Também destacam, além da dieta planetária, melhores práticas de produção de alimentos e redução nas perdas e desperdícios em toda a cadeia produtiva, desde a produção até o consumo (Figura 6.13).

No entanto, para algumas organizações, com o objetivo de atender a demanda crescente da população mundial, com estimativa em torno de 10 bilhões de habitantes em 2050, e ainda de se preocupar em diminuir o impacto ambiental, de se resguardar da pressão pública sobre o bem-estar animal, de evitar crises de abastecimento e flutuações de preços, a solução talvez seja partir para a produção de proteínas alternativas, atualmente muito pesquisadas na área de Tecnologia de Alimentos, como as proteínas à base de plantas (carnes vegetais), as cultivadas (carne animal genuína multiplicada), a carne artificial (com base no cultivo de células tronco), bem como o cultivo de insetos e organismos unicelulares. O assunto merece bastante atenção e debate por prever o

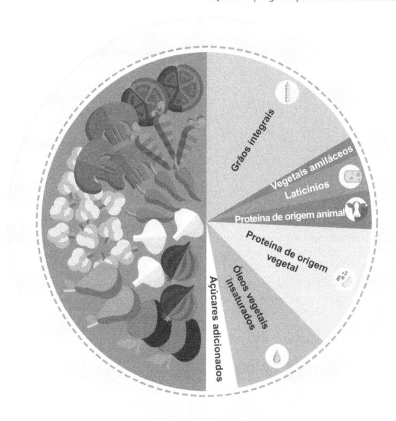

Figura 6.13 Recomendação de dieta de saúde planetária. (Adaptada de Willet et al., 2019.)

uso de mais alimentos ultraprocessados, de questionável aceitação por parte da população e com necessidade de legislação específica para subsidiá-los.

Outra parcela da população, em crescimento, são os adeptos ao vegetarianismo ou veganismo, por motivos distintos como respeito aos animais, cuidados em relação à saúde, preocupação com o meio ambiente, aversão a produtos cárneos etc.

Vegetarianismo e veganismo

A mídia tem apontado maior adesão de pessoas que preferem não ingerir carne e/ou usar qualquer item de origem animal. De acordo com o **Instituto Brasileiro de Opinião Pública e Estatística (IBOPE)**, inúmeras pessoas têm optado por uma alimentação vegetariana, chegando a aproximadamente 14% da população brasileira.

A **Sociedade Vegetariana do Brasil (SVB)** classifica os vegetarianos em subgrupos:

- Ovolactovegetarianos: ingerem leite, laticínios e ovos em sua alimentação
- Lactovegetarianos: fazem uso de leite e laticínios
- Ovovegetarianos: utilizam ovos em sua alimentação
- Vegetarianos estritos: não consomem produtos de origem animal em sua alimentação.

Quanto ao veganismo, a restrição é mais intensa, visto que os adeptos se posicionam contra qualquer modo de exploração animal, seja na alimentação, vestuário, cosméticos, entre outros, buscando sempre equilíbrio moral e ético entre animais e seres humanos.

Muitos ambientalistas aderem ao estilo de vida vegetariano ou vegano porque o consumo de alimentos de origem animal agride a natureza, uma vez que demanda imenso consumo de água, libera gases que agravam o efeito estufa, leva ao desmatamento para produzir mais pastagem, bem como resulta em perda da biodiversidade.

No entanto, a preocupação quanto à produção de alimentos continua, uma vez que, mesmo reduzindo a quantidade de carne consumida e aumentando a ingesta de alimentos *in natura* e minimamente processados, ainda assim precisamos pensar na questão do sistema de plantio (p. ex., com uso de agrotóxicos e transgênicos), agredindo também a saúde e o meio ambiente.

Aproveitamento integral de alimentos e reaproveitamento

Outras contundentes alternativas encontradas para minimizar impactos ambientais em decorrência de menor desperdício, com maior produtividade, referem-se ao aproveitamento integral de alimentos, ou ainda, ao reaproveitamento de alimentos.

Muitas vezes esses termos são utilizados como sinônimos, porém sugiro diferenciá-los como a seguir.

Aproveitamento integral de alimentos. Aproveita-se o alimento na íntegra, ou seja, aproveita-se desde a polpa até as cascas, folhas, sementes e talos.

Reaproveitamento de alimentos. Reaproveita-se o que já foi uma preparação inicial, transformando-a em outra preparação, sem a desperdiçar. Normalmente se utilizam as sobras.

Desperdício de alimentos = desperdício de recursos naturais = impactos ambientais desfavoráveis.

Aproveitamento integral de alimentos

Tem como objetivo tornar as preparações mais econômicas e nutritivas, além de reduzir a quantidade de alimento que é vista como resíduo e jogado no lixo. A produção de resíduos leva o país a um patamar de grande produtor de lixo, maior que a capacidade de direcioná-lo e tratá-lo adequadamente.

Visto que, em relação à economia, no Brasil há uma incoerência relacionada com a fome e com o desperdício de alimentos, já que, ao mesmo tempo em que se produzem toneladas de alimentos por ano, o que faz do país um dos maiores exportadores mundiais de produtos agrícolas, existem milhões de excluídos que não têm acesso a alimentos, seja em termos de quantidade, seja de qualidade.

Há o estímulo, no entanto, a uma prática ambientalmente sustentável, que é o controle do desperdício de resíduo orgânico por meio do aproveitamento integral do alimento, estimulando a diversificação das preparações, melhorando a qualidade nutricional, além de reduzir gastos com a alimentação.

Essa prática foi iniciada de maneira muito discreta no Brasil, tendo seu crescimento nos anos 1980, com o objetivo de reduzir a fome e a desnutrição no país. Por se tratar de um modo mais nutritivo de preparo de alimentos, atualmente se incentiva a adesão para toda a comunidade, não somente para as classes menos privilegiadas.

Quanto à questão nutricional, análises químicas mostram que, em geral, a casca de algumas frutas apresenta teores de nutrientes mais elevados que os das partes normalmente comestíveis. Desse modo, a utilização integral dos alimentos possibilita uma incrementação da culinária, com a criação de novas receitas, além de enriquecer nutricionalmente a dieta, proporcionando mais fibras, vitaminas e sais minerais.

Vários estudos comprovam a superioridade de algumas partes de alimentos não usualmente consumidas, em relação à polpa. Na composição centesimal da abóbora-moranga, por exemplo, foi encontrado 1,7 g de fibra bruta na polpa, 3,90 g na casca e 6,08 g nas sementes; na laranja foi identificado 0,8 g de fibra na polpa, enquanto na casca, 3,55 g; e no melão encontrou-se 0,3 g de fibra na polpa, 4,58 g na casca e nas sementes 16,02 g.

Além de alimentos que podem ser usados integralmente, também resíduos gerados na indústria podem ser muito bem-aproveitados. Farinhas de resíduos da produção de sucos de acerola, laranja, maçã e uva demonstraram viabilidade de uso para elaboração de diversas preparações, visto que apresentaram qualidade microbiológica satisfatória. Essas farinhas foram consideradas ricas em fibras e continham quantidades relevantes de minerais (especialmente a farinha de maçã). Por sua vez, as farinhas do resíduo de laranja e uva indicaram altos teores de polifenóis totais; as farinhas de uva e acerola apontaram quantidades maiores de proteínas que as demais.

Foi adquirido o bagaço cervejeiro, também resultante da indústria, o qual foi seco em estufa e moído para obtenção de farinha usada na preparação de pão e biscoito, adicionando 20% dessa farinha à de trigo com o objetivo de realizar análise sensorial e intenção de compra. O resultado mostrou boa aceitação para ambas as amostras, especialmente no atributo sabor. Quanto à intenção de compra, o pão despertou maior interesse de consumo pelos provadores.

Outras farinhas utilizadas para elaboração de biscoitos foram as de resíduo de manga, de maracujá e de jabuticaba, sendo utilizadas as cascas após secagem em estufa com circulação forçada de ar a 55°C, moídas em moinho de facas e peneiradas para então ser feito o biscoito de cada resíduo, com substituição de 15% da farinha de trigo. Após análise sensorial, percebeu-se boa aceitação de todos os biscoitos, não havendo diferença significativa entre as formulações e, igualmente, todas as farinhas apresentaram alto teor de fibra (29,2 g na de maracujá, 13,9 g na de jabuticaba, e 8,0 g na de casca de manga).

Também foram elaborados pães com extrato e com casca de romã, substituindo a farinha de trigo parcialmente por 5% de extrato e 5% de farinha de casca de romã. Os resultados das análises físico-químicas mostraram teor elevado de fibras para ambas as amostras, maior quantidade de compostos fenólicos no pão com casca e boa aceitabilidade para as duas preparações.

Em geral, as preparações elaboradas segundo a técnica de aproveitamento integral dos alimentos são bem-aceitas pelos provadores quanto aos atributos de aparência, textura, odor, sabor, tanto em preparações salgadas, quanto em doces e sucos.

No entanto, é imprescindível que o consumo de partes não convencionais de alimentos seja realizado de maneira muito segura, ou seja, é muito importante saber se o resíduo a ser utilizado não apresenta fatores antinutricionais, teor de defensivos agrícolas e, nesse caso, se pode ser removido com segurança, bem como se há controle sanitário e garantia de segurança microbiológica por meio da correta higienização desses produtos.

Sempre que possível, deve-se dar preferência aos produtos orgânicos, já que, com esse sistema de produção, a biodisponibilidade de micronutrientes é favorecida, além do fato de não se fazer uso de agrotóxicos, o que diminui o risco aos produtores e ao meio ambiente e contribui para a fertilidade dos solos.

Na impossibilidade do uso de orgânicos, no que tange à remoção de agrotóxicos, a lavagem é, porém, o método mais comumente utilizado para diminuir resíduos de pesticidas de vários vegetais. No entanto, o sucesso da higienização depende de uma diversidade de fatores, incluindo as propriedades físico-químicas do pesticida, a natureza da fruta ou vegetal, o tipo de procedimento e o tempo de contato com a solução de lavagem.

Atualmente estão sendo investigadas diversas formulações de produtos encontrados em uma cozinha doméstica, como sal, permanganato de potássio, bicarbonato de sódio e vinagre destilado, que são produtos recomendados com a finalidade de remover resíduos. Assim, é importante considerar e incrementar as pesquisas sobre alternativas de remoção, para garantir a segurança e qualidade do alimento.

Somente após a obtenção de alimento seguro, esse poderá ser usado integralmente. Em se tratando dos objetivos do aproveitamento integral de alimentos, além dos já apresentados, ressalta-se a inovação de preparações, com receitas saborosas e muito bem-aceitas, comprovadas com inúmeros trabalhos já realizados de aceitabilidade e análise sensorial. Diversas preparações doces, salgadas e bebidas são preparadas com alimentos como:

- Folhas de cenoura, beterraba, batata-doce, nabo, couve-flor, abóbora, mostarda, hortelã, rabanete
- Cascas ou entrecascas de batata-inglesa, beterraba, berinjela, abóbora, pepino, banana, laranja, limão, lima, bergamota, mamão, maçã, abacaxi, goiaba, melão, melancia, maracujá
- Talos de couve-flor, brócolis, beterraba, cenoura, tempero verde
- Sementes de abóbora, melão, jaca.

Atenção!

Iniciativas que incentivam o aproveitamento integral de alimentos:

- Programa Mesa Brasil do Serviço Social do Comércio (Sesc)
- Programa Cozinha Brasil do Serviço Social da Indústria (Sesi)
- Banco de alimentos
- Programa Fome Zero
- Programas de aquisição de alimentos
- Restaurantes populares.

Reaproveitamento de alimentos

Quanto ao reaproveitamento, o importante é acondicionar de modo adequado as sobras limpas das preparações e reformulá-las em preparações saudáveis, higiênicas e criativas, evitando, assim, o desperdício.

Alguns exemplos de alimentos ou preparações que podem e devem ser reaproveitadas são:

- Arroz: bolinho de arroz, arroz de forno, risoto, carreteiro
- Pão do dia anterior: farinha de rosca, torradas, sanduíche assado, torta de pão, pudim de pão, rabanada
- Carne: arroz de carreteiro, ensopado com legumes, croquete, escondidinho
- Feijão: revirado de arroz com feijão, feijão-tropeiro, bolinho de feijão, tutu, sopa de feijão, farofa de feijão, caldinho de feijão
- Leite talhado: doce de leite, ambrosia, pudim, ricota, *cheesecake*

- Batata cozida: purê de batata, escondidinho
- Mandioca/aipim/macaxeira cozida: purê, escondidinho.

Preparações com aproveitamento integral

A seguir são apresentadas algumas receitas resultantes de um trabalho realizado no período de isolamento social, em razão da pandemia da COVID-19. Neste trabalho, para cumprir a parte prática da disciplina sobre sustentabilidade em SA, os alunos atenderam à proposta de aproveitarem os alimentos que tinham disponíveis em casa e elaborarem preparações com aproveitamento integral ou reaproveitamento de alimentos.

Atenção!

Invista na ideia de aproveitamento integral dos alimentos: use cascas, folhas e sementes para o preparo de novas receitas!

Farofa de casca de banana
(de Julia de Moura, Daniela de Araújo Negri, Greicy Silveira Arboith)

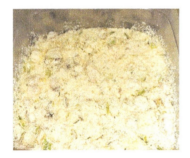

Ingredientes:

- Casca de banana (1 unidade média)
- Casca de chuchu (1 unidade)
- Talos de verduras – repolho e salsa (1 xícara de chá cheia)
- Cebola (1/2 unidade média)
- Alho (1 dente de alho)
- *Bacon* (3 colheres de sopa)
- Sal (1 colher de chá)
- Farinha de mandioca (1 xícara de chá).

Modo de preparo:

1. Deixe de molho por 15 minutos, em solução clorada, as cascas de banana e de chuchu, o alho, a cebola e os talos das verduras.
2. Pique as cascas e talos e reserve.
3. Refogue o *bacon* em fogo baixo. Quando estiver frito, aumente o fogo e acrescente a cebola e o alho. Adicione os talos e as cascas e refogue mais um pouco.
4. Adicione o sal e a farinha de mandioca e misture até ficar bem seca.

Ficha técnica:
Nome da preparação: Farofa de casca de banana
Categoria: complemento/guarnição

Ingredientes	Medida caseira	PB	PL	FC	Custo (forma de compra)	Custo (quantidade utilizada)
Casca de banana	Casca de 1 banana média	35 g	35 g	–	R$ 1,99/kg	R$ 0,07
Casca de chuchu	Casca de 1 chuchu	86 g	86 g	–	R$ 1,97/kg	R$ 0,17
Farinha de mandioca	1 xícara de chá	148 g	148 g	–	R$ 4,50/500 g	R$ 1,33
Cebola	1/2 unidade	81 g	69 g	1,17	R$ 4,79/kg	R$ 0,39
Bacon	3 colheres de sopa cheias	65 g	65 g	–	R$ 24,90/kg	R$ 1,61
Talos de verduras diversos	1 xícara de chá cheia	127 g	127 g	–	R$ 2,98/kg	R$ 0,38
Alho	1 dente de alho	4 g	3bg	1,33	R$ 39,90/kg	R$ 0,16
Sal	1 colher de chá	2 g	2 g	–	R$ 1,50/kg	R$ 0,01

Equipamentos e utensílios utilizados: placa de corte de polietileno, faca, colher de sopa, xícara de chá, colher de silicone, frigideira antiaderente.

Custo total: R$ 4,12

Modo de preparo:
1. Deixe de molho por 15 min, em solução clorada, as cascas de banana e de chuchu, o alho, a cebola e os talos das verduras.
2. Pique as cascas e os talos, e reserve.
3. Refogue o *bacon* em fogo baixo. Quando este estiver frito, aumente o fogo e acrescente a cebola e o alho. Adicione os talos e as cascas, e refogue mais um pouco.
4. Baixe o fogo, adicione o sal e a farinha de mandioca e misture até ficar bem seca.

Tempo de preparo: 30 min
Rendimento: 455 g

Nº de porções: 12
Perfil nutricional

Custo *per capita*: R$ 0,34

Peso da porção: 38 g
Medida caseira: 2 colheres de sopa
FCC: 0,85

Ingredientes	*Per capita* (PL)	PTN	CHO	LIP	Sódio
Casca de banana	35 g	0,38 g	7,9 g	0,11 g	0,35 mg
Casca de chuchu	86 g	0,41 g	2,43 g	0,14 g	1,8 mg
Farinha de mandioca	148 g	3,11 g	131,57 g	1,04 g	–
Cebola	69 g	0,76 g	6,44 g	0,07 g	2,76 mg
Bacon	52 g	19,26 g	0,74 g	21,73 g	1.201,2 mg
Alho	4 g	0,19 g	0,99 g	0,02 g	0,51 g
Talo de repolho	89 g	1,13 g	4,90 g	0,05 g	7,12 mg
Talo de salsa	38 g	1,24 g	2,17 g	0,23 g	0,87 mg
Sal	35 g	–	–	–	775,16 mg
Total	(g)	26,48 g	157,14 g	23,39 g	1.969,77 mg
	(kcal)	105,92 kcal	628,56 kcal	210,51 kcal	
	(%)	11,20%	66,51%	22,27%	

VCT: 944,99 kcal
VCT *per capita*: 79 kcal

Batata rústica assada
(de Daniela de Araújo Negri, Jéssyca Ribeiro, Luana Bueno)

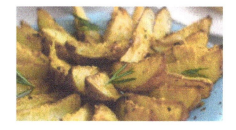

Ingredientes:
- 17 batatas-inglesas brancas pequenas com casca
- 1 colher de chá orégano
- 1/2 colher de chá de sal
- 1 colher de sopa de azeite de oliva

Modo de preparo:
1. Lave as batatas, deixe-as de molho por 10 minutos em solução clorada.
2. Lave-as novamente.
3. Preaqueça o forno a 225°C por 10 minutos.
4. Corte em 4 partes cada batata.
5. Coloque o azeite no fundo da forma e coloque as batatas cortadas com a casca para cima.
6. Salpique o sal e o orégano sobre as batatas.
7. Leve ao forno por 40 minutos a 300°C.

Ficha técnica:
Nome da preparação: Batata rústica assada
Categoria: *complemento*

Ingredientes	Medida caseira	PB	PL	FC	Custo (forma de compra)	Custo (quantidade utilizada)
Batata-inglesa branca	17 unidades pequenas	1.417 g	1.417 g	–	R$ 3,98/kg	R$ 5,64
Orégano	1 colher de chá	2 g	2 g	–	R$ 1,99/kg	R$ 0,004
Sal	1/2 colher de chá	4 g	4 g	–	R$ 1,95/kg	R$ 0,008
Azeite de oliva	1 colher de sopa cheia	16 g	16 g	–	R$ 15,98/250 mℓ	R$ 1,02

Equipamentos e utensílios utilizados:
balança de precisão, faca, forma, forno elétrico, colher de sopa, colher de chá e placa de corte de polietileno.

Custo total: 6,67

Modo de preparo:
1. Lave as batatas e deixe de molho por 10 min em solução clorada. Lave novamente.
2. Preaqueça o forno a 225°C por 10 min.
3. Corte em 4 partes cada batata.
4. Regue o fundo da forma com azeite e coloque as batatas cortadas com a casca para cima.
5. Salpique o sal e o orégano sobre as batatas.
6. Leve ao forno por 40 min a 300°C.

Custo *per capita*: R$1,33

Tempo de preparo: 55 min
Rendimento: 951 g

Peso da porção: 170 g
Medida caseira: 9 fatias

Número de porções: 5

Fcc: 0,66

Ingredientes	*Per capita* (PL)	PTN	CHO	LIP	Sódio
Batata-inglesa branca	283 g	5,09 g	41,60 g	–	–
Orégano	0,4 g	–	–	–	–
Sal	0,8 g	–	–	–	319,54 mg
Azeite de oliva	3,21 g	–	–	3,21	0,06 mg
	(g)	5,09 g	41,60 g	3,21 g	319,6 mg
	(kcal)	20,36 kcal	166,4 kcal	28,89 kcal	–
	(%)	9,4%	77,2%	13,4%	

VCT: 215,65 kcal

Bolo de banana com casca
(de Greicy Silveira Arboith, Éricles Forrati, Julisa Fernandes, Patrícia Scheffer)

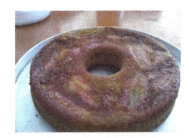

Ingredientes:

- 2 unidades de banana-caturra com casca
- 1 xícara de chá de leite integral
- 1/2 xícara de chá de óleo de girassol
- 3 ovos
- 2 xícaras de chá de farinha de trigo
- 2 xícaras de chá de açúcar demerara
- 1 colher de sopa de fermento em pó
- 1 1/2 colher de sopa de aveia em flocos finos
- 1 colher de sopa de canela em pó
- 1 colher de café de noz-moscada em pó.

Modo de preparo:
1. Higienize corretamente as bananas inteiras.
2. Descasque uma banana e reserve.
3. Corte uma das bananas com casca em rodelas e a casca da outra fruta.
4. No liquidificador, coloque a banana e as cascas cortadas anteriormente, o leite, óleo e os ovos, e misture.

Capítulo 6 | Segurança Alimentar e Sustentabilidade 193

5. Coloque o conteúdo do liquidificador na batedeira e acrescente a farinha de trigo, a aveia, parte do açúcar (1 1/4 xícara de chá), o fermento em pó aos poucos e misture.
6. Por último, acrescente a canela e a noz-moscada, misture e reserve.
7. Preaqueça o forno a 120°C por 10 minutos.
8. No fogão, coloque o restante do açúcar na panela em fogo baixo e deixe até caramelizar.
9. Distribua o açúcar caramelizado no fundo da forma.
10. Corte horizontalmente a banana e a distribua no fundo da forma.
11. Coloque a massa do bolo na forma.

Coloque o bolo no forno e deixe por 40 a 45 minutos a 150°C.

Ficha técnica:
Nome da preparação: Bolo de banana com casca
Categoria: *lanche*

Ingredientes	Medida caseira	PB	PL	FC	Custo (forma de compra)	Custo (quantidade utilizada)
Banana-caturra madura	2 unidades médias	160 g	160 g		R$ 3,00/kg	R$ 0,48
Açúcar demerara	2 xícaras de café rasa	160 g	160 g		R$ 4,00/kg	R$ 0,64
Leite integral	1 xícara de café rasa	120 g	120 g		R$ 2,50/kg	R$ 0,30
Óleo de girassol	1/2 xícara de café	80 g	80 g		R$ 3,00/kg	R$ 0,24
Farinha de trigo	2 xícaras de café rasa	150 g	150 g		R$ 2,50/kg	R$ 0,37
Aveia em flocos finos	1 1/2 colher de sopa rasa	25 g	25 g		2,50/500 g	R$ 0,12
Ovos	3 unidades médias	120 g (40 g/unidade)	102 g (34 g/unidade)	1,17	R$ 6,00/ 12 unidades	R$ 1,50
Fermento em pó	1 colher de sopa cheia	12 g	12 g		100 g = R$ 2,50/100 g	R$ 0,30
Canela em pó	1 colher de sopa rasa	5 g	5 g		R$ 3,00/25 g	R$ 0,60
Noz-moscada em pó	1 colher de café rasa	2 g	2 g		R$ 3,00/25 g	R$ 0,24

Equipamentos e utensílios utilizados:
liquidificador, batedeira, colheres de sopa, colher de café, faca, xícaras de café, forma de pudim, forno, panela e fogão.

Custo total: R$ 4,79

Modo de preparo:
1. Higienize corretamente as bananas inteiras.
2. Descasque uma banana e reserve.
3. Corte a banana com casca em rodelas e a casca da outra fruta.
4. No liquidificador, coloque a banana e as cascas cortadas anteriormente, o leite, óleo e os ovos, e misture.
5. Coloque o conteúdo do liquidificador na batedeira, acrescente a farinha de trigo, açúcar (1 1/4 xícara de chá) e o fermento em pó aos poucos, e misture.
6. Por último, acrescente a canela e a noz-moscada, misture e reserve.
7. Preaqueça o forno a 120°C por 10 min.
8. No fogão, coloque o restante do açúcar na panela em fogo baixo e deixe até caramelizar.
9. Distribua o açúcar caramelizado no fundo da forma.
10. Corte horizontalmente a banana e distribua no fundo da forma.
11. Coloque a massa do bolo na forma.
12. Coloque o bolo no forno e deixe por 40 a 45 min a 150°C.

Custo *per capita*: R$ 0,14

Tempo de preparo: 50 min

Rendimento: 1 kg

Número de porções: 33

Perfil nutricional

Peso da porção: 30 g

Medida caseira: 1 fatia média de 30 g

Fcc: 0,73

Ingredientes	Per capita (PL)	CHO	PTN	LIP	Sódio	Gordura saturada
Banana-caturra madura	4,93 g	1,11 g	0,05 g	0,01 g	0 mg	0 g
Açúcar demerara	4,93 g	4,93 g	0 g	0 g	0 mg	0 g
Leite integral	3,63 g	0,16 g	0,10 g	0,10 g	1,90 mg	0 g
Óleo de girassol	2,42 g	0 g	0 g	0,74 g	0 mg	0,01 g
Farinha de trigo	4,54 g	3,27 g	0,45 g	0 g	0 mg	0 g
Aveia em flocos finos	0,75 g	0,42 g	0,2 g	0,04 g	0 mg	0 g
Ovos	3,09 g	0,03 g	0,38 g	0,31 g	5,13 mg	0 g
Fermento em pó	0,36 g	0 g	0 g	0 g	0 mg	0 g
Canela em pó	0,15 g	0,12 g	0,006 g	0,001	0,01 mg	0 g
Noz-moscada em pó	0,06 g	0,02 g	0,003 g	0,02 g	0,009 mg	0 g
Total	(g)	1,18 g	10,06 g	1,22 g	7,04 mg	0,1 g
	(kcal)	4,75	40,24	10,98	–	–
	(%)	8,48%	71,89%	19,61%	–	–

VCT: 55,97 kcal

Geleia de banana com casca
(de Matheus Teixeira, Jéssyca Ribeiro, Luana Bueno, Matheus Castro)

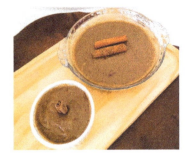

Ingredientes:
- 4 bananas-caturras com casca
- 1 copo de açúcar refinado
- 1 pedaço de canela em casca
- 2 xícaras de chá + 1 copo de água.

Modo de preparo:
1. Lave bem a banana com a casca.
2. Pese todos os ingredientes e adicione 2 xícaras de chá de água (380 g) em uma panela, acrescente as bananas com a casca e cozinhe durante 25 minutos.
3. Retire-as da panela e bata no liquidificador com 1 copo de água (150 g).
4. Leve para a panela novamente a massa de banana, acrescente o açúcar e a canela.
5. Deixe cozinhar até secar a água e conseguir ver o fundo da panela.

Espere esfriar e sirva a gosto.

Ficha técnica:
Nome da preparação: Geleia de banana com casca
Categoria: lanche

Ingredientes	Medida caseira	PB	PL	FC	Custo (forma de compra)	Custo (quantidade utilizada)
Banana-caturra	4 unidades grandes	547 g	547 g	–	R$ 2,20/kg	R$ 1,20
Açúcar refinado	1 copo	150 g	150 g	–	R$ 2,84/kg	R$ 0,43
Canela em casca	1 unidade	4 g	4 g	–	R$ 1,59/pacote de 16 g)	R$ 0,40

Capítulo 6 | Segurança Alimentar e Sustentabilidade

Água	2 xícaras de chá + 1 copo	537 g	537 g	–	–	–

Equipamentos e utensílios utilizados:
balança de precisão, travessa refratária de vidro, colher de madeira, panela, liquidificador, copo, cremeira e xícara de chá.

Custo total:
R$ 2,03

Modo de preparo:
1. Lave bem a banana com a casca.
2. Pese todos os ingredientes e adicione 2 xícaras de chá de água (380 g) em uma panela, acrescente as bananas com a casca e cozinhe durante 25 min.
3. Retire-as da panela e bata no liquidificador com 1 copo de água (150 g).
4. Leve para a panela novamente a massa de banana, acrescente o açúcar e a canela.
5. Deixe cozinhar até secar a água e conseguir ver o fundo da panela.
6. Espere esfriar, coloque em uma travessa refratária de vidro e sirva a gosto.

Custo *per capita*:
R$ 0,68

Tempo de preparo: 45 min

Rendimento: 450 g

Número de porções: 3

Peso da porção: 150 g

Medida caseira:
1 cremeira

Fcc: 0,53

Ingredientes	*Per capita* (PL)	PTN	CHO	LIP	Sódio
Banana-caturra	182,3 g	2,55	43,39	0,18	–
Açúcar refinado	50 g	0,15	49,75	–	6 mg
Canela em casca	1,3 g	–	–	–	–
Água	179 g	–	–	–	–
Total	(g)	2,7 g	93,14 g	0,18 g	6 mg
	(kcal)	10,8 kcal	372,6 kcal	1,6 kcal	–
	(%)	)2,8 %	96,8 %	0,4 %	

VCT: 385 kcal

Suco de abacaxi com casca e limão
(de Éricles Forrati, Julisa Fernandes, Patrícia Scheffer)

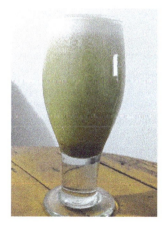

Ingredientes:
- 1 unidade de abacaxi com casca
- 3 limões-taiti
- 500 mℓ de água.

Modo de preparo:
1. Higienize corretamente o abacaxi e os limões.
2. Esprema os limões em uma jarra com 500 mℓ de água.
3. Corte o abacaxi em rodelas.
4. Adicione todos os ingredientes no liquidificador e bata por cerca de 2 minutos.

Ficha técnica
Nome da preparação: Suco de abacaxi com casca e limão
Categoria: *suco*

Ingredientes	Medida caseira	PB	PL	FC	Custo (forma de compra)	Custo (quantidade utilizada)
Abacaxi com casca	1 unidade pequena	1,2 kg	685 g	1,75	R$ 3,30/unidade	R$ 3,30
Limão-taiti	3 unidades	265 g	30 g	8,83	R$ 2,80/kg	R$ 0,74
Água	1/2 jarra	500 ml	500 ml	–	R$ 00	R$ 00

Equipamentos e utensílios utilizados: liquidificador, faca e copo.

Modo de preparo:
1. Higienize corretamente o abacaxi e os limões.
2. Esprema os limões em uma jarra com 500 ml de água.
3. Corte o abacaxi em rodelas.
4. Adicione todos os ingredientes no liquidificador e bata por cerca de 2 min.

Custo total: R$ 4,04

Custo *per capita*: R$ 0,73

Tempo de preparo: 5 min

Rendimento: 1,1 ℓ

Número de porções: 5 1/2 porções

Peso da porção: 200 ml

Medida caseira: 1 copo

Fcc: –

Perfil nutricional

Ingredientes	*Per capita* (PL)	CHO	PTN	LIP	Sódio	Gordura saturada
Abacaxi com casca	125 g	15,42 g	1,07 g	0,15 g	–	–
Limão-taiti	5,4 g	0,57 g	0,04	0,01	0,11 mg	–
Água	–	–	–	–	10 mg	–
Total	(g)	16 g	1,11 g	0,16 g	10,11 mg	–
	(kcal)	64 kcal	4,44 kcal	1,44 kcal	–	–
	(%)	91,6%	6,4%	2%	–	–

VCT: 69,88 kcal

Bolo de abóbora-cabotiá
(de Maristela Lopes, Matheus Castro, Paulini Silva dos Santos)

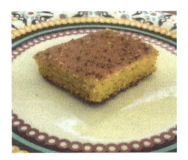

Ingredientes:
- 2 xícaras de chá de abóbora-cabotiá com casca
- 3 ovos
- 1 xícara de chá de óleo de soja
- 1 1/2 xícara de chá farinha de trigo
- 1 xícara de chá de amido de milho
- 1 1/2 xícara de chá de açúcar
- 1 colher de sopa de fermento químico.

Modo de preparo:
1. Higienize a abóbora e corte-a na sequência.
2. Bata no liquidificador a abóbora com a casca, os ovos e o óleo, reserve.
3. Em seguida, misture o restante dos ingredientes em uma vasilha.
4. Unte uma forma e coloque para assar no forno a 180° por cerca de 40 minutos em forno preaquecido.

Ficha técnica:
Nome da preparação: Bolo de abóbora-cabotiá
Categoria: *lanche*

Capítulo 6 | Segurança Alimentar e Sustentabilidade 197

Ingredientes	Medida caseira	PB	PL	FC	Custo (forma de compra)	Custo (quantidade utilizada)
Abóbora-cabotiá com casca	1 pedaço pequeno	294 g	283 g	1,03	R$ 1,98/kg	R$ 0,58
Farinha de trigo	1 1/2 xícara de chá	180 g	180 g	–	R$ 2,98/kg	R$ 0,53
Amido de milho	1 xícara de chá	48 g	48 g	–	R$ 3,44/500 g	R$ 0,33
Açúcar	1 1/2 xícara de chá	239 g	239 g	–	R$ 2,38/kg	R$ 0,56
Fermento em pó	1 colher de sopa	15 g	15 g	–	R$ 2,39/100 g	R$ 0,35
Ovos	3 unidades	153 g	136 g	1,12	R$ 0,50/unidade	R$ 1,50
Óleo de soja	1 xícara de chá	197 g	197 g	–	R$ 3,79/900 mℓ	R$ 0,82

Equipamentos e utensílios utilizados: liquidificador, vasilhas, xícara de chá, colher de sopa, forma, faca e placa de corte de polietileno.

Custo total: R$ 4,67

Modo de preparo:
1. Bata no liquidificador a abóbora com casca, os ovos e o óleo e reserve.
2. Em seguida misture em uma vasilha o restante dos ingredientes.
3. Unte uma forma e coloque para assar no forno a 180° por aproximadamente 40 min ou até dourar.

Custo *per capita*: R$ 0,27

Tempo de preparo: aproximadamente 1 h e 20 min

Peso da porção: 50 g

Rendimento: 877 g

Medida caseira: 1 pedaço médio

Número de porções: 17

Fcc: 0,78

Perfil nutricional

Ingredientes	*Per capita* (PL)	PTN	CHO	LIP	Sódio
Abóbora-cabotiá com casca	16,6 g	0,23 g	1,79 g	0,11 g	0,16 mg
Farinha de trigo	10,6 g	1,12 g	7,63	0,14 g	–
Amido de milho	2,8 g	0,06 g	0,29	0,08 g	8,94 mg
Açúcar	14,0 g	0,04	13,93	–	1,68 mg
Fermento em pó	0,9 g	0 g	0,39	0 g	90,46 mg
Ovos	9 g	1,13 g	0,10 g	0,95 g	11,16 mg
Óleo de soja	11,6 g	–	–	11,6 g	–
Total	**(g)**	2,58 g	24,13 g	12,88 g	112,40 mg
	(kcal)	10,32 kcal	96,52 g	115,92 g	
	(%)	4,6 %	43,3 %	52,1 %	

VCT: 222,76 kcal

Carreteiro de churrasco
(de Melissa Coimbra Soares, Matheus Castro, Paulini Silva dos Santos)

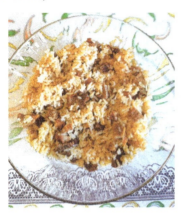

Ingredientes:
- 1 colher de sopa de óleo de soja
- 2 xícaras de chá cheias de carne de churrasco picada
- 1 1/2 xícara de chá de arroz
- 1 colher de chá cheia de sal
- 3 xícaras de chá cheias de água para o cozimento.

Modo de preparo:
1. Pique a carne de churrasco.
2. Aqueça bem a panela, adicione o óleo e a carne.
3. Em seguida, adicione o arroz e o sal.
4. Frite por 2 minutos, adicione a água e deixe cozinhar.

Ficha técnica:
Nome da preparação: Carreteiro de churrasco
Categoria: prato principal

Ingredientes	Medida caseira	PB	PL	FC	Custo (forma de compra)	Custo (quantidade utilizada)
Arroz	1 1/2 xícara de chá	250 g	250 g	-	R$ 4,99/kg	R$ 1,24
Carne de churrasco	2 xícaras de chá cheias	300 g	300 g	-	R$ 45,89/kg	R$ 13,76*
Óleo de soja	1 colher de sopa	13 mℓ	13 mℓ	-	R$ 3,69/900 mℓ	R$ 0,05
Sal	1 colher de chá cheia	10 g	10 g	-	R$ 1,50/kg	R$ 0,015
Água	3 xícaras de chá cheias	498 g	498 g	–	–	–

Equipamentos e utensílios utilizados: panela, xícara de chá, colher de sopa, colher de chá, faca e placa de corte de polietileno.

Custo total:* R$ 15,06

Modo de preparo: pique a carne de churrasco, aqueça bem a panela, adicione o óleo e a carne. Em seguida, adicione o arroz e o sal, frite por 2 min, adicione a água e deixe cozinhar.
*Como é uma preparação com reaproveitamento de sobra, se preferir, não some o custo da carne à preparação.

Custo *per capita*:* R$ 2,15

Tempo de preparo: 30 min
Rendimento: 900 g

Peso da porção: 128 g
Medida caseira: 2 colheres; servir cheias

Número de porções: 7
Fcc: 1,5

Ingredientes	Per capita (PL)	PTN	CHO	LIP	Sódio
Arroz	35,71 g	0,8 g	10 g	0,07 g	–
Carne de churrasco	42,85 g	12,6 g	–	3,8 g	–
Óleo de soja	1,85 g	–	–	1,8 g	128 mg
Sal	1,4 g	–	–	–	328 mg
Total	(g)	13 g	10 g	5,6 g	456 mg
	(kcal)	52 kcal	40 kcal	50,4 ala	
	(%)	36%	28%	36%	

VCT: 142,4 kcal

Bolo de banana
(de Guilherme Tanovich, Eduarda Nogueira, Juliana Cassenot)

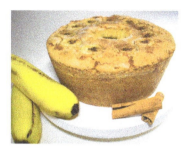

Ingredientes:
- 1 banana inteira
- 2 cascas de banana
- 1 xícara de chá de aveia em flocos
- 1 xícara de chá de farinha de arroz
- 1/2 xícara de chá de farelo de aveia
- 1/2 xícara de chá de azeite de oliva
- 2/3 xícara de chá de açúcar demerara ou açúcar mascavo
- 2 ovos inteiros
- 100 mℓ de água
- 1 colher de sopa de fermento em pó
- 1 colher de sopa de canela em pó (opcional).

Modo de preparo:
1. Separe os ovos em claras e gemas. Com a ajuda de um liquidificador, triture bem a banana inteira com as cascas, o azeite, as gemas e a água. Bata por 5 minutos para chegar ao ponto de creme, depois transfira para um recipiente, adicione a aveia em flocos, a farinha de arroz e o farelo de aveia e misture até incorporar bem todos os ingredientes. Reserve.
2. Bata as claras em neve e, então, adicione o açúcar e bata por mais 1 minuto. Logo depois transfira as claras em neve para a massa do bolo e, com uma espátula, incorpore-as à massa. Por último adicione o fermento e mexa levemente. Despeje a massa em uma forma untada; polvilhe a canela por cima da massa e leve ao forno preaquecido a 180°C por 40 minutos.

Ficha técnica:
Nome da preparação: Bolo de banana
Categoria: lanche

Ingredientes	Medida caseira	PB	PL	FC	Custo (forma de compra)	Custo (quantidade utilizada)
Banana inteira	1 unidade média	93 g	93 g	–	R$ 3,33/kg	R$ 0,30
Casca de banana	2 unidades média	45 g	45 g	–	R$ 3,33/kg	R$ 0,15
Aveia em flocos	1 xícara de chá	150 g	150 g	–	R$ 3,79/500 g	R$ 1,14
Farelo de aveia	1/2 xícara de chá	50 g	50 g	–	R$ 8,00/kg	R$ 0,40
Açúcar mascavo	2/3 xícara de chá	80 g	80 g	–	R$ 4,70/kg	R$ 0,38
Azeite de oliva	1/2 xícara de chá	60 mℓ	60 mℓ	–	R$ 4,50/900 mℓ	R$ 0,30
Ovos	2 unidades	101 g	90 g	1,12	R$ 8,00/12 unidades	R$ 1,33
Água	1/2 copo de 200 mℓ	100 mℓ	100 mℓ	–	–	–
Fermento em pó	1 colher de sopa	10 g	10 g	–	R$ 3,50/100 g	R$ 0,35
Canela em pó	1 colher de sopa	6 g	6 g	–	R$ 5,00/50 g	R$ 0,60

Equipamentos e utensílios utilizados: faca, colher, tigela, liquidificador, xícara de chá, copo de 200 mℓ, forma e forno.

Custo total: R$ 4,95

Modo de preparo:
1. Separe os ovos em claras e gemas. Com a ajuda de um liquidificador, triture bem a banana inteira com as cascas, o azeite, as gemas e a água. Bata por 5 min até chegar ao ponto de creme, depois transfira para um recipiente, adicione a aveia em flocos, a farinha de arroz e o farelo de aveia, e misture até incorporar bem todos os ingredientes. Reserve.
2. Bata as claras em neve e, então, adicione o açúcar e bata por mais 1 min. Logo depois transfira as claras em neve para a massa do bolo e, com uma espátula, incorpore-as à massa. Por último, adicione o fermento e mexa levemente. Despeje a massa em uma forma untada. Peneire a canela por cima da massa e leve ao forno preaquecido a 180°C por 40 min.

Custo per capita: R$ 0,61

Tempo de preparo: 45 min
Rendimento: 630 g
Número de porções: 8
Peso da porção: 78 g
Medida caseira: 1 fatia
Fcc: 1,09

200 ALIMENTAÇÃO COLETIVA: TÉCNICA DIETÉTICA E SEGURANÇA ALIMENTAR

Ingredientes	Per capita (PL)	PTN	CHO	LIP	Sódio
Banana inteira	93 g	1,3 g	26 g	0,1 g	0,1 mg
Casca de banana	45 g	0,32 g	1,87 g	0,22 g	–
Aveia em flocos	150 g	20,8 g	100 g	12,75 g	–
Farelo de aveia	50 g	6,95 g	33,3 g	4,25 g	–
Açúcar mascavo	80 g	0,64 g	75,6 g	0,1 g	–
Azeite de oliva	60 mℓ	0 g	0 g	55,39 g	–
Ovos	90 g	12 g	0,45 g	11,43 g	–
Água	100 mℓ	–	–	–	–
Fermento em pó	10 g	–	4,39 g	–	–
Canela em pó	6 g	–	–	–	1,5 mg
Total	(g)	42,10 g	242,5 g	84,2 g	1,6 mg
	(kcal)	168,3 kcal	970 kcal	766 kcal	–
	(%)	6,4 %	45%	31,5%	–

VCT: 1.904,3 kcal = VCT per capita: 238 kcal

Suco de manga com casca
(de Éricles Forrati, Guilherme Tanovich, Manoela Reis, Melissa Coimbra Soares)

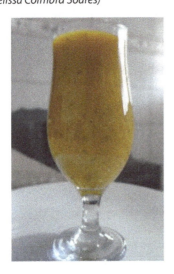

Ingredientes:
- 1 unidade pequena de manga com casca
- 4 copos de água.

Modo de preparo:
1. Higienize bem a manga.
2. Corte a manga em pedaços até separar o caroço e a polpa.
3. Descarte somente o caroço.
4. Acrescente 4 copos de água no liquidificador e adicione todos os pedaços da fruta.
5. Bata por 1 minuto.

Ficha técnica:
Nome da preparação: Suco de manga com casca
Categoria: *bebida*

Capítulo 6 | Segurança Alimentar e Sustentabilidade

Ingredientes	Medida caseira	PB	PL	FC	Custo (forma de compra)	Custo (quantidade utilizada)
Manga com casca	1 unidade	390 g	300 g	1,30	R$ 6,98/kg	R$ 2,72
Água	4 copos	800 mℓ	800 mℓ	–	–	–

Equipamentos e utensílios utilizados: faca, jarra, copo de 200 mℓ, liquidificador e placa de corte de polietileno.

Modo de preparo:
Após realizar a higienização da fruta, corte-a em pedaços até separar toda a polpa do caroço, mantendo a casca. Descarte o caroço e reserve a fruta cortada. Acrescente 4 copos de água no liquidificador e adicione a fruta cortada. Bata por cerca de 1 min.

Tempo de preparo: 5 min

Rendimento: 1,1 kg

Número de porções: 3 porções

Custo total: R$ 2,72

Custo *per capita*: R$ 1,36

Peso da porção: 350 mℓ

Medida caseira: 1 copo de 350 mℓ

Fcc: –

Ingredientes	*Per capita* (PL)	PTN	CHO	LIP	Sódio
Manga	100 g	0,9 g	12,8 g	0,2 g	
Água	267 mℓ	–	–	–	13,35 mg
Total	(g)	0,9 g	12,8 g	0,2 g	13,35 mg
	(kcal)	3,6 kcal	51,2 kcal	1,8 kcal	
	(%)	6,36%	90,46%	3,18%	

VCT: 56,6 kcal

Receita de suco de cenoura e maçã
(de Patricia Scheffer, Alice Victória, Matheus Zimmerman, Virginia Martins)

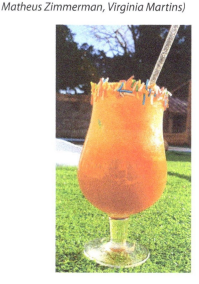

Ingredientes:
- 2 unidades de maçã fugi com casca (360 g)
- 1 unidade de cenoura (126 g)
- Água (400 mℓ)
- Gelo (opcional) (200 g).

Modo de preparo:
1. Escolha as maçãs e a cenoura e higienize-as previamente.
2. Pese os alimentos e, em seguida, pique-os.
3. No liquidificador, adicione 200 mℓ de água com as maçãs e bata. Reserve o suco de maçã.
4. No liquidificador, adicione 200 mℓ de água com as cenouras e bata. Reserve para a montagem.
5. Em um copo, adicione primeiro o suco de maçã e logo após, o de cenoura. É opcional acrescentar gelo a bebida.

Ficha técnica:
Nome da preparação: Suco de maçã e cenoura
Categoria: *bebida*

Ingredientes	Medida caseira	PB	PL	FC	Custo (forma de compra)	Custo (quantidade utilizada)
Maçã	2 unidades médias	360 g	360 g	–	R$ 4,00/kg	R$ 1,44
Cenoura	1 unidade grande	126 g	126 g	–	R$ 1,49/kg	R$ 0,18
Água	1 ℓ	1 ℓ	1 ℓ	–	–	–

Equipamentos e utensílios utilizados: liquidificador, facas e copos.

Custo total: R$ 1,62

Modo de preparo:
1. Escolha as maçãs e a cenoura e higienize-as previamente.
2. Pese os alimentos e, em seguida, pique-os.
3. No liquidificador, adicione 200 mℓ de água com as maçãs e bata. Reserve o suco de maçãs.
4. No liquidificador, adicione: 200 mℓ de água com a cenoura e bata. Reserve para a montagem.
5. Em um copo, adicione primeiro o suco de maçã e logo após, o de cenoura. É opcional acrescentar gelo à bebida.

Custo *per capita*: R$ 0,28

Tempo de preparo: 10 min

Peso da porção: 300 mℓ

Rendimento: 886 mℓ

Medida caseira: 1 copo de 300 mℓ

Número de porções: 3

Fcc: –

Perfil nutricional

Ingredientes	*Per capita* (PL)	CHO	PTN	LIP	Sódio	Gordura saturada
Maçã	360 g	54,55 g	1,03 g	0 g	2,1 mg	0 g
Cenoura	126 g	12,73 g	1,31 g	0,24 g	3,6 mg	0 g
Total	(g)	67,28 g	2,34 g	0,24 g	6,9 mg	0 g
	(kcal)	105,47 kcal	9,36 kcal	2,16 kcal		
	(%)	90,1%	8%	1,9%		

VCT: 116,99 kcal = **VCT** *per capita*: 40 kcal

Docinho de casca de laranja
(de Eluize Pivetta, Alice Victória, Matheus Zimmerman, Virginia Martins)

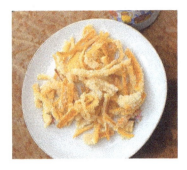

Ingredientes:
- 2 laranjas médias
- 1/2 ℓ de água
- 2 xícaras de chá de açúcar.

Modo de preparo:
1. Higienize as laranjas.
2. Corte as cascas em filetes finos.
3. Deixe os filetes de cascas na água por cerca de 30 minutos.
4. Adicione as cascas em uma panela, junto com a água para ferver durante 10 minutos.
5. Escorra a água, coloque em um papel toalha e seque as cascas.
6. Coloque as cascas de laranja em uma panela junto com o açúcar e mexa em fogo alto até caramelizar.
7. Despeje tudo em uma forma e espere esfriar para ficar crocante.

Ficha técnica:
Nome da preparação: Docinho de casca de laranja
Categoria: *sobremesa*

Ingredientes	Medida caseira	PB	PL	FC	Custo (forma de compra)	Custo (quantidade utilizada)
Laranja	2 unidades médias	690 g	108 g	6,93	R$ 2,90/kg	R$ 2,01
Açúcar	2 xícaras de chá de água	433 g	433 g	–	R$ 2,25/kg	R$ 0,97
Água	500 mℓ	500 mℓ	500 mℓ	–	–	–

Equipamentos e utensílios utilizados: panela, forma, facas, colheres e copos.

Custo total: R$ 2,98

Custo *per capita*: R$ 0,33

Modo de preparo:
1. Higienize as laranjas.
2. Corte as cascas em filetes finos.
3. Deixe os filetes de cascas submersos na água por cerca de 30 min;
4. Adicione as cascas em uma panela, junto com a água para ferver durante 10 min.
5. Escorra a água, coloque em um papel toalha e seque as cascas.
6. Coloque as cascas de laranja em uma panela junto com o açúcar e mexa em fogo alto até caramelizar.
7. Despeje tudo em uma forma e espere esfriar para ficar crocante.

Tempo de preparo: 60 min

Rendimento: 190 g

Número de porções: 9

Peso da porção: 20 g

Medida caseira: 1 colher de sopa

Fcc: –

Perfil nutricional

Ingredientes	*Per capita* (PL)	CHO	PTN	LIP	Sódio	Gordura saturada
Laranja	108 g	27 g	1,6 g	0,2 g	2,1 mg	0 g
Açúcar	433 g	432,57 g	0 g	0 g	1	0 g
Total	(g)	459,57 g	1,6 g	0,2 g	6,9 mg	0 g
	(kcal)	1.838 kcal	6,4 kcal	1,8 kcal	–	–
	(%)	99,5%	0,3%	0,2%	–	–

VCT: 205,1 kcal = VCT *per capita*: 23 kcal

Trouxinhas de couve com carne
(de Caroline Zucchetto Freitas, Daniela de Araújo Negri, Greicy Silveira Arboith)

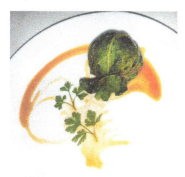

Ingredientes:
- Couve (9 folhas grandes)
- Alho (1 cabeça)
- Tomate (3 unidades grandes)
- Cebola (2 unidades médias)
- Tempero verde (3 ramos de salsa e 2 ramos de cebolinha)
- Arroz (1 caneca média)
- Óleo (3 colheres de sobremesa)
- Tempero misto (1 colher de sobremesa)
- Carne moída (350 g)
- Sal (3 colheres de chá).

Modo de preparo:
1. Lave as folhas de couve, o alho, o tomate, a cebola e o tempero verde. Deixe de molho por 10 minutos em solução clorada. Lave novamente.
2. Em uma panela, frite o arroz com 1 colher de sobremesa de óleo, acrescente 477 mℓ de água fervente e 1 colher de chá de sal, baixe o fogo, tampe a panela e cozinhe por 15 minutos.
3. Em outra panela, refogue 1 cebola e 4 dentes de alho, acrescente a carne moída e 1 colher de chá de sal, e deixe cozinhar. Depois de pronto, desligue o fogo e acrescente o tempero verde e reserve.
4. Em uma panela grande, acrescente 1 colher de sobremesa de óleo, 1 cebola e 5 dentes de alho,

204 ALIMENTAÇÃO COLETIVA: TÉCNICA DIETÉTICA E SEGURANÇA ALIMENTAR

refogue-os. Adicione os tomates picados e o tempero misto (*curry*, orégano, alecrim), e cozinhe até desmanchar os tomates.

5. Reserve um pouco do molho para cobrir as trouxinhas.
6. Misture o arroz e a carne refogada, monte as trouxinhas com uma folha de couve e 4 colheres da mistura. Depois de montadas, sobreponha as trouxinhas ao molho na panela e deposite o restante do molho sobre estas.
7. Tampe a panela e cozinhe as trouxinhas por 15 minutos em fogo baixo.

Ficha técnica:

Nome da preparação: Trouxinhas de couve com carne
Categoria: *prato principal*

Ingredientes	Medida caseira	PB	PL	FC	Custo (forma de compra	Custo (quantidade utilizada)
Carne moída	350 g	–	350 g	–	R$ 15,98/kg	R$ 5,59
Arroz	1 caneca média	–	180 g	–	R$ 3,98/kg	R$ 0,72
Alho	1 cabeça de alho	35 g	29 g	1,21 g	R$ 39,90/kg	R$ 1,40
Cebola	2 unidades médias	332 g	268 g	1,24 g	R$ 3,99/kg	R$ 1,32
Couve	9 folhas grandes	–	535 g	–	R$ 2,50/maço de 350 g	R$ 3,82
Tempero verde	3 ramos de salsa e 2 cebolinhas	39 g	38 g	1,03 g	R$ 2,00/maço de 150 g	R$ 0,52
Tomate	3 unidades grandes	747 g	736 g	1,01 g	R$ 4,99/kg	R$ 3,73
Óleo	3 colheres de sobremesa	–	15 g	–	R$ 3,89/900 mℓ	R$ 0,06
Tempero misto	1 colher de sobremesa	–	4 g	–	R$ 3,98/50 g	R$ 0,32
Sal	3 colheres de chá	–	13 g	–	R$ 1,50/kg	R$ 0,02
Água	2 canecas médias para o arroz e 1/2 xícara de chá para o molho	–	577 g	–	–	–

Utensílios utilizados: panelas, bacia, placas de corte de polietileno, facas, colheres.

Custo total: R$ 17,50

Modo de preparo:

1. Lave as folhas de couve, o alho, o tomate, a cebola e o tempero verde. Deixe de molho por 10 min em solução clorada e lave novamente.
2. Em uma panela, frite o arroz com 1 colher de sobremesa de óleo, acrescente 477 mℓ de água fervente e 1 colher de chá de sal, baixe o fogo, tampe e cozinhe por 15 min.
3. Em outra panela, refogue 1 cebola e 4 dentes de alho, acrescente a carne moída e 1 colher de chá de sal, e deixe cozinhar. Depois de pronto, desligue o fogo e acrescente o tempero verde e reserve.
4. Em uma panela grande, acrescente 1 colher de sobremesa de óleo, 1 cebola e 5 dentes de alho, refogue-os. Adicione os tomates picados e o tempero misto (*curry*, orégano, alecrim), e cozinhe até desmanchar os tomates.
5. Reserve um pouco do molho para cobrir as trouxinhas.
6. Misture o arroz e a carne refogada, monte as trouxinhas com uma folha de couve e 4 colheres da mistura. Depois de montadas, sobrepor as trouxinhas ao molho na panela e deposite o restante do molho sobre estas.
7. Tampe a panela e cozinhe as trouxinhas por 15 min em fogo baixo.

Custo *per capita*: R$ 1,75

Tempo de preparo: 1 h e 36 min

Peso da porção: 225 g

Rendimento: 2.206 g

Medida caseira: 1 trouxinha

Número de porções: 9,8 = 10

Fcc: 0,97

Perfil nutricional

Ingredientes	*Per capita* (PL)	PTN	CHO	LIP	Sódio
Carne moída	35,71 g	6,93 g	–	2,11 g	17,50 mg
Arroz	18,37 g	1,32 g	14,47 g	0,06 g	0,18 mg
Alho	2,96 g	0,21 g	0,71 g	0,01 g	0,15 mg
Cebola	27,35 g	0,46 g	27,05 g	0,03 g	0,27 mg
Couve (folha)	54,59 g	1,58 g	2,35 g	0,27 g	3,28 mg
Tempero verde	3,88 g	0,13 g	0,22 g	0,02 g	0,08 mg

Capítulo 6 | Segurança Alimentar e Sustentabilidade

Ingredientes	Per capita (PL)	PTN	CHO	LIP	Sódio
Tomate	75,10 g	0,83 g	2,33 g	0,15 g	0,75 mg
Óleo	1,73 g	–	–	1,73	–
Tempero misto	0,41 g	–	–	–	–
Sal	1,33 g	–	–	–	311,65 mg
Água	58,88 g	–	–	–	–
Total	(g)	11,46 g	47,12 g	4,37 g	333,86 mg
	(kcal)	45,84 kcal	188,49 kcal	39,35 kcal	–
	(%)	16,7%	68,9%	14,4%	–

VCT: 273,68 kcal

Creme de folhas de couve-flor
(de Julisa Fernandes, Caroline Zucchetto Freitas, Maristela Lopes)

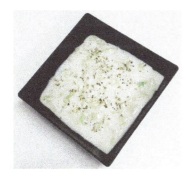

Ingredientes:
- 5 xícaras de chá de folhas de couve-flor
- 1/2 cebola média picada
- 2 colheres de sopa de óleo
- 1 colher de café de sal
- 1 colher de sopa cheia de farinha de trigo
- 1 xícara de chá de leite
- 1/2 xícara de chá de água.

Modo de preparo:
1. Lave as folhas de couve-flor e pique-as muito bem.
2. Em uma panela, refogue a cebola no óleo, até dourar.
3. Junte as folhas picadas e o sal, e misture bem.
4. Em outro recipiente, misture a farinha, o leite e a água.
5. Adicione a mistura ao refogado, mexendo bem, até o creme encorpar.
6. Deixe cozinhar. Sirva quente.

Ficha técnica:
Nome da preparação: Creme de couve-flor
Categoria: guarnição

Ingredientes	Medida caseira	PB	PL	FC	Custo (forma de compra)	Custo (quantidade utilizada)
Folhas de couve-flor	5 xícaras de chá	168 g	168 g		R$ 10,00/kg	R$ 1,68
Cebola	1/2 xícara de chá	95 g	75 g	1,26	R$ 3,00/kg	R$ 0,22
Leite	1 xícara de chá	250 mℓ	250 mℓ		R$ 3,29/ℓ	R$ 0,82
Água	1/2 xícara de chá	120 mℓ	120 mℓ		–	–
Óleo	2 colheres de sopa	14 g	14 g		R$ 3,69/900 mℓ	R$ 0,06
Farinha de trigo	1 colher de sopa	33 g	33 g		R$ 3,30/kg	R$ 1,08
Sal	1 colher de café	3 g	3 g		R$ 1,29/kg	R$ 0,04

Equipamentos e utensílios utilizados: panela, concha, faca, balança, colher de sopa, xícara de chá/copo medidor, colher de café, placa de corte de polietileno e vasilha.

Custo total: R$ 3,90

Modo de preparo:
1. Lave as folhas de couve-flor e pique-as muito bem.
2. Em uma panela, refogue a cebola no óleo, até dourar. Junte as folhas picadas e o sal, e misture bem.
3. Em outro recipiente, misture a farinha, o leite e a água.
4. Adicione a mistura ao refogado, mexendo bem, até o creme encorpar.
5. Deixe cozinhar. Sirva quente.

Custo *per capita*: R$ 1,95

Tempo de preparo: 30 min
Rendimento: 470 g

Número de porções: 2
Perfil nutricional

Peso da porção: 235 g
Medida caseira: 1 concha
Fcc: 0,7

Ingredientes	Per capita (PL)	PTN	CHO	Fibra	LIP	Sódio
Folhas de couve-flor	84 g	1,8 g	2,1 g	0,8 g	0,2 g	–
Cebola	37,5 g	0,6 g	3,3 g	0,8 g	0,04 g	0,4 mg
Leite	125 g	5,6 g	4,4 g	-	4,8 g	62,5 mg
Água	60 mℓ					
Óleo	7 g	–	–	–	7 g	–
Farinha de trigo	16,5 g	1,6 g	12,4 g	0,4 g	0,2 g	0,2 mg
Sal	1,5 g	–	–	–	–	1,5 mg
Total	(g)	9,6 g	22,2 g	2 g	12,2 g	–
	(kcal)	38,4 kcal	88,8 kcal		109,8 kcal	–
	(%)	16,2%	37,5%		46,3%	–

VCT: 237 kcal

Bolo de laranja com casca
(de Eduarda Nogueira, Caroline Zucchetto Freitas, Maristela Lopes)

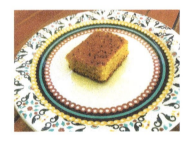

Ingredientes:
- 2 laranjas
- 1/2 xícara de chá de azeite de oliva
- 3 ovos
- 1/2 xícara de chá de açúcar mascavo
- 2 xícaras de chá de farinha de aveia
- 1 colher de sopa de fermento.

Modo de preparo:
1. Corte as laranjas em quatro, retire as sementes (deixe as cascas e o bagaço).
2. Bata no liquidificador as laranjas, o azeite, os ovos e o açúcar.
3. Despeje a mistura em uma vasilha e acrescente a farinha de aveia e, por último, o fermento.
4. Asse em 180° em uma forma untada por cerca de 30 minutos.

Ficha técnica:
Nome da preparação: Bolo de laranja com casca
Categoria: lanche

Ingredientes	Medida caseira	PB	PL	FC	Custo (forma de compra)	Custo quantidade utilizada
Laranja	2 unidades	288 g	288 g	–	R$ 1,99/kg	R$ 0,57
Ovos	3 unidades	149 g	149 g	–	R$ 0,37/unidade	R$ 1,11
Farinha de aveia	2 xícaras de chá	100 g	100 g	–	R$ 4,59 (500 g)	R$ 0,91
Azeite de oliva	1/2 xícara de chá	48 mℓ	48 mℓ	–	R$ 16,59/250 mℓ	R$ 3,18
Açúcar mascavo	1/2 xícara de chá de água	47 g	47 g	–	R$ 10,19/kg	R$ 0,47
Fermento	2 colheres de café	10 g	10 g	–	R$ 2,55100 g	R$ 0,25

Equipamentos e utensílios utilizados: liquidificador, faca, placa de corte de polietileno, forno, prato, medidor e vasilha.

Modo de preparo:
1. Corte as laranjas em quatro, retire as sementes (deixe as cascas e o bagaço)
2. Bata no liquidificador as laranjas, o azeite, os ovos e o açúcar.
3. Despeje a mistura em uma vasilha e acrescente a farinha de aveia e, por último, o fermento.
4. Asse em uma forma untada por cerca de 30 min.

Custo total: R$ 6,49

Custo *per capita*: R$ 0,64

Tempo de preparo: 30 min
Rendimento: 430 g
Número de porções: 10

Peso da porção: 41 g
Medida caseira: fatia média
Fcc: 0,6

Perfil nutricional

Ingredientes	*Per capita* (PL)	PTN	CHO	LIP	Fibra	Sódio
Laranja	28,8 g	0,82 g	8,9 g	0,2 g	2,2 g	
Ovos	14,9 g	1,98 g	0,08 g	1,41 g	0 g	21,75 mg
Farinha de aveia	10 g	1,39 g	6,65 g	0,85 g	0,91 g	0,5 mg
Azeite de oliva	4,8 g	0 g	0 g	4,8 g	0 g	0 mg
Açúcar mascavo	4,7 g	0,04 g	4,44 g	0 g	0 g	1,75 mg
Fermento	1 g	0 g	0,43 g	0 g	0 g	100,52 mg
TOTAL	**(g)**	4,23 g	20,5 g	7,26 g	3,11 g	124,8 mg
	(kcal)	16,92 kcal	82 kcal	65,34 kcal		
	(%)	10,3%	49,9%	39,8%		

VCT: 164,26 kcal

Lista de verificação relacionada com sustentabilidade em serviços de alimentação

Diante da preocupação crescente com o meio ambiente, fica claro que todos devem contribuir em prol do bem comum: a preservação da vida. Com os nutricionistas e demais profissionais afins, não poderia ser diferente, é necessário esse envolvimento tanto no âmbito pessoal quanto em suas relações de trabalho.

É visível, entretanto, a busca pelo aprimoramento das empresas e pela formação contínua de seus funcionários em diversos ramos, mas, em se tratando de um tema específico como a sustentabilidade, ainda se percebe uma letargia na área dos SA. Um exemplo dessa lentidão está nas listas de verificação em boas práticas de fabricação ou de manipulação, em que aspectos de sustentabilidade não são contemplados.

Assim, como incentivo à reflexão sobre esse assunto tão primordial, apresento a seguir um modelo de lista de verificação voltada à sustentabilidade, a ser aplicado como um diagnóstico preliminar em SA (Quadro 6.1). A intenção é que, com esse levantamento, seja possível traçar um plano de ação corretivo e efetivo, com o engajamento, a conscientização e a capacitação de todos os envolvidos.

Quadro 6.1 Modelo de lista de verificação relacionada com sustentabilidade em serviços de alimentação.

LISTA DE VERIFICAÇÃO EM SUSTENTABILIDADE

Empresa:	Logotipo da empresa	Data:
		Revisão:
		Página:

IDENTIFICAÇÃO DA EMPRESA
Razão social:

Nome fantasia:

(continua)

208 ALIMENTAÇÃO COLETIVA: TÉCNICA DIETÉTICA E SEGURANÇA ALIMENTAR

Quadro 6.1 Modelo de lista de verificação relacionada com sustentabilidade em serviços de alimentação. (*continuação*)

Endereço:

CNPJ: Inscrições estadual e municipal:

Responsável legal: RG: CPF: Contato:

Responsável técnico: Nº de registro no conselho   Contato: profissional:

Ramo de atividade:

AVALIAÇÃO

ITEM	SIM	NÃO	NA	NO	INADEQUAÇÃO
ÁGUA					
Torneiras estão sem vazamento ou gotejamento					
Torneiras são dotadas de dispositivo de economia, como redutores de vasão e arejadores					
Torneiras têm acionamento automático					
Lava-louças somente é ligada quando está com sua capacidade máxima					
Excesso de resíduos é retirado anteriormente à lavagem da louça manualmente					
Torneira permanece fechada ao esfregar utensílios					
Produtos para higienização são usados e diluídos corretamente					
Lavagem um a um para higienização de frutas, verduras e legumes é feita somente após seleção criteriosa					
Captação da água da chuva para higienização de área externa e/ou uso em vasos sanitários (cisternas) é feita					
Nos lavatórios exclusivos para higienização das mãos, são usados papel toalha ou outro sistema higiênico e seguro de secagem das mãos (não sendo utilizada toalha de tecido)					
ENERGIA ELÉTRICA					
Há boa iluminação natural no serviço					
Há acionamento automático das lâmpadas em locais menos movimentados, como escritórios, sanitários, corredores					
Lâmpadas são econômicas					
Há manutenção periódica de equipamentos elétricos					
Há cuidado na seleção de equipamentos para aquisição dos menos dispendiosos					
Equipamentos de frio (p. ex., refrigeradores) estão afastados de fontes de calor (fogões, fornos etc.)					
Equipamentos de frio estão bem vedados					
Utilização de fonte de energia alternativa					
Equipamentos são desligados da tomada após seu uso					
Ar-condicionado, é usado em temperatura adequada					
RESÍDUOS					
Alimento é aproveitado integralmente					
Se necessário retirar algum resíduo, há cuidado para se desperdiçar o mínimo possível (fator de correção baixo)					
Fichas técnicas de preparações são usadas para minimizar desperdícios					
Resto/ingesta é realizado diariamente					
Controle de sobras é feito					
Sobras excedentes são doadas					
Elaboração do cardápio respeita hábito alimentar da clientela					
Respeita-se a sazonalidade na aquisição de produtos					
Adquire-se alimentos da agricultura familiar					
Uso de ultraprocessados, que usam excesso de embalagens, é evitado					
Manipuladores de alimentos são criteriosos no recebimento de gêneros					

(continua)

Quadro 6.1 Modelo de lista de verificação relacionada com sustentabilidade em serviços de alimentação. (*continuação*)

ITEM	SIM	NÃO	NA	NO	INADEQUAÇÃO
Alimentos são armazenados adequadamente quanto à ventilação, temperatura e umidade					
Validade é verificada tanto no recebimento quanto no armazenamento de produtos					
Separação seletiva do lixo é realizada					
Uso de papel é mínimo, recorrendo mais a atividades *online* ou, se necessário, optando-se por papel reciclado					
Lixo orgânico é encaminhado para compostagem					
Embalagens são biodegradáveis					
Resíduos recicláveis têm destino adequado					
Usam-se copos, louças e utensílios de metal, em vez de materiais descartáveis					
Máquinas de bebidas são usadas em vez de latas					
Talheres são colocados em recipientes com o cabo para cima, evitando colocá-los em sacos plásticos					
Descartáveis são laváveis e recicláveis, se usados					
Sachês e embalagens individuais são evitados de serem usados					
Resíduos graxos (óleos vegetais e gordura hidrogenada) resultantes de frituras são recolhidos por empresa competente					
RECURSOS HUMANOS					
Maioria dos funcionários utiliza transporte coletivo ou outro tipo de transporte alternativo (bicicleta, carona compartilhada etc.)					
Capacitações sobre ações de sustentabilidade são promovidas					
Projetos de sustentabilidade na empresa são realizados					
RESPONSABILIDADE					

Avaliado por: Revisado e aprovado por:

Assinatura: Assinatura:

Cargo: Cargo:

SIM: adequado; NÃO: inadequado; NA: não se aplica ao local; NO: não foi possível observar; INADEQUAÇÃO: no caso de não estar todo o item inadequado sugere-se descrever qual a inadequação.

Quanto ao tratamento dos dados, recomenda-se calcular o percentual simples de adequação, assim:

Total de itens avaliados (menos não se aplica) _____ 100%

Total de itens adequados_____ X

Classificação: por não ser uma lista ainda validada, sugere-se utilizar a classificação da RDC nº 275/2002, a saber:
- Grupo 1: 76 a 100% de atendimento dos itens
- Grupo 2: 51 a 75% de atendimento dos itens
- Grupo 3: 0 a 50% de atendimento dos itens.

Bibliografia

Aiolfi A, Basso C. Preparações elaboradas com aproveitamento integral dos alimentos. Disciplinarum Scientia 2015;14(1):109-114.

Associação Brasileira de Empresas de Limpeza Pública e Resíduos Especiais (Abrelpe). Panorama dos resíduos sólidos no Brasil, 2018-2019 [acesso em 10 maio 2021]. Disponível em: <https://abrelpe.org.br/panorama>.

Balbino LC, Barcellos AO, Stone LF. Marco referencial integração lavoura-pecuária-floresta. Brasília: Embrapa; 2011.

Brasil. Cadernos de sustentabilidade da Rio+20: diretrizes de sustentabilidade e guia de boas práticas da organização da Conferência das Nações Unidas sobre Desenvolvimento Sustentável. Conferência das Nações Unidas sobre Desenvolvimento Sustentável. Brasília: Fundação Alexandre de Gusmão; 2012. 206 p.

Brasil. Lei nº 11.346, de 15 de setembro de 2006. Cria o Sistema Nacional de Segurança Alimentar e Nutricional – SISAN com vistas em assegurar o direito humano à alimentação adequada e dá outras providências [acesso em 10 maio 2021]. Disponível em: <http://www.planalto.gov.br/ccivil_03/_ato2004-2006/2006/lei/l11346.htm>.

Brasil. Emenda Constitucional nº 64, de 4 de fevereiro de 2010. Altera o art. 6º da Constituição Federal, para introduzir a alimentação como direito social [acesso em 10 maio 2021]. Disponível em: <https://www.senado.leg.br/atividade/const/con1988/EMC64_04.02.2010/EMC64.asp>.

Brasil. Ministério da Saúde. Secretaria de Atenção à Saúde. Departamento de Atenção Básica. Guia alimentar para a população brasileira. 2 ed., 1. reimp. Brasília: Ministério da Saúde; 2015.

Brasil. Lei nº 7.802, de 11 de julho de 1989. Dispõe sobre a pesquisa, a experimentação, a produção, a embalagem e rotulagem, o transporte, o armazenamento, a comercialização, a propaganda comercial, a utilização, a importação, a exportação, o destino final dos resíduos e embalagens, o registro, a classificação, o controle, a inspeção e a fiscalização de agrotóxicos, seus componentes e afins, e dá outras providências [acesso em 10 maio 2021]. Disponível em: <http://www.planalto.gov.br/ccivil_03/LEIS/L7802.htm>.

210 ALIMENTAÇÃO COLETIVA: TÉCNICA DIETÉTICA E SEGURANÇA ALIMENTAR

Brasil. Lei nº 12.305, de 2 de agosto de 2010. Institui a Política Nacional de Resíduos Sólidos; altera a Lei nº 9.605, de 12 de fevereiro de 1998; e dá outras providências [acesso em 10 maio 2021]. Disponível em: <http://www.planalto.gov.br/ccivil_03/_ato2007-2010/2010/lei/l12305.htm>.

Brasil. Lei nº 10.831, de 23 de dezembro de 2003. Dispõe sobre a agricultura orgânica e dá outras providências [acesso em 10 maio 2021]. Disponível em: <http://www.planalto.gov.br/ccivil_03/leis/2003/l10.831.htm>.

Brasil. Decreto nº 9.064, de 31 de maio de 2017. Dispõe sobre a Unidade Familiar de Produção Agrária, institui o Cadastro Nacional da Agricultura Familiar e regulamenta a Lei nº 11.326, de 24 de julho de 2006, que estabelece as diretrizes para a formulação da Política Nacional da Agricultura Familiar e empreendimentos familiares rurais [acesso em 10 maio 2021]. Disponível em: <http://www.planalto.gov.br/ccivil_03/_Ato2015-2018/2017/Decreto/D9064.htm>.

Brasil. Decreto nº 8.473, de 22 de junho de 2015. Estabelece, no âmbito da Administração Pública federal, o percentual mínimo destinado à aquisição de gêneros alimentícios de agricultores familiares e suas organizações, empreendedores familiares rurais e demais beneficiários da Lei nº 11.326, de 24 de julho de 2006, e dá outras providências [acesso em 10 maio 2021]. Disponível em: <http://www.planalto.gov.br/CCIVIL_03/_Ato2015-2018/2015/Decreto/D8473.htm>.

Brasil. Lei nº 11.326, de 24 de julho de 2006. Estabelece as diretrizes para a formulação da Política Nacional da Agricultura Familiar e Empreendimentos Familiares Rurais [acesso em 10 maio 2021]. Disponível em: <http://www.planalto.gov.br/ccivil_03/_Ato2004-2006/2006/Lei/L11326.htm>.

Brasil. Decreto nº 9.064, de 31 de maio de 2017. Dispõe sobre a Unidade Familiar de Produção Agrária, institui o Cadastro Nacional da Agricultura Familiar e regulamenta a Lei nº 11.326, de 24 de julho de 2006, que estabelece as diretrizes para a formulação da Política Nacional da Agricultura Familiar e empreendimentos familiares rurais [acesso em 10 maio 2021]. Disponível em: <http://www.planalto.gov.br/ccivil_03/_Ato2015-2018/2017/Decreto/D9064.htm>.

Brasil. Decreto nº 6.323, de 27 de dezembro de 2007. Regulamenta a Lei nº 10.831, de 23 de dezembro de 2003, que dispõe sobre a agricultura orgânica, e dá outras providências [acesso em 10 maio 2021]. Disponível em: <http://www.planalto.gov.br/ccivil_03/_Ato2007-2010/2007/Decreto/D6323.htm>.

Brasil. Agência Nacional de Vigilância Sanitária. Resolução RDC nº 216, de 15 de setembro de 2004: Regulamento Técnico de Boas Práticas para Serviços de Alimentação [acesso em 10 maio 2021]. Disponível em: <https://bvsms.saude.gov.br/bvs/saudelegis/anvisa/2004/res0216_15_09_2004.html>.

Brasil. Resolução CFN nº 600, de 25 de fevereiro de 2018. Dispõe sobre a definição das áreas de atuação do nutricionista e suas atribuições, indica parâmetros numéricos mínimos de referência, por área de atuação, para a efetividade dos serviços prestados à sociedade e dá outras providências [acesso em 10 maio 2021]. Disponível em: <https://www.cfn.org.br/wp-content/uploads/resolucoes/Res_600_2018.htm>.

Domene, SMA. Técnica dietética: teoria e aplicações. Rio de Janeiro: Guanabara Koogan; 2011.

Embrapa. Ministério da Agricultura, Pecuária e Abastecimento. Novilho precoce: demandas e caminhos para sua produção e valorização. Campo Grande, MS: Embrapa Gado de Corte; 2018.

Gondim JAM, Moura MFV, Dantas AS et al. Composição centesimal e de minerais em cascas de frutas. Ciência e Tecnologia de Alimentos 2005;5(4):825-827.

Ibope. Instituto Brasileiro de Opinião Pública e Estatística 2018 [acesso em 10 maio 2021]. Disponível em <https://www.ibopeinteligencia.com/noticias-e-pesquisas/14-da-populacao-se-declara-vegetariana>.

Instituto Brasileiro de Geografia e Estatística (IBGE), Censo Agropecuário 2017. Rio de Janeiro 2019;8:1-105 [acesso em 27 maio 2021]. Disponível em: <https://biblioteca.ibge.gov.br/visualizacao/periodicos/3096/agro_2017_resultados_definitivos.pdf>.

Instituto de Pesquisa Econômica Aplicada (IPEA). Produção e consumo de produtos orgânicos no mundo e no Brasil. Brasília: IPEA; 2020. p. 52. [acesso em 10 maio 2021]. Disponível em: <https://www.ipea.gov.br/portal/images/stories/PDFs/TDs/td_2538.pdf>.

Lavich BP, Basso C. Produtos de panificação elaborados com bagaço cervejeiro. Higiene Alimentar 2016;30(254/255):128-133.

Magrini LN, Basso C. Práticas sustentáveis em serviço de alimentação hospitalar. Disciplinarum Scientia 2017;17(2):257-265.

Martinelli SS, Cavalli SB. Alimentação saudável e sustentável: uma revisão narrativa sobre desafios e perspectivas. Ciência & Saúde Coletiva 2019;24(11):4251-4261.

Ministério do Meio Ambiente. Biodiversidade Brasileira [acesso em 10 maio 2021]. Disponível em: <https://antigo.mma.gov.br/biodiversidade/biodiversidade-brasileira.html>.

Petrini C. Slow Food: princípios da nova gastronomia. São Paulo: Editora Senac; 2009.

Piaia E, Basso C. Extrato e casca de romã (*P. granatum*) na elaboração de pães. Higiene Alimentar 2015;29(248/249):95-99.

Preiss PV, Schneider S, Coelho de Souza G. A contribuição brasileira à segurança alimentar e nutricional sustentável. Porto Alegre: UFRGS; 2020.

Rasolonjatovo MA et al. Reduction of methomyl and acetamiprid residues from tomatoes after various household washing solutions. Int J Food Prop 2017;20(11):2748-2759.

Storck CR et al. Folhas, talos, cascas e sementes de vegetais: composição nutricional, aproveitamento na alimentação e análise sensorial de preparações. Ciência Rural 43(3):537-543.

Sociedade Brasileira Vegetariana (SBV). Vegetarianismo. 2017 [acesso em 10 maio 2021]. Disponível em: <https://www.svb.org.br/vegetarianismo1/o-que-e>.

Universidade de São Paulo (USP). O que é saúde planetária? 2015 [acesso em 10 maio 2021]. Disponível em: <http://saudeplanetaria.iea.usp.br/pt/o-que-e-saude-planetaria/>.

Willett W et al. Resumo adaptado da Comissão de Alimentos no Antropoceno: a Comissão EAT-Lancet sobre dietas saudáveis a partir de sistemas alimentares sustentáveis. Lancet. 2019 [acesso em 10 maio 2021]. Disponível em: <https://eatforum.org/content/uploads/2019/07/EAT-Lancet_Commission_Summary_Report_Portugese.pdf>.

CAPÍTULO 7

Indicadores no Preparo de Alimentos

Ana Maria Gules, Caroline Zucchetto Freitas e Cristiana Basso

Introdução

Os serviços de alimentação (SA) são considerados de funcionamento complexo, necessitando de planejamento em todas as suas etapas. Para isso, em relação ao preparo de alimentos, existem alguns indicadores que norteiam esse processo.

Indicadores como medidas caseiras (MC); fator de correção (FC), também chamado de indicador de parte comestível (IPC) ou índice de correção; fator de cocção (Fcc) ou índice de conversão ou cocção (Icc); e indicador ou índice de reidratação (IR) são os mais utilizados. Esses indicadores contribuem para analisar desperdícios, falta de capacitação dos colaboradores, ausência de cuidado no recebimento de gêneros, inabilidade culinária, uso de utensílios inadequados, ao mesmo tempo que favorecem a elaboração da lista de compras. Permitem, ainda, maior exatidão na quantidade a ser preparada com a gramagem adequada de cada ingrediente que fará parte da preparação. A seguir, serão apresentadas importantes definições e expressões para o uso correto dos indicadores.

Pode-se definir como porção a quantidade média de alimento ou preparação pronta destinada ao consumo de um indivíduo. MC é a maneira como essa porção é transformada em utensílios comuns nos domicílios ou SA, sendo utilizada pelo nutricionista para elaboração de cardápios, bem como para a avaliação quantitativa das refeições realizadas pelo cliente/paciente. Isso facilita a compreensão do sujeito em relação à proporcionalidade dos alimentos a serem consumidos.

A expressão *per capita* indica a quantidade de alimento cru e líquido destinado a um indivíduo. Essa quantidade não é fixa, varia de indivíduo para indivíduo e de preparação para preparação. Para fins de análise nutricional de receitas, expressa-se a quantidade *per capita* em grama (g) ou mililitro (mℓ) e, ao se desenvolver uma receita em MC, como xícara, colher e outros utensílios.

O peso bruto (PB) é o peso do alimento *in natura*, antes do pré-preparo ou da remoção de partes não comestíveis. É a soma do resíduo com a parte comestível do alimento, empregada para dimensionamento de compra e custo. Já o peso líquido (PL) é o peso do alimento após remoção de partes não comestíveis. Representa a parte realmente aproveitável do alimento na preparação, empregado para o cálculo do valor calórico.

Como mencionado, o FC e o Fcc são indicadores utilizados para se dimensionar a compra, o custo e o rendimento de alimentos e preparações. O FC corrige a variação de peso que o alimento apresenta depois de passar pelo pré-preparo, etapa em que se eliminam aparas, resíduos sólidos retirados dos alimentos de origem vegetal e animal. A eliminação desses resíduos pode ser obrigatória (de partes deterioradas ou com excessiva consistência) ou facultativa (por conveniência culinária).

Esse mesmo fator é um índice utilizado para acompanhamento do desperdício de alimentos, também chamado de fator de perda, imprescindível para se definir a quantidade de alimentos que será comprada, levando-se em conta o que será perdido durante os processos de preparação, limpeza e subdivisão. Permite, ainda, a comparação de preço dos alimentos adquiridos *in natura* e alimentos pré-preparados ou prontos para consumo.

O FC é obtido pela razão entre PB e PL do alimento. Alguns fatores podem influenciar esse indicador, tais como: a técnica adotada e o tipo de utensílio ou equipamento empregado no pré-preparo, a capacitação e habilidade do manipulador de alimentos, a forma de consumo (com ou sem aproveitamento integral), além do cuidado necessário no recebimento e na inspeção da matéria-prima (p. ex., não aceitar produtos muito maturados ou danificados).

O valor do FC é diretamente proporcional ao tempo decorrido entre a colheita e a oferta. Quanto mais recente for a colheita, mais íntegro é o alimento, e, por conseguinte, menor será a perda decorrente de partes amassadas, machucadas ou estragadas.

ALIMENTAÇÃO COLETIVA: TÉCNICA DIETÉTICA E SEGURANÇA ALIMENTAR

Recomenda-se que cada SA tenha determinado seus próprios valores de FC, mas, quando da impossibilidade de se definir esse indicador, é possível adotar alguns valores padronizados com o uso de tabelas, desde que seja conhecida a metodologia empregada para obtenção dos dados. Essa determinação prévia do FC também é muito útil quando o alimento é cozido com casca para ser descascado posteriormente à cocção (técnica recomendada para preservação de nutrientes).

No que diz respeito ao rendimento, o Fcc é a ferramenta utilizada para se conhecer o rendimento de um alimento após ser submetido a uma fonte de calor, podendo ser cozido, assado, grelhado, frito etc. É resultado da relação entre o peso do alimento cozido e o somatório do peso dos alimentos no seu estado inicial ou peso líquido do alimento cru.

Durante a cocção, os alimentos podem sofrer alterações no peso, podendo diminuir (desidratar) ou aumentar (hidratar), dependendo de alguns fatores, como a variedade ou composição química do alimento, a fonte de calor empregada, o tempo de cocção, a forma de preparo e os utensílios utilizados.

Desse modo, após o cálculo do Fcc e a observação do rendimento final da preparação, resultados acima de 1 indicam que o alimento ganhou peso durante a cocção, enquanto resultados abaixo de 1 indicam que o alimento perdeu peso durante a cocção (em decorrência da perda de água e da retração das fibras).

Nas preparações em que serve como hidratante do alimento (arroz, polenta etc.), a água não é somada aos ingredientes crus no momento do cálculo, visto que uma parte evapora durante a cocção e outra é absorvida pelo alimento. Em preparações nas quais resta água, entende-se, porém, que não houve absorção; portanto, soma-se ao cálculo (p. ex., sopas de legumes, em que os ingredientes não absorvem água). Por sua vez, em preparações nas quais a água tanto serve para hidratar, quanto para sobrar na forma líquida, como no caso dos grãos, recomenda-se somar parte da água, normalmente 50%, ou de modo mais exato, separa-se o sólido do líquido ao fim e faz-se o cálculo adicionando o valor do líquido que restou aos demais ingredientes (p. ex., feijão com caldo, arroz de leite etc.). Assim como para o FC, também é recomendado que o SA tenha suas próprias tabelas de Fcc, com base em sua realidade de trabalho.

Outro indicador importante e que pode auxiliar no rendimento das preparações refere-se ao IR, normalmente utilizado para leguminosas, cereais (feijão, trigulho) e demais alimentos favorecidos pelo remolho (imersão em água). Quando um alimento passa por remolho, o tempo de cocção é menor e ocorre, ainda,

aumento em seu peso em decorrência da hidratação prévia a que foi submetido.

Neste capítulo, foram registrados os indicadores de diversos alimentos com metodologia detalhada, considerando fonte de calor, tempo de cocção, gramagem, modo de preparo e tipo de remolho. Como diferencial, fez-se o registro fotográfico dos alimentos para expressar de maneira mais elucidativa e fidedigna cada resultado encontrado.

Metodologia

Foram avaliados os seguintes indicadores de preparo de alimentos: MC, FC, Fcc e IR. Os grupos alimentares estudados incluíram cereais, tubérculos, hortaliças, frutas, leguminosas, carnes e ovos. Algumas observações sobre a metodologia utilizada foram as seguintes:

- Os alimentos para a verificação dos indicadores foram adquiridos em mercados e feiras do interior do Rio Grande do Sul, no período de junho a novembro de 2020
- Todos os alimentos selecionados apresentavam-se íntegros, sendo retirados apenas os resíduos não comestíveis. Não foram acrescentados condimentos aos alimentos que necessitavam de cocção
- O processo de cocção dos cereais e das leguminosas seguiu as instruções contidas nos rótulos. Entretanto, as quantidades de água e o tempo de cocção foram ajustados conforme o tamanho da amostra e a consistência dos alimentos. Fez-se também a padronização de 30 minutos para o remolho das leguminosas
- Nas preparações em que se utilizou água como hidratante do alimento, esta não foi somada aos ingredientes crus. Porém, em preparações como o feijão – em que se estima que tenha 50% de grão e 50% de caldo na preparação final –, a recomendação é somar 50% da água utilizada. Entretanto, para um resultado mais exato, foi anotada a medida de água utilizada no início, para, ao fim da preparação, coar o líquido e utilizar esse valor para fins de cálculo. Também foi calculado o Fcc apenas do grão, considerando-se preparações como feijão tropeiro, salada de feijão e vinagrete de feijão, em que se utiliza apenas o grão como ingrediente
- Os tubérculos, hortaliças e frutas foram divididos em porções **grande (G)**, **média (M)** e **pequena (P)**, e foram removidas todas as partes não comestíveis de cada alimento para posterior cálculo do FC
- No caso dos alimentos que não tinham resíduos, o PB ficou igual ao PL

- Quanto às frutas, em que é facultativo retirar ou não a casca, foi calculado o FC das duas maneiras. A semente das frutas varia conforme a espécie e foi considerada resíduo, como no caso das laranjas e bergamotas
- As frutas que apresentaram tamanho maior que uma porção, como melancia, melão e mamão-formosa, foram apresentadas por fatias G, M e P, e foram realizadas a medição (em cm) e a pesagem (em kg)
- No caso dos folhosos, foram estabelecidas porções de 10 g, 20 g e 30 g, padronizadas, respectivamente, como G, M e P
- Como padrão, para leguminosas e cereais foi escolhida para o Fcc uma amostra de 250 g de cada alimento, pois alguns necessitam de uma quantidade considerável de água, o que poderia influenciar na hidratação de alguns grãos, caso a quantidade fosse muito pequena
- Os feijões foram cozidos em panela de pressão. Ao iniciar a fervura, a chama foi desligada. Os feijões permaneceram nesse remolho por 30 minutos e, na mesma água, retornaram ao cozimento por tempo necessário para cada amostra. Para fins de comparação, em feijões dos tipos preto e vermelho foi feito também o remolho lento (em água fria por 8 horas antes do cozimento), com substituição dessa água, cocção em panela de pressão, para, então, ser realizado o cálculo do IR
- No caso do trigo para quibe, optou-se por fazer sem cocção, calculando-se, assim, somente o IR
- As carnes foram divididas em porções G, M e P, removidas as partes não comestíveis (ossos e nervos), e, desse modo, foram calculados o FC e, em seguida, o Fcc, com o uso do método grelhado para a cocção
- No caso do frango, o cálculo do FC foi feito com e sem pele, visto que esse alimento pode ser consumido das duas formas
- Os ovos foram divididos em duas amostras. Na primeira, foi calculado o FC com o ovo cru (foi pesado o ovo com casca e, depois, sem, para se obter o valor líquido); na segunda, fez-se o Fcc com ovo cozido com casca (pesado antes e após a cocção)

- Para se determinar o FC, realizou-se a pesagem do alimento antes do pré-preparo para obtenção do PB. Em seguida, foram removidas e descritas na tabela as partes não úteis e, então, fez-se nova pesagem para obtenção do PL, conforme Phillipi (2014)
- O cálculo usado para a definição do FC seguiu Araújo *et al.* (2013). Assim:

$$FC = \frac{PB}{PL}$$

- O Fcc foi calculado somente em alimentos que sofreram ação do calor, ou seja, que precisaram ser coccionados. Para realização desse procedimento, anotaram-se o peso cru e, após, o peso do alimento cozido, calculado por meio da fórmula, de acordo com Phillipi (2014):

$$Fcc = \frac{\text{Peso do alimento cozido}}{\text{Peso do alimento cru}}$$

- O IR foi calculado em alimentos que necessitaram do remolho, como feijão-vermelho e feijão-preto (que também foram submetidos posteriormente ao Fcc) e trigo para quibe. Como na fórmula a seguir, é a relação entre seu peso reidratado pelo peso do alimento seco, de acordo com Phillipi (2014):

$$IR = \frac{\text{Peso do alimento reidratado}}{\text{Peso do alimento seco}}$$

- Foram fotografados todos os alimentos utilizados. Os indicadores de FC, Fcc e IR foram realizados em triplicata. As MC foram apresentadas em unidades grande (G), média (M) e pequena (P). Os dados quantitativos coletados foram apresentados em média.

Resultados

A seguir, apresentamos os ingredientes selecionados por grupos de alimento, com seus respectivos indicadores (FC, Fcc e IR) e o detalhamento do modo de preparo.

Carnes, ovos e vísceras

Carne bovina (chuleta)	FC	Fcc	Resíduos	Modo de preparo
	1,5	0,7	Ossos e tendões	Grelhe sem sal em 2 mℓ de óleo por 12 min
	MC (unidade)			
	G	344 g		
	M	299 g		
	P	276 g		

Carne bovina (coxão mole)	Fcc			Modo de preparo
	0,7			Grelhe sem sal em 2 mℓ de óleo por 12 min
	MC (unidade)			
	G	208 g		
	M	155 g		
	P	92 g		

Carne de frango (coxa – com e sem pele)	FC		Fcc	Resíduos		Modo de preparo
	Com pele: 1,6	Sem pele: 1,7	0,7	Com pele: ossos	Sem pele: pele e ossos	Cozida sem sal por 10 min
	MC (unidade)					
	G		155 g			
	M		149 g			
	P		117 g			

Carne de pescado (filé de traíra)	Fcc			Modo de preparo
	0,72			Grelhe sem sal em 2 mℓ de óleo por 10 minZ
	MC (unidade)			
	G	71 g		
	M	51 g		
	P	30 g		

Carne suína (lombinho)	FC	Fcc	Resíduos	Modo de preparo
	1,1	0,8	Gorduras da lateral (facultativo)	Grelhe sem sal em 2 mℓ de óleo por 15 min
	MC (unidade)			
	G	65 g		
	M	50 g		
	P	35 g		

Capítulo 7 | Indicadores no Preparo de Alimentos 215

Ovo de codorna	FC	Fcc	Resíduos	Modo de preparo
	1,1	1,0	Não há	Cozinhe em água quente por 10 min.
	MC (unidade)			Depois, coloque imediatamente em água fria para evitar interação do enxofre da clara com o ferro da gema, não deixando formar um alo esverdeado
	G	13 g		
	M	10 g		
	P	8 g		

Ovo de galinha	FC	Fcc	Resíduos	Modo de preparo
	1,2	1,0	Casca	Cozinhe em água quente por 10 min.
	MC (unidade)			Em seguida, coloque imediatamente em água fria para evitar a interação do enxofre da clara com o ferro da gema, não deixando formar um alo esverdeado
	G	64 g		
	M	58 g		
	P	45 g		

Vísceras (coração de frango)	Fcc	Modo de preparo
	0,54	Cozinhe por 15 min

Cereais

Amaranto em grão	Fcc	Modo de preparo
	3,0	Coloque 250 g de amaranto em uma panela com 1 ℓ de água. Em seguida, cozinhe por 15 min

ALIMENTAÇÃO COLETIVA: TÉCNICA DIETÉTICA E SEGURANÇA ALIMENTAR

Arroz 7 grãos (arroz integral, cevada, aveia integral, trigo integral, canola, linhaça e quinoa)	Fcc	Modo de preparo
	2,5	Coloque 250 g de arroz na panela com 1,1 ℓ de água quente. Em seguida, cozinhe em fogo brando, com panela tampada, por 32 min

Crédito: Mark Braunstein

Arroz 8 grãos (arroz integral, lentilha, arroz-vermelho, feijão-fradinho, arroz-cateto integral, semente de linhaça, gergelim e quinoa)	Fcc	Modo de preparo
	2,1	Coloque 250 g de arroz na panela para fritar com 4 g de óleo. Acrescente 750 mℓ de água quente. Em seguida, cozinhe em fogo brando com a panela semitampada por 32 min. Após desligar o fogo, mantenha a panela tampada por 5 min

Crédito: Mark Braunstein

Arroz-arbóreo	Fcc	Modo de preparo
	2,5	Coloque 250 g de arroz na panela com 600 mℓ de água quente. Em seguida, cozinhe em fogo brando, com a panela tampada por 13 min

Crédito: Mark Braunstein

Arroz-basmati	Fcc	Modo de preparo
	2,2	Coloque 250 g de arroz na panela com 500 mℓ de água quente. Em seguida, cozinhe em fogo brando, com panela tampada, por 10 min

Crédito: Mark Braunstein

Capítulo 7 | Indicadores no Preparo de Alimentos

Arroz branco longo fino	Fcc	Modo de preparo
 Crédito: Mark Braunstein	2,6	Coloque 250 g de arroz na panela para ser frito com 11 g de óleo. Acrescente 575 mℓ de água quente. Em seguida, cozinhe em fogo brando com a panela semitampada por 20 min. Após desligado o fogo, mantenha a panela tampada por 5 min
Arroz-cateto branco	**Fcc**	**Modo de preparo**
 Crédito: Mark Braunstein	2,3	Coloque 250 g de arroz na panela, com 575 mℓ de água quente. Em seguida, cozinhe em fogo brando por 14 min
Arroz-cateto integral	**Fcc**	**Modo de preparo**
 Crédito: Mark Braunstein	2,0	Coloque 250 g de arroz na panela com 750 mℓ de água quente. Em seguida, cozinhe em fogo brando, com a panela semitampada, por 15 min
Arroz integral longo fino	**Fcc**	**Modo de preparo**
 Crédito: Mark Braunstein	2,3	Coloque 250 g de arroz na panela com 750 mℓ de água quente. Em seguida, cozinhe em fogo brando com a panela semitampada por 30 min

Arroz integral vermelho	Fcc	Modo de preparo
 Crédito: Mark Braunstein	2,7	Coloque 250 g de arroz na panela com 1 ℓ de água quente. Em seguida, cozinhe em fogo brando com a panela semitampada por 33 min

Arroz-negro	Fcc	Modo de preparo
 Crédito: Mark Braunstein	2,4	Coloque 250 g de arroz na panela com 770 mℓ de água quente. Em seguida, cozinhe em fogo brando, com a panela tampada por 35 min. Após desligar o fogo, mantenha a panela tampada por 5 min

Arroz parboilizado branco	Fcc	Modo de preparo
 Crédito: Mark Braunstein	2,4	Coloque 250 g de arroz na panela com 575 mℓ de água quente. Em seguida, cozinhe em fogo brando, com a panela semitampada, por 15 min

Arroz parboilizado integral	Fcc	Modo de preparo
 Crédito: Mark Braunstein	2,1	Coloque 250 g de arroz na panela com 600 mℓ de água quente. Em seguida, cozinhe em fogo brando com a panela semitampada por 20 min. Após desligado o fogo, mantenha a panela tampada por 5 min

Capítulo 7 | Indicadores no Preparo de Alimentos 219

Arroz-sasanishiki	Fcc	Modo de preparo
	3,0	Coloque 250 g de arroz (lavados para soltar o amido) na panela com 550 mℓ de água fria, deixando de molho por 15 min. Em seguida, cozinhe em fogo alto por 12 min. Após desligar o fogo, mantenha a panela tampada por 10 min

Crédito: Mark Braunstein

Arroz-selvagem	Fcc	Modo de preparo
	1,6	Coloque 250 g de arroz na panela com 650 mℓ de água quente. Em seguida, cozinhe em fogo brando, com a panela tampada, por 40 min. Após desligar o fogo, mantenha a panela tampada por 5 min

Crédito: Mark Braunstein

Canjica amarela	Fcc	Modo de preparo
	5,1	Coloque 250 g de canjica em 1,6 ℓ de água na panela de pressão. Ao ferver, desligue o fogo e deixe de remolho por 30 min. Siga o cozimento com pressão em fogo alto. Iniciada a fervura, baixe o fogo e deixe cozinhar por 30 min

Crédito: Mark Braunstein

Canjica branca	Fcc	Modo de preparo
	5,0	Coloque 250 g de canjica em 1,6 ℓ de água na panela de pressão. Ao ferver, desligue o fogo e deixe de remolho por 30 min. Em sequida, cozinhe na panela com pressão em fogo alto. Iniciada a fervura, baixe o fogo e deixe cozinhar por 30 min

Crédito: Mark Braunstein

220 ALIMENTAÇÃO COLETIVA: TÉCNICA DIETÉTICA E SEGURANÇA ALIMENTAR

Canjiquinha ou xerém	Fcc	Modo de preparo
	3,9	Coloque 250 g de canjiquinha com 750 mℓ de água na panela de pressão com a tampa fechada e o fogo alto. Iniciada a fervura (10 min), desligue o fogo e deixe de remolho por 30 min. Observação: ao abrir a panela, a canjiquinha estará cozida e sem líquido

Crédito: Mark Braunstein

Cevadinha	Fcc	Modo de preparo
	2,5	Coloque 250 g de cevadinha em 1 ℓ de água na panela de pressão. Ao ferver, desligue o fogo e deixe de remolho por 30 min. Em seguida, cozinhe na panela com pressão em fogo alto. Iniciada a fervura, baixe o fogo e deixe cozinhar por 5 min

Farinha de milho média (polenta)	Fcc	Modo de preparo
	5,5	Dissolva em uma panela 250 g de farinha em 250 mℓ de água fria. Em seguida, acrescente 1 ℓ de água à mistura quente e mexa sempre, em fogo brando, por 40 min

Fava	Fcc	Modo de preparo
	1,1	Coloque 250 g de fava em 1 ℓ de água na panela de pressão. Iniciada a fervura, desligue o fogo e deixe de remolho por 30 min. Em seguida, cozinhe por mais 20 min

Macarrão espaguete	Fcc	Modo de preparo
	2,2	Ferva 2,5 ℓ de água. Em seguida, acrescente 250 g de massa e deixe cozinhar por 7 min

Crédito: Mark Braunstein

Capítulo 7 | Indicadores no Preparo de Alimentos — 221

Macarrão espaguete integral	Fcc	Modo de preparo
	2,2	Ferva 2,5 ℓ de água. Depois, acrescente 250 g de massa e deixe cozinhar por 10 min

Crédito: Mark Braunstein

Macarrão parafuso	Fcc	Modo de preparo
	2,3	Ferva 2,5 ℓ de água. Em seguida, acrescente 250 g de massa e deixe cozinhar por 7 min

Crédito: Mark Braunstein

Macarrão parafuso integral	Fcc	Modo de preparo
	2,3	Ferva 2,5 ℓ de água. Em seguida, acrescente 250 g de massa e deixe cozinhar por 7 min

Crédito: Mark Braunstein

Macarrão parafuso zero glúten (farinha de arroz)	Fcc	Modo de preparo
	2,1	Ferva 2,5 ℓ de água. Em seguida, acrescente 250 g de massa e deixe cozinhar por 8 min

Crédito: Mark Braunstein

Macarrão *penne*	Fcc	Modo de preparo
	2,0	Ferva 2,5 ℓ de água. Em seguida, acrescente 250 g de massa e deixe cozinhar por 9 min

Crédito: Mark Braunstein

222 ALIMENTAÇÃO COLETIVA: TÉCNICA DIETÉTICA E SEGURANÇA ALIMENTAR

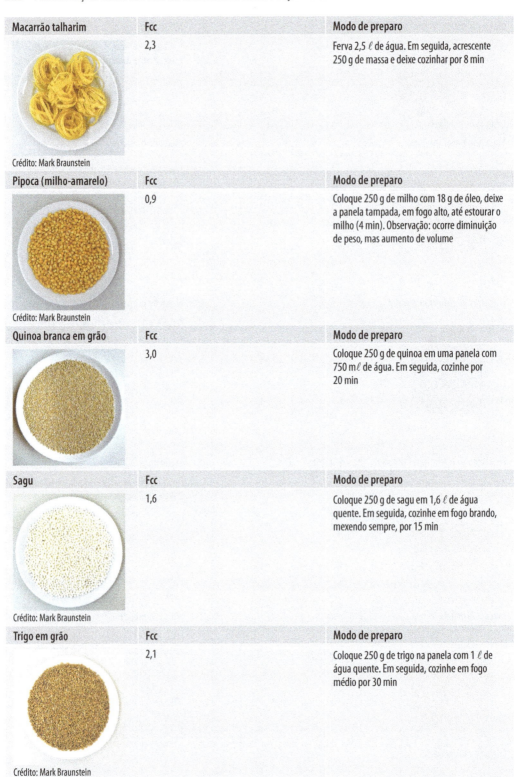

Macarrão talharim	Fcc	Modo de preparo
	2,3	Ferva 2,5 ℓ de água. Em seguida, acrescente 250 g de massa e deixe cozinhar por 8 min

Crédito: Mark Braunstein

Pipoca (milho-amarelo)	Fcc	Modo de preparo
	0,9	Coloque 250 g de milho com 18 g de óleo, deixe a panela tampada, em fogo alto, até estourar o milho (4 min). Observação: ocorre diminuição de peso, mas aumento de volume

Crédito: Mark Braunstein

Quinoa branca em grão	Fcc	Modo de preparo
	3,0	Coloque 250 g de quinoa em uma panela com 750 mℓ de água. Em seguida, cozinhe por 20 min

Sagu	Fcc	Modo de preparo
	1,6	Coloque 250 g de sagu em 1,6 ℓ de água quente. Em seguida, cozinhe em fogo brando, mexendo sempre, por 15 min

Crédito: Mark Braunstein

Trigo em grão	Fcc	Modo de preparo
	2,1	Coloque 250 g de trigo na panela com 1 ℓ de água quente. Em seguida, cozinhe em fogo médio por 30 min

Crédito: Mark Braunstein

Capítulo 7 | Indicadores no Preparo de Alimentos 223

Trigo para quibe	IR	Modo de preparo
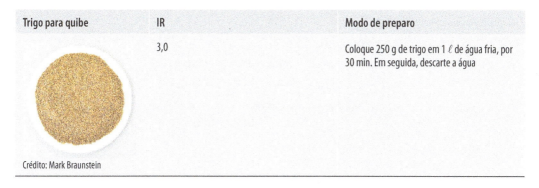 Crédito: Mark Braunstein	3,0	Coloque 250 g de trigo em 1 ℓ de água fria, por 30 min. Em seguida, descarte a água

Frutas

Abacate margarida	FC	Resíduos
	1,5	Casca e caroço
	MC (unidade)	
	G	734 g
	M	516 g
	P	396 g

Abacaxi-pérola	FC	Resíduos
Inteiro	1,5	Casca e coroa

(*continua*)

224 ALIMENTAÇÃO COLETIVA: TÉCNICA DIETÉTICA E SEGURANÇA ALIMENTAR

Abacaxi-pérola (*continuação*)

Fatia	MC (fatia)	
	G (4 cm de altura e 10 cm de diâmetro)	216 g
	M (3 cm de altura e 9 cm de diâmetro)	165 g
	P (2 cm de altura e 7 cm de diâmetro)	76 g

Ameixa	FC	Resíduos
	1,1	Caule
	MC (unidade)	
	G	66 g
	M	52 g
	P	40 g

Amora	FC	Resíduos
	–	Sem resíduo
	MC (porção)	
	100 g	

Avocado hass	FC	Resíduos
	1,5	Casca e caroço
	MC (unidade)	
	G	125 g
	M	108 g
	P	89 g

Banana-caturra	FC	Resíduos
	1,7	Casca
	MC (unidade)	
	G	119 g
	M	114 g
	P	110 g

Capítulo 7 | Indicadores no Preparo de Alimentos **225**

Banana-prata	FC	Resíduos
	1,9	Casca
	MC (unidade)	
	G	92 g
	M	86 g
	P	81 g

Bergamota caí	FC	Resíduos
	1,3	Casca e sementes
	MC (unidade)	
	G	127 g
	M	109 g
	P	64 g

Bergamota *dancy*	FC	Resíduos
	1,2	Casca e sementes
	MC (unidade)	
	G	98 g
	M	82 g
	P	76 g

Bergamota-do-céu	FC	Resíduos
	1,6	Casca e sementes
	MC (unidade)	
	G	226 g
	M	200 g
	P	164 g

Bergamota *ponkan*	FC	Resíduos
	1,6	Casca e sementes
	MC (unidade)	
	G	261 g
	M	254 g
	P	171 g

226 ALIMENTAÇÃO COLETIVA: TÉCNICA DIETÉTICA E SEGURANÇA ALIMENTAR

Caju	FC	Resíduos
	1,2	Castanha
	MC (unidade)	
	G	113 g
	M	107 g
	P	98 g

Caqui importado (com e sem casca)	FC	Resíduos
	Com casca: 1,05	Folhas
	Sem casca: 1,2	Casca e folhas
	MC (unidade)	
	G	306 g
	M	291 g
	P	261 g

Framboesa	FC	Resíduos
	1,1	Folhas e talos
	MC (porção)	
	100 g	

Goiaba vermelha	FC	Resíduos
	1,2	Casca
	MC (unidade)	
	G	322 g
	M	242 g
	P	167 g

Jambo-rosa	FC	Resíduos
	1,2	Pontas
	MC (unidade)	
	G	55 g
	M	46 g
	P	41 g

Capítulo 7 | Indicadores no Preparo de Alimentos **227**

Kiwi	FC	Resíduos
	1,3	Casca
	MC (unidade)	
	G	133 g
	M	92 g
	P	80 g

Laranja-baía (laranja-de-umbigo)	FC	Resíduos
	1,2	Casca e sementes
	MC (unidade)	
	G	408 g
	M	276 g
	P	203 g

Laranja-barão	FC	Resíduos
	1,2	Casca e sementes
	MC (unidade)	
	G	247 g
	M	216 g
	P	168 g

Laranja-mimo-do-céu	FC	Resíduos
	1,4	Casca e sementes
	MC (unidade)	
	G	275 g
	M	239 g
	P	136 g

Laranja *kinkan*	FC	Resíduos
	–	Sem resíduo
	MC (unidade)	
	G	17 g
	M	14 g
	P	4 g

228 ALIMENTAÇÃO COLETIVA: TÉCNICA DIETÉTICA E SEGURANÇA ALIMENTAR

Laranja-pera	FC	Resíduos
	1,2	Casca e sementes
	MC (unidade)	
	G	226 g
	M	200 g
	P	164 g

Lichia	FC	Resíduos
	1,5	Casca e semente
	MC (unidade)	
	G	23 g
	M	19 g
	P	16 g

Lima	FC	Resíduos
	1,2	Casca e sementes
	MC (unidade)	
	G	152 g
	M	128 g
	P	76 g

Limão-cravo	FC	Resíduos
	1,3	Casca e sementes
	MC (unidade)	
	G	198 g
	M	95 g
	P	76 g

Limão-taiti	FC	Resíduos
	1,2	Casca
	MC (unidade)	
	G	98 g
	M	80 g
	P	33 g

Capítulo 7 | Indicadores no Preparo de Alimentos

Maçã argentina, gala e verde (com e sem casca)	FC	Resíduos
	Com casca: 1,1	Sementes
	Sem casca: 1,3	Casca e sementes
Maçã argentina	MC (unidade)	
	G	237 g
	M	204 g
	P	169 g
Maçã gala	MC (unidade)	
	G	119 g
	M	108 g
	P	105 g
Maçã verde	MC (unidade)	
	G	231 g
	M	177 g
	P	158 g

Mamão formosa	FC	Resíduos
Inteiro	1,5	Casca e sementes

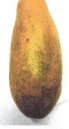

(*continua*)

230 ALIMENTAÇÃO COLETIVA: TÉCNICA DIETÉTICA E SEGURANÇA ALIMENTAR

Mamão formosa (*continuação*)

Fatia: 5,5 cm, 4,5 cm e 2,5 cm	MC (fatia)	
	G	236 g
	M	187 g
	P	161 g

Mamão papaia	FC	Resíduos
	1,4	Casca e sementes
	MC (unidade)	
	G	587 g
	M	467 g
	P	439 g

Manga tommy	FC	Resíduos
	1,4	Casca e caroço
	MC (unidade)	
	G	492 g
	M	397 g
	P	355 g

Maracujá	FC	Resíduos
	2,8	Casca (flavelo) e albedo
	MC (fatia)	
	G	324 g
	M	291 g
	P	382 g

Capítulo 7 | Indicadores no Preparo de Alimentos **231**

Melancia	FC	Resíduos
Metade	1,5	Casca e sementes

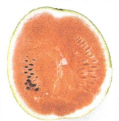

Fatia: 6,5 cm, 4,5 cm e 2 cm	MC (fatia)	
	G	370 g
	M	208 g
	P	100 g

Melão espanhol	FC	Resíduos
Fatias: 6 cm, 5 cm e 3 cm	1,4	Casca e sementes
	MC (unidade)	
	G	252 g
	M	168 g
	P	72 g

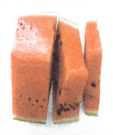

Morango	FC	Resíduos
	1,04	Folhas
	MC (unidade)	
	G	26 g
	M	18 g
	P	12 g

Pera asiática (com e sem casca)	FC	Resíduos
	Com casca: 1,1	Sementes
	Sem casca: 1,4	Sementes e casca
	MC (unidade)	
	G	172 g
	M	148 g
	P	136 g

Pera verde (com e sem casca)	FC	Resíduos
	Com casca: 1,03	Caule e sementes
	Sem casca: 1,3	Casca, sementes e caule
	MC (unidade)	
	G	276 g
	M	263 g
	P	247 g

Pera vermelha (com e sem casca)	FC	Resíduos
	Com casca: 1,1	Sementes
	Sem casca: 1,3	Casca, sementes e caule
	MC (unidade)	
	G	241 g
	M	227 g
	P	181 g

Pêssego importado (com e sem casca)	FC	Resíduos
	Com casca: 1,1	Caroço
	Sem casca: 1,3	Casca e caroço
	MC (unidade)	
	G	217 g
	M	209 g
	P	183 g

Pitaia rosa	FC	Resíduos
	1,4	Casca
	MC (unidade)	
	G	409 g
	M	376 g
	P	304 g

Capítulo 7 | Indicadores no Preparo de Alimentos

Uva niágara	FC	Resíduos
	1,04	Caule
	MC (unidade)	
	G	240 g
	M	144 g
	P	72 g

Uva vitória	FC	Resíduos
	1,05	Caule
	MC (unidade)	
	G	165 g
	M	134 g
	P	116 g

Hortaliças

Abóbora-cabotiá	FC	Fcc	Resíduos	Modo de preparo
Inteira	1,5	0,9	Casca e sementes	Refogue

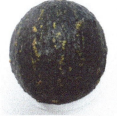

Fatia: 1 gomo, 2 gomos e 3 gomos	MC (fatia)	
	G	242 g
	M	164 g
	P	103 g

234 ALIMENTAÇÃO COLETIVA: TÉCNICA DIETÉTICA E SEGURANÇA ALIMENTAR

Abóbora tronco	FC	Fcc	Resíduos	Modo de preparo
	1,2	0,9	Pedúnculo e sementes	Refogue
	MC (unidade)			
	G	540 g		
	M	403 g		
	P	206 g		

Abobrinha italiana	FC	Fcc	Resíduos	Modo de preparo
	1,02	0,9	Pedúnculo	Refogue
	MC (unidade)			
	G	417 g		
	M	379 g		
	P	308 g		

Agrião	FC		Resíduos
	1,2		Folhas deterioradas
	MC (porção)		
	G	30 g	
	M	20 g	
	P	10 g	

Alface-americana	FC		Resíduos
Inteira (pé)	1,2		Folhas deterioradas
Folha(s)	MC (porção)		
	G	30 g	
	M	20 g	
	P	10 g	

Capítulo 7 | Indicadores no Preparo de Alimentos **235**

Alface-crespa	FC	Resíduos
Inteira	1,2	Folhas deterioradas

Folha(s)	MC (porção)	
	G	30 g
	M	20 g
	P	10 g

Alface lisa	FC	Resíduos
Inteira	1,3	Folhas deterioradas

Folha(s)	MC (porção)	
	G	30 g
	M	20 g
	P	10 g

Alho roxo	FC	Resíduos
	1,005	Casca
	MC (unidade)	
	G	8 g
	M	5 g
	P	3 g

236 ALIMENTAÇÃO COLETIVA: TÉCNICA DIETÉTICA E SEGURANÇA ALIMENTAR

Berinjela	FC	Fcc	Resíduos	Modo de preparo
	1,08	0,98	Pontas e pedúnculo	Refogue
	MC (unidade)			
	G	422 g		
	M	303 g		
	P	280 g		

Brócolis	FC	Fcc	Resíduos	Modo de preparo
Inteiro	1,2	1,2	Folhas e caule central	Cozinhe em água, com a panela aberta para liberar o enxofre
Ramo	MC (porção)			
	G	25 g		
	M	12 g		
	P	6 g		

Cebola amarela (pera)	FC		Resíduos
	1,1		Casca
	MC (unidade)		
	G		155 g
	M		72 g
	P		41 g

Chuchu verde	FC	Fcc	Resíduos	Modo de preparo
	1,2	0,95	Casca	Cozinhe em água
	MC (unidade)			
	G	586 g		
	M	491 g		
	P	282 g		

Capítulo 7 | Indicadores no Preparo de Alimentos   237

Couve	FC	Fcc	Resíduos	Modo de preparo
Inteira (maço)	1,1	0,7	Folhas deterioradas	Refogue

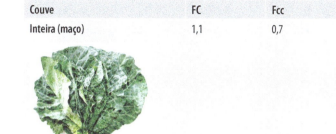

Ramo	MC (ramo)	
	G	30 g
	M	20 g
	P	10 g

Couve-chinesa	FC	Resíduos
	1,05	Folhas deterioradas

Couve-flor	FC	Fcc	Resíduos	Modo de preparo
Inteira	1,2	1,1	Folhas e caule central	Cozinhe em água, com a panela aberta para liberar o enxofre

Ramo	MC (ramo)	
	G	44 g
	M	27 g
	P	14 g

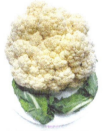

238 ALIMENTAÇÃO COLETIVA: TÉCNICA DIETÉTICA E SEGURANÇA ALIMENTAR

Ervilha-torta	FC	Fcc	Resíduos	Modo de preparo
	1,1	1,04	Pontas e filete longitudinal	Cozinhe em água
	MC (porção)			
	G	15 g		
	M	12 g		
	P	7 g		

Espinafre	FC	Fcc	Resíduos	Modo de preparo
Inteira (maço)	1,1	0,9	Folhas deterioradas	Refogue
Ramo	MC (porção)			
	G	30 g		
	M	20 g		
	P	10 g		

Jiló	FC	Fcc	Resíduos	Modo de preparo
	1,07	0,9	Pedúnculo	Refogue
	MC (unidade)			
	G	61 g		
	M	54 g		
	P	35 g		

Milho	FC	Fcc	Resíduos	Modo de preparo
	2,5	1,2	Caule, folhas, espigas e estigmas	Cozinhe em água
	MC (unidade)			
	G	270 g		
	M	236 g		
	P	177 g		

Pepino caipira	FC		Resíduos	
	1,3		Casca	
	MC (unidade)			
	G		352 g	
	M		229 g	
	P		142 g	

Pimenta dedo-de-moça	FC		Resíduos	
	1,1		Pontas e talos	
	MC (unidade)			
	G		10 g	
	M		9 g	
	P		6 g	

Pimentão verde	FC		Resíduos	
	1,2		Pedúnculo e sementes	
	MC (unidade)			
	G		128 g	
	M		119 g	
	P		70 g	

Tomate longa vida	FC	Fcc	Resíduos	Modo de preparo
	1,01	0,8	Pedúnculo	Refogue
	MC (unidade)			
	G	271 g		
	M	240 g		
	P	171 g		

Vagem macarrão (feijão vagem)	FC	Fcc	Resíduos	Modo de preparo
	1,04	1,1	Pontas e filete longitudinal	Cozinhe em água
	MC (porção)			
	G	40 g		
	M	30 g		
	P	20 g		

Radite	FC	Resíduos
	1,1	Folhas deterioradas
	MC (porção)	
	G	30 g
	M	20 g
	P	10 g

Repolhos roxo e branco	FC	Resíduos
	1,1	Folhas deterioradas

Rúcula	FC	Resíduos
	1,2	Folhas deterioradas
	MC (porção)	
	G	30 g
	M	20 g
	P	10 g

Leguminosas

Ervilha-verde partida (seca)	Fcc	Modo de preparo
	2,6	Coloque 250 g de ervilha em 1,3 ℓ de água. Em seguida, cozinhe por 55 min em fogo brando

Crédito: Mark Braunstein

Capítulo 7 | Indicadores no Preparo de Alimentos 241

Feijão-azuki	Fcc		Modo de preparo
Crédito: Mark Braunstein	Com caldo: 2,0	Somente grão: 2,7	Coloque 250 g de feijão em 1 ℓ de água na panela com pressão. Iniciada a fervura, desligue o fogo, deixando de remolho por 30 min. Em seguida, retome o cozimento por mais 20 min, em fogo brando

Feijão-branco	Fcc		Modo de preparo
Crédito: Mark Braunstein	Com caldo: 1,6	Somente grão: 2,4	Coloque 250 g de feijão em 1.250 mℓ de água na panela com pressão. Iniciada a fervura, desligue o fogo e deixe de remolho por 30 min. Depois, retome o cozimento por mais 35 min, em fogo brando

Feijão-carioca	Fcc		Modo de preparo
Crédito: Mark Braunstein	Com caldo: 1,5	Somente grão: 2,5	Coloque 250 g de feijão em 750 mℓ de água na panela com pressão. Iniciada a fervura, desligue o fogo e deixe de remolho por 30 min. Em seguida, retome o cozimento por mais 20 min, em fogo brando

Feijão-fradinho ou de feijão-de-corda	Fcc		Modo de preparo
Crédito: Mark Braunstein	Com caldo: 2,3	Somente grão: 2,5	Coloque 250 g de feijão em 1.250 mℓ de água na panela com pressão. Iniciada a fervura, desligue o fogo e deixe de remolho por 30 min. Em seguida, retome o cozimento por mais 35 min, em fogo brando

242 ALIMENTAÇÃO COLETIVA: TÉCNICA DIETÉTICA E SEGURANÇA ALIMENTAR

Feijão Jalo	Fcc		Modo de preparo
Crédito: Mark Braunstein	Com caldo: 2,0	Somente grão: 2,4	Coloque 250 g de feijão em 1 ℓ de água na panela com pressão. Iniciada a fervura, desligue o fogo e deixe de remolho por 30 min. Depois, retome o cozimento por mais 30 min, em fogo brando

Feijão mouro	Fcc		Modo de preparo
	Com caldo: 1,6	Somente grão: 2,5	Coloque 250 g de feijão em 1 ℓ de água na panela com pressão. Iniciada a fervura, desligue o fogo e deixe de remolho por 30 min. Depois, retome o cozimento por mais 30 min, em fogo brando

Feijão Moyashi	Fcc		Modo de preparo
Crédito: Mark Braunstein	Com caldo: 2,4	Somente grão: 3,0	Coloque 250 g de feijão em 1 ℓ de água na panela com pressão. Iniciada a fervura, desligue o fogo e deixe de remolho por 30 min. Depois, retome o cozimento na panela por mais 20 min, em fogo brando

Feijão-preto	Remolho rápido	Fcc	
		Com caldo: 1,6	Somente grão: 2,4
		IR: 1,9	
	Remolho longo	Fcc	
		Com caldo: 1,5	Somente grão: 2,0
Crédito: Mark Braunstein		IR: 1,9	

Remolho lento: coloque 250 g de feijão em 750 mℓ de água fria e deixe de remolho por 8 h. Em seguida, descarte a água do remolho, acrescente 750 mℓ de água e cozinhe na panela de pressão por 40 min

Remolho rápido: coloque 250 g de feijão em 750 mℓ de água na panela com pressão. Iniciada a fervura, desligue o fogo e deixe de remolho por 30 min. Em seguida, retome o cozimento por mais 40 min, em fogo brando

Capítulo 7 | Indicadores no Preparo de Alimentos **243**

Feijão-rajado

Fcc		Modo de preparo
Com caldo: 1,8	**Somente grão:** 2,3	Coloque 250 g de feijão em 1.250 mℓ de água na panela com pressão. Iniciada a fervura, desligue o fogo e deixe de remolho por 30 min. Depois, retome o cozimento por mais 60 min, em fogo brando

Crédito: Mark Braunstein

Feijão rosinha

Fcc		Modo de preparo
Com caldo: 1,5	**Somente grão:** 2,0	Coloque 250 g de feijão em 1 ℓ de água na panela com pressão. Iniciada a fervura, desligue o fogo e deixe de remolho por 30 min. Depois, retome o cozimento por mais 30 min, em fogo brando

Crédito: Mark Braunstein

Feijão-vermelho

Remolho rápido	Fcc	
	Com caldo: 1,5	**Somente grão:** 2,3
	IR: 1,9	
Remolho longo	**Fcc**	
	Com caldo: 1,7	**Somente grão:** 2,4
	IR: 1,9	

Crédito: Mark Braunstein

Remolho lento: coloque 250 g de feijão em 750 mℓ de água e deixe de remolho por 8 h. Em seguida, descarte a água do remolho e acrescente 750 mℓ de água, cozinhando na panela com pressão por 25 min

Remolho rápido: coloque 250 g de feijão em 750 mℓ de água na panela com pressão. Iniciada a fervura, desligue o fogo e deixe de remolho por 30 min. Depois, retome o cozimento por mais 30 min, em fogo brando

Grão-de-bico

Fcc	Modo de preparo
2,4	Coloque 250 g de grão-de-bico em 1,5 ℓ de água na panela com pressão. Iniciada a fervura, desligue e deixe de remolho por 30 min. Em seguida, cozinhe em fogo brando por 30 min

Crédito: Mark Braunstein

244 ALIMENTAÇÃO COLETIVA: TÉCNICA DIETÉTICA E SEGURANÇA ALIMENTAR

Lentilha comum	Fcc	Modo de preparo
 Crédito: Mark Braunstein	Com líquido: **1,7** Sem líquido: **2,8**	Coloque 250 g de lentilha em 1 ℓ de água. Em seguida, cozinhe por 30 min em fogo brando

Lentilha vermelha (importada)	Fcc	Modo de preparo
 Crédito: Mark Braunstein	Com líquido: **1,8** Sem líquido: **2,7**	Coloque 250 g de lentilha vermelha em 1 ℓ de água e cozinhe por 30 min em fogo brando

Lentilha vermelha ou laranja	Fcc	Modo de preparo
 Crédito: Mark Braunstein	Com líquido: **1,8** Sem líquido: **2,5**	Coloque 250 g de lentilha vermelha em 1 ℓ de água e cozinhe por 30 min em fogo brando

Proteína de soja em cubos	Fcc	Modo de preparo
 Crédito: Mark Braunstein	2,7	Coloque 250 g de proteína de molho em 1 ℓ de água fria por 30 min. Depois, cozinhe em fogo brando por 30 min

Proteína de soja moída	Fcc	Modo de preparo
 Crédito: Mark Braunstein	3,3	Coloque 250 g de proteína de molho em 1 ℓ de água fria por 30 min. Em seguida, cozinhe em fogo brando por mais 15 min

Capítulo 7 | Indicadores no Preparo de Alimentos **245**

Soja em grãos	Fcc		Modo de preparo
	2,2		Coloque 250 g de soja para ferver em 1 ℓ de água na panela sem pressão por 5 min. Em seguida, descarte a água quente e coloque 1 ℓ de água fria (para dar o choque térmico). Depois, cozinhe por 20 min, em fogo brando na panela com pressão

Tremoço	IR		Modo de preparo
	2,1		Coloque 250 g de tremoço em 1,5 ℓ de água na panela de pressão. Iniciada a fervura, desligue o fogo, deixando de remolho por 30 min. Em seguida, cozinhe na panela com pressão, em fogo brando, por 60 min

Tubérculos

Batata-doce	FC	Fcc	Resíduos	Modo de preparo
	1,2	0,9	Casca	Cozinhe em água
	MC (unidade)			
	G	567 g		
	M	365 g		
	P	115 g		

Batata-Inglesa rosa (Asterix)	FC	Fcc	Resíduos	Modo de preparo
	1,2	1,00	Casca	Cozinhe em água
	MC (unidade)			
	G	208 g		
	M	107 g		
	P	80 g		

246 ALIMENTAÇÃO COLETIVA: TÉCNICA DIETÉTICA E SEGURANÇA ALIMENTAR

Beterraba (com talo)	FC	Fcc	Resíduos	Modo de preparo
	2,0	0,9	Talo e casca	Cozinhe em água
	MC (unidade)			
	G	148 g		
	M	128 g		
	P	103 g		

Beterraba (sem talo)	FC	Fcc	Resíduos	
	1,1	0,9	Casca	
	MC (unidade)			
	G	245 g		
	M	226 g		
	P	194 g		

Cenoura	FC	Fcc	Resíduos	Modo de preparo
	1,1	0,9	Casca	Cozinhe em água
	MC (unidade)			
	G	195 g		
	M	144 g		
	P	78 g		

Inhame	FC	Fcc	Resíduos	Modo de preparo
	1,2	1,03	Casca	Cozinhe em água
	MC (unidade)			
	G	245 g		
	M	147 g		
	P	73 g		

Mandioca	FC	Fcc	Resíduos	Modo de preparo
	1,3	1,3	Casca	Cozinhe em água
	MC (unidade)			
	G	356 g		
	M	273 g		
	P	194 g		

Nabo (com talo)	FC		Resíduos
	1,4		Talo
	MC (unidade)		
	G		157 g
	M		140 g
	P		114 g

Rabanete (com talo)	FC		Resíduos
	1,5		Talo
	MC (unidade)		
	G		151 g
	M		119 g
	P		82 g

Discussão

Para que uma preparação culinária seja realizada com sucesso, vários fatores são importantes, a saber: indicadores no preparo de alimentos, tipo de utensílio, temperatura e tempo de preparo, capacitação da mão de obra, além da qualidade e quantidade dos ingredientes.

A reprodução dessas condições garantirá a qualidade e obtenção de resultados semelhantes a cada repetição da receita ou protocolo, possibilitando o controle e a redução dos custos. Tais condições determinam a quantidade e o custo real de matéria-prima de cada preparação do cardápio, mesmo quando elaborados diversas vezes e por pessoas diferentes, o que é facilitado, inclusive, pelo uso de **ficha técnica de preparação (FTP)**.

Dentre esses fatores, as medidas usuais de consumo, também chamadas de MC (xícaras, colheres, copos, escumadeiras, conchas etc.) devem ser devidamente padronizadas, considerando a disponibilidade dos utensílios domésticos e profissionais e sua facilidade de utilização e interpretação por parte do cliente/funcionário/paciente.

Como a maioria dos alimentos foi adquirida em supermercados e feiras, percebeu-se certa dificuldade na seleção de tamanhos diferentes, visto que os locais priorizam a padronização para compra e exposição à venda desses alimentos; motivo pelo qual, em algumas situações, as diferenças entre unidades grande, média e pequena não foram muito significativas.

Ainda, para aproveitar a maior quantidade possível de alimentos, o ideal é que o FC seja o menor possível. Para se obter um bom resultado durante o processo de pré-preparo, é necessário que o manipulador de alimentos conheça as técnicas de limpeza, descasque, divisão de partes e seleção, além de obtenção e uso de equipamentos adequados, otimizando a produção, diminuindo os custos e evitando os desperdícios.

Outras modificações que afetam os alimentos se referem à influência de fatores físicos, químicos e biológicos, sendo a ação externa na passagem de um estado para outro (cocção, congelamento, descongelamento) responsável pela alteração final do peso.

O calor que age diretamente no alimento interfere no Fcc, em diferentes tipos de preparo (gratinado, grelhado, assado, refogado), modificando seu peso, hidratando ou desidratando a preparação. Isso é observado em cereais e leguminosas que passaram por cozimento segundo orientações do rótulo e sofreram mudança de peso (hidratação), resultando em índices acima de 1.

No caso das carnes, todas foram submetidas ao mesmo método de cocção – grelhadas –, e, por ser um alimento que desidrata após a cocção, principalmente em decorrência da retração das fibras e da perda de líquidos, os valores finais de Fcc foram abaixo de 1.

O IR, por sua vez, foi calculado em duas variedades de leguminosas. No caso do feijão-preto e do feijão-vermelho, quando comparados no método de remolhos longo e rápido, notou-se que o remolho longo reduziu o tempo de cozimento. Com isso, ressalta-se que o remolho longo pode facilitar a cocção das leguminosas, diminuindo seu tempo e custo de recurso energético utilizado (gás, vapor, eletricidade).

Considerações finais

Após obtidos todos os índices, percebeu-se que são muitas as variáveis que interferem na produção de refeições, desde a compra dos ingredientes até sua distribuição. No entanto, para facilitar e proporcionar resultados mais exatos, o nutricionista e toda equipe envolvida no processo devem ter ferramentas confiáveis e bibliografia com tabelas detalhadas dos indicadores de diversos alimentos.

Assim, disponibilizam-se essas informações neste capítulo, pois sabe-se o quão trabalhoso é a compilação dos índices dos indicadores, em razão da grande quantidade de alimentos para análise e da realização demorada dos experimentos, a fim de se obter os resultados. Espera-se que este conteúdo, somado a outros existentes, possa contribuir, pelas minúcias apresentadas, para maior exatidão, tanto na elaboração dos cardápios para SA quanto para elaboração de planos alimentares ou dietas específicas para a diversidade de indivíduos em diferentes ciclos da vida.

Bibliografia

Araujo MOD, Guerra TMM. Alimentos *per capita*. 3. ed. Natal: Editora Universitária; 2007.

Araújo WMC *et al*. Alquimia dos alimentos. 2. ed. Brasília: Senac; 2013.

Benetti GB. Manual de Técnicas Dietéticas. 2. ed. São Paulo: Yendis; 2015.

Benton D. Portion Size: What we know and what we need to know. Critical reviews in food science and nutrition 2015;55:988-1004.

Domene SMA. Técnica dietética: teoria e aplicações. 2. ed. Rio de Janeiro: Guanabara Koogan; 2018.

Menezes RODS, Santana EDM, Nascimento MOL. Elaboração de fichas técnicas das preparações oferecidas em serviço de alimentação e nutrição de hospital público de Salvador-BA. Higiene alimentar 2018;32(284/285).

Ornelas LH. Técnica dietética: seleção e preparo de alimentos, 8. ed. São Paulo: Atheneu; 2013.

Philippi ST. Nutrição e técnica dietética. 3. ed. ampl. e atual. Barueri: Manole; 2014.

Silva CSD, Jesus JCD, Soares LS. Fator de correção de frutas e hortaliças em unidades de alimentação e nutrição de Salvador-BA. Higiene alimentar 2016;30(262):26-31.

Índice Alfabético

A
Abacate margarida, 223
Abacaxi pérola, 223
Abóbora tronco, 234
Abóbora-cabotiá, 233
Abobrinha italiana, 234
Absorção de gordura em frituras, 90
Ação
– do calor sobre o leite, 32
– dos ácidos sobre o leite, 32
Ácidos, 94
Acreditação, 184
Açúcar, 85, 86
– alternativas para substituir, 86
– cristal, 85
– de mesa conforme grau de processamento, 85
– demerara, 85
– importância e aplicabilidade em preparações, 86
– *light*, 86
– mascavo, 85
– orgânico, 86
– refinado, 85
Adoçantes artificiais, 86
Agência Nacional de Vigilância Sanitária (Anvisa), 94
Agrião, 234
Agricultura familiar, 182
Água, 177
Alface
– crespa, 235
– lisa, 235
Alface-americana, 234
Alfarroba, 72
Alho roxo, 235
Amaciamento da carne, 43
Amaranto em grão, 215
Ameixa, 224
Amendoim, 72
Amido, 78
Amora, 224
Análise de perigos e pontos críticos de controle
  (APPCC), 143, 160
Antocianina, 56
Aplicabilidade em preparações condimentos, 96
Aproveitamento integral de alimentos, 188
Aquisição e armazenamento
– açúcares, 86
– carne, 42
– cereais, 78

– condimentos, 95
– frutas, 64
– gorduras, 90
– hortaliças, 54
– leguminosas, 72
– leite, 30
– ovos, 36
Armazenamento de matéria-prima e insumos, 14
Aromatizantes, 94
Arroz, 79
– 7 grãos, 216
– 8 grãos, 216
– aromático, 80
– branco longo fino, 217
– instantâneo, 80
– integral, 79
– – longo fino, 217
– – vermelho, 218
– parboilizado, 79
– – branco, 218
– – integral, 218
– polido, 79
Arroz-arbóreo, 80, 216
Arroz-basmati, 80, 216
Arroz-cateto
– branco, 217
– integral, 217
Arroz-negro, 80, 218
Arroz-sasanishiki, 80, 219
Arroz-selvagem, 80, 219
Assessoria, 165, 166
– em nutrição, 166
Associação Brasileira
– de Empresas de Limpeza Pública e Resíduos Especiais
   (Abrelpe), 178
– de Normas Técnicas (ABNT), 164
Atividade física, 109
Auditoria, 165, 167
– de adequação, 168
– de conformidade, 168
– de credenciamento, 184
– de processo e produto, 168
– de sistema, 168
– interna ou de primeira parte, 168
Avaliação
– da qualidade nutricional do plano alimentar, 133
– de restos, 24

250 ALIMENTAÇÃO COLETIVA: TÉCNICA DIETÉTICA E SEGURANÇA ALIMENTAR

– de sobras, 24
– qualitativa das preparações do cardápio (AQPC), 5
Aveia, 80
Avocado Hass, 224
Azeite de oliva, 89
– extravirgem, 89
– virgem, 89

B

Banana-caturra, 224
Banana-prata, 225
Banha, 89
Batata-doce, 245
Batata-inglesa rosa (Asterix), 245
Batata rústica assada, 191
Bergamota
– caí, 225
– *dancy*, 225
– *ponkan*, 225
Bergamota-do-céu, 225
Berinjela, 236
Betalaína, 56
Beterraba, 246
Boas práticas
– de fabricação (BPF), 143
– de produção (BPP), 143
Bolo
– de abóbora-cabotiá, 196
– de banana, 199
– – com casca, 192
– de laranja com casca, 206
Brócolis, 236
Bulbos, 94

C

Cacau, 103
Cadastro Nacional da Agricultura Familiar (CAF), 182
Café, 102
Caju, 226
Cálculo
– do custo de um alimento, 114
– do ferro absorvível segundo método de Monsen, 135
– do gasto energético total, 110
– do gasto energético total segundo o Institute of
   Medicine, 111
– do valor calórico da receita *per capita*, 113
Calor
– misto, 20
– seco, 20
– úmido, 20
Canjica
– amarela, 219
– branca, 219
Canjiquinha ou xerém, 220
Caqui importado, 226
Caramelização dos açúcares, 86
Carboidratos, 42
Cardápio, 109
– sustentável, 186

Carne(s), 16, 41, 214
– bovina, 42
– – chuleta, 214
– – coxão mole, 214
– de aves, 45
– de frango, 214
– de pescado, 47, 214
– ovina, 47
– suína, 45, 214
Carotenoides, 56
Carreteiro de churrasco, 198
Cebola amarela, 236
Cenoura, 246
Centeio, 80
Cereais, 77, 215
Certificação orgânica, 184
Cevada, 80
Cevadinha, 220
Chá, 103
Chuchu verde, 236
Ciclo PDCA, 162
Cloreto de sódio, 95
Clorofila, 56
Coagulação dos ovos, 37
Cocção
– de cereais, 78
– do feijão, 73
– no forno de micro-ondas, 20
Composição e valor nutricional
– carne, 41
– hortaliças, 54
– leite, 30
– ovos, 36
Compra direta, 13
Condimentos, 94
Consultoria, 165, 166
– em nutrição, 166
Contribuição energética das proteínas totalmente
   utilizáveis da dieta, 133
Coração de frango, 215
Corantes, 95
Cortes de carne bovina, 44
Couve, 237
Couve-chinesa, 237
Couve-flor, 237
Creme
– de folhas de couve-flor, 205
– de leite, 32
Cristalização dos açúcares, 86
Cuidados durante o pré-preparo e preparo de alimentos, 20

D

Declaração de Aptidão da Agricultura Familiar (DAP), 184
Decomposição das gorduras e óleos, 91
Departamento de Inspeção de Produtos de Origem Animal
   (DIPOA), 160
Derivados do leite, 32
Destino dos resíduos, 178
Determinação do pH de frutas, 69

Dextrinização, 78
Diagrama
– de causa e efeito, 162
– de dispersão, 162
– de Pareto, 162
Dieta(s)
– branda, 7
– hospitalar, 6
– líquida
– – completa, 7
– – restrita, 7
– livre, 6
– nada por via oral, 8
– normal ou livre, 114
– pastosa, 7
– semilíquida, 7
Dietary reference intakes (DRI), 5
Dietética, 109
Distribuição ou exposição ao consumo, 22
Doce de leite, 32
Docinho de casca de laranja, 202
Doenças transmitidas por alimento (DTA), 1

E

Edulcorantes, 87, 95
Efeito térmico dos alimentos, 109
Elaboração
– de cardápios, 3
– – com preparações de consistência modificada, 6
– de plano alimentar e cardápio, 109
– e cálculo de plano alimentar, 111
Embutidos, 48
Emulsificação, 38
Energia elétrica, 177
Ervas aromáticas, 94
Ervilha seca, 72
Ervilha-torta, 238
Ervilha-verde partida, 240
Especiarias, 94
Espinafre, 238
Espuma, 38
Essências, 94
Estilo de vida
– leve, 110
– moderado, 110
– vigoroso, 110
Etapas da produção, 13
Extratos, 95

F

Farinha de milho média, 220
Farofa de casca de banana, 190
Fator
– de cocção, 25, 113, 211
– de correção, 25, 113, 211
– – de frutas, 69
Fava, 220
Feijão
– Jalo, 242

– mouro, 242
– Moyashi, 242
– rosinha, 243
– vagem, 239
Feijão-azuki, 241
Feijão-branco, 241
Feijão-carioca, 241
Feijão-de-corda, 241
Feijão-fradinho, 241
Feijão-preto, 242
Feijão-rajado, 243
Feijão-vermelho, 243
Fermentação do leite, 32
Ferramentas de qualidade, 162
Ferro
– absorvido, 137
– absorvível, 137
– heme, 136
– não heme, 136
Ficha técnica, 3
Filé de traíra, 214
Flavonas, 56
Flavonoides, 56
Flor de sal, 95
Fluxograma, 162
Folhas de verificação, 162
Framboesa, 226
Fritura de alimentos, 90
Frutas, 15, 63, 223
– climatéricas, 65
– em conserva, 68
– não climatéricas, 65
Funcionalidade
– cereais, 79
– gorduras, 90
– leite, 32
– ovos, 38
Fundo Nacional de Desenvolvimento da Educação
(FNDE), 182

G

Gasto energético, 109
– total, 110
Gelatinização, 78
Geleia de banana com casca, 194
Gestão, 143
– de Qualidade e Segurança de Alimentos, 143
Goiaba vermelha, 226
Gordura(s), 42, 89, 94
– em geral utilizadas, 89
– trans, 90
– vegetal hidrogenada, 90
Gráfico de controle, 162
Grão-de-bico, 72, 243
Grupos de alimentos, 29
Guando, 72

H

Histograma, 162
Hortaliças, 15, 54, 233

252 ALIMENTAÇÃO COLETIVA: TÉCNICA DIETÉTICA E SEGURANÇA ALIMENTAR

– conforme o teor de carboidratos, 55
– em conserva, 68

I

Indicação geográfica, 174
Indicador(es)
– de parte comestível, 25, 113, 211
– de qualidade, 143
– de reidratação, 211
– no preparo de alimentos, 138, 211
Índice
– de conversão/cocção, 25, 113, 211
– de correção, 25, 113, 211
– de reidratação, 211
– de resto, 24
Infusões, 102
Inhame, 246
Instituto
– Brasileiro de Geografia e Estatística (IBGE), 174
– Brasileiro de Opinião Pública e Estatística (Ibope), 187
– de Pesquisa Econômica Aplicada (IPEA), 184
– Nacional de Propriedade Industrial (INPI), 174
Inversão do açúcar, 86
ISO
– 9000, 163
– 14000, 163
– 22000, 163

J

Jambo-rosa, 226
Jiló, 238

K

Ketchup, 94
Kiwi, 227

L

Laboratório de técnica dietética, 2
Lactovegetarianos, 187
Laranja-baía, 227
Laranja-barão, 227
Laranja-de-umbigo, 227
Laranja *kinkan*, 227
Laranja-mimo-do-céu, 227
Laranja-pera, 228
Leguminosas, 72, 240
Lei
– da adequação, 5
– da harmonia, 5
– da qualidade, 5
– da quantidade, 5
Leite, 29
– condensado, 31
– em pó, 31
– fermentado, 31
– modificado, 31
– pasteurizado, 31
– – tipo A, 31
– tipos de, 30

– ultrapasteurizado (UHT), 31
Lentilha, 72
– comum, 244
– laranja, 244
– vermelha, 244
Lichia, 228
Licitação, 13
Liderança, 143
Lima, 228
Limão-cravo, 228
Limão-taiti, 228
Lista(s)
– de compras, 114
– de substituição de alimentos, 123
– de verificação relacionada com sustentabilidade em
    serviços de alimentação, 207
Local de armazenamento de frutas e hortaliças, 18
Lombinho, 214

M

Maçã
– argentina, 229
– gala, 229
– verde, 229
Macarrão
– espaguete, 220
– – integral, 221
– parafuso, 221
– – integral, 221
– – zero glúten (farinha de arroz), 221
– *penne*, 221
– talharim, 222
Maionese, 90, 94
Mamão
– formosa, 229
– papaia, 230
Mandioca, 247
Manga Tommy, 230
Manteiga, 32, 89
Manual de boas práticas de fabricação e de
    manipulação, 144, 147
Maracujá, 230
Margarina, 89
Mate, 103
Maturação da carne, 42
Medidas
– caseiras, 211
– para gêneros
– – líquidos, 3
– – secos e sólidos, 3
Melancia, 231
Melão espanhol, 231
Metodologia, 212
Método(s)
– de cocção, 19
– – hortaliças, 55, 59
– – leguminosas, 73
– de preparo

Índice Alfabético **253**

– – açúcares, 87
– – carne, 48
– – cereais, 80
– – condimentos, 97
– – infusões, 103
– – gorduras e óleos, 91
– – leite, 32
– – molhos, 99
Milho, 79, 238
Ministério da Agricultura, Pecuária e Abastecimento (MAPA), 29
Modificações durante o amadurecimento, frutas, 64
Modificações durante o processamento
– açúcares, 86
– carne, 43
– cereais, 78
– feijão, 72
– frutas, 64
– hortaliças, 55
– leite, 31
– ovos, 37
Molhos, 94
Morango, 231

N

Nabo, 247
NDPcal% (*net dietary protein percent*), 133
Necessidade energética diária, 110
Níveis de atividade física, 110
– ativo, 110
– intenso, 110
– sedentário, 110
Nutrição, 109

O

Objetivo(s)
– da técnica dietética, 1
– de desenvolvimento sustentável, 173
– digestivo, 1
– econômico, 1
– higiênico, 1
– nutricional, 1
– operacional, 1
– sensorial, 1
Óleo(s), 89
– de coco, 89
Operações
– de pré-preparo de alimentos, 19
– definitivas, 19
– preliminares, 18
Organização das Nações Unidas (ONU), 171
– para a Alimentação e a Agricultura (FAO), 110, 171
Organizações de controle social (OCS), 184
Ovo(s), 35, 214
– de codorna, 215
– de galinha, 215
Ovolactovegetarianos, 187
Ovovegetarianos, 187

P

Pepino caipira, 239
Per capita, 113
Pera
– asiática, 232
– verde, 232
– vermelha, 232
Perspectiva da segurança alimentar e sustentabilidade, 171
Pesagem de alimentos, 8
– líquidos, 3
– pastosos ou gordurosos, 3
– sólidos, 3
Peso
– bruto, 113, 211
– líquido, 113, 211
Pêssego importado, 232
Picantes, 94
Pigmentos das hortaliças, 56
Pimenta dedo-de-moça, 239
Pimentão verde, 239
Pipoca (milho-amarelo), 222
Pitaia rosa, 232
Plano alimentar, 109, 114
Polenta, 220
Política de compras, 13
Ponto de fusão dos açúcares, 86
Preparações
– com aproveitamento integral, 190
– com farinhas, 78
Preparo, 19
– carne, 43
– de alimentos, 18
– feijão, 73
– frutas, 65
– gorduras, 90
– hortaliças, 55
Pré-preparo de alimentos, 18
– carne, 43
– feijão, 72
– frutas, 65
– hortaliças, 55
– ovos, 37
Primeiro
– que entra primeiro que sai, 181
– que vence primeiro que sai, 181
Procedimento
– do sistema de qualidade, 158
– operacional padronizado, 56, 143, 156
– padrão de higiene operacional, 143, 158
Processamento do leite, 31
Produção orgânica mundial, 184
Produtividade, 143
Produtos
– alimentícios não convencionais (PANC), 180
– de panificação, 79
– orgânicos, 183
Programa Nacional de
– Alimentação Escolar (PNAE), 182

254 ALIMENTAÇÃO COLETIVA: TÉCNICA DIETÉTICA E SEGURANÇA ALIMENTAR

– Crédito Fundiário (PNCF), 182
– Fortalecimento da Agricultura Familiar (PRONAF), 182
– Reforma Agrária (PNRA), 182
Propriedades do glúten, 78
Proteína(s), 42, 133
– de soja
– – em cubos, 244
– – moída, 244
– do soro e caseína em pó, 32
– totalmente utilizável, 133

Q

Qualidade, 143
Queijo, 32
Quinoa branca em grão, 222

R

Rabanete, 247
Radite, 240
Reaproveitamento de alimentos, 188, 189
Recebimento e inspeção de insumos, 13
Receita de suco de cenoura e maçã, 201
Recomendações nutricionais, 109
Relação cálcio/fósforo (Ca/P), 133
Repolhos roxo e branco, 240
Resolução de Diretoria Colegiada (RDC)
– nº 216/2004, 144
– nº 275/2002, 144
Responsável técnico, 14
Resto ingesta, 24
Rúcula, 240

S

Sagu, 222
Sal, 95
– defumado, 95
– do havaí, 95
– do himalaia, 95
– grosso, 95
– *kosher*, 95
– *light*, 95
– líquido, 95
– marinho, 95
– negro, 95
– refinado, 95
Salgados, 94
Sazonalidade de legumes e de verduras, 57
Segurança dos alimentos, 143, 171
Seleção de fornecedores, 13
Serviço(s)
– de alimentação, 56, 211
– de Inspeção de Produtos de Origem Animal
   (SIPA), 160
– de Inspeção Municipal (SIM), 42
Sistema de gestão de segurança de alimentos, 143, 167
Sobra, 24
Sociedade Vegetariana do Brasil (SVB), 187
Soja, 72, 245

Solubilidade dos açúcares, 86
Suco
– de abacaxi com casca e limão, 195
– de manga com casca, 200
Sustentabilidade, 171
– em serviços de alimentação, 177

T

Taninos, 56
Taxa metabólica basal, 109
Técnica(s)
– dietética, 1
– para pesagem de alimentos, 2
– para processamento do leite, 31
Temperos, 94
Terapia de nutrição enteral, 146
Testes para avaliação da qualidade do ovo, 37
Textura da carne, 42
Tomate longa vida, 239
Torresmo, 89
Toucinho, 89
Trajetória do alimento até o consumidor, 13
Transporte de alimentos, 22
Tremoço, 72, 245
Trigo, 79
– em grão, 222
– para quibe, 223
Trouxinhas de couve com carne, 203
Tubérculos, 245

U

Unidade
– de alimentação e nutrição, 3
– familiar de produção agrária, 182
– média de frutas, 69
– produtora de refeição, 5
Utilização da proteína líquida, 133
Uva
– Niágara, 233
– Vitória, 233

V

Vagem macarrão, 239
Valor
– calórico total, 110
– energético total, 110
– nutricional
– – açúcares, 86
– – cereais, 77
– – frutas, 64
– – gorduras, 90
– – hortaliças, 54
– – leguminosas, 72
Vantagens da produção orgânica, 185
Veganismo, 187
Vegetarianismo, 187
Vegetarianos estritos, 187
Vísceras, 47, 214, 215